首都国医名师特色技术丛书

北京中医药薪火传承"3+3"工程"老中医特色诊疗技术
教学体系的构建与推广"项目

国医大师吕仁和
诊疗糖尿病"二五八六三"经验

赵进喜　王世东　肖永华　主编

中国中医药出版社
·北　京·

图书在版编目（CIP）数据

国医大师吕仁和诊疗糖尿病"二五八六三"经验/赵进喜，王世东，肖永华主编．—北京：中国中医药出版社，2018.9

（首都国医名师特色技术丛书）

ISBN 978 - 7 - 5132 - 5022 - 1

Ⅰ．①国…　Ⅱ．①赵…　②王…　③肖…　Ⅲ．①糖尿病 - 中医临床 - 经验 - 中国 - 现代　Ⅳ．①R259.871

中国版本图书馆 CIP 数据核字（2018）第 121034 号

中国中医药出版社出版

北京市朝阳区北三环东路 28 号易亨大厦 16 层
邮政编码　100013
传真　010 - 64405750
保定市中画美凯印刷有限公司印刷
各地新华书店经销

开本 710×1000　1/16　印张 20.5　彩插 0.5　字数 344 千字
2018 年 9 月第 1 版　2018 年 9 月第 1 次印刷
书号　ISBN 978 - 7 - 5132 - 5022 - 1

定价　88.00 元
网址　www.cptcm.com

社 长 热 线　010 - 64405720
购 书 热 线　010 - 89535836
维 权 打 假　010 - 64405753

微信服务号　zgzyycbs
微商城网址　https://kdt.im/LIdUGr
官 方 微 博　http://e.weibo.com/cptcm
天猫旗舰店网址　https://zgzyycbs.tmall.com

如有印装质量问题请与本社出版部联系(010 - 64405510)

吕仁和，教授，1934年9月2日出生于山西原平。1962年毕业于北京中医学院（现北京中医药大学），为中华人民共和国成立以来首届中医大学生。师从著名中医大家施今墨、秦伯未、祝谌予，以及西医名家张乃峥等，历任北京中医学院（现北京中医药大学）东直门医院内科住院医师、主治医师、副主任医师、主任医师，曾任内科副主任、副院长等职。现任北京中医药大学东直门医院首席教授，肾病内分泌科主任医师，博士研究生导师，中央保健局专家，享受国务院特殊津贴专家。

为国家中医药管理局重点学科建设单位中医内分泌学科和国家中医药管理局重点专科建设单位中医肾病专科学术带头人，兼任世界中医药学会联合会糖尿病专业委员会名誉会长，曾兼任中华中医药学会糖尿病分会名誉主任委员、肾病专业委员会顾问、北京中医药学会糖尿病专业委员会名誉主任委员、北京中医药学会顾问、卫生部新药审评委员等。

主要研究领域为糖尿病、肾脏病、老年病等，临床主张对糖尿病及糖尿病肾脏病、糖尿病性视网膜病变、糖尿病足、糖尿病性心脏病等多种并发症进行分期辨证、综合治疗，提出了糖尿病及其并发症防治的"二五八方案"、临床"六对论治"和糖尿病患者"三自如意表"。其研制的治疗糖尿病肾脏病及其并发症的系列中药制剂——止消通脉宁、肾病防衰液、益气止消丸、活络止消丸、通便止消丸等在临床上取得了很好的疗效。

为国家"七五"科技攻关计划、国家中医药管理局重点课题——《益气养阴活血法治疗糖尿病微血管病变的临床与实验研究》、国家科委"九五"攻关课题——《止消通脉宁治疗糖尿病肾病的临床与实验研究》、国家教委博士学科点课题——《止消通脉宁阻止糖尿病肾病病理进展分子机制研究》、国家科委生命科学技术发展中心新药课题——《治疗糖尿病肾病新药——止消通脉宁颗粒剂研究》、国家"十五"科技攻关计划项目——《糖尿病肾病肾功能不全优化防治方案研究》等多项课题的项目负责人；研究成果《慢性肾炎辨治规范和肾炎防衰液治疗的临床和实验研究》获北京中医药大学科技进步一等奖、北京市科技进步二等奖、国家中医药管理局科技进步三等奖；《止消通脉饮治疗糖尿病微血管病变的临床和实验研究》获北京中医药大学科技进步二等奖、北京市科技进步二等奖；《止消通脉宁治疗糖尿病肾病的研究》获北京中医药大学科技进步一等奖、教育部 2001 年度中国高校科学技术二等奖、北京市科技进步三等奖；《糖尿病肾病肾功能不全防治优化方案研究》获中华中医药学会科技进步二等奖。主编《糖尿病及其并发症中西医诊治学》《中医药治疗糖尿病新进展》等著作 8 部，发表或指导学生发表论文 300 余篇。其中《糖尿病及其并发症中西医诊治学》一书获中华中医药学会 2001 年度"康莱特杯"科技著作一等奖。先后指导博士后 1 人，传承博士后 2 人，博士研究生 16 人，硕士研究生 18 人。创建世界中医药学会联合会糖尿病专业委员会，多次应邀赴德国、日本、韩国等地讲学和巡诊。1989 年应邀出访阿联酋，圆满完成为其国家元首诊病的任务。2013 年被评为"首都国医名师"，2017 年荣获"国医大师"称号。

前　言

中医学需要创新，创新又必须以继承为基础。继承什么？除了要继承经典理论和历代名医的学术思想，当代名老中医经验的继承也十分重要。

近年来，党和政府十分重视名老中医经验继承工作，先后启动了六批全国老中医药专家学术经验继承工作。科技部和国家中医药管理局更是将名老中医经验传承作为"十五"科技攻关计划和"十一五""十二五"科技支撑项目，在全国范围内遴选专家，组织队伍重点对名老中医的学术思想和临床经验进行研究。北京市中医管理局于2009年启动了"北京中医药薪火传承'3＋3'工程"，旨在通过北京市名老中医研究室、工作室和工作站建设，促进名老中医学术经验的继承和人才培养。北京市中医管理局屠志涛局长、罗增刚副局长、科技处厉将斌处长等高瞻远瞩，精心谋划，特别设立了"老中医特色诊疗技术教学体系的构建与推广"项目，希望通过该项目的实施，形成富有首都中医特色的名老中医学术传承体系，探讨一条中医临床人才培养的新途径。

吕仁和教授为国医大师，全国老中医药专家学术经验继承工作和中医药传承博士后指导老师，北京中医药大学东直门医院肾病内分泌科创建者和学术带头人，世界中医药学会联合会糖尿病专业委员会、中华中医药学会糖尿病分会、北京中医药学会糖尿病与肾病专业委员会创建者，从事中医临床工作50多年。20世纪70年代开始，致力于中医和中西医结合防治糖尿病及其并发症研究，并取得了突出成就，为本领域的"泰斗"级人物。先后指导硕士研究生和博士研究生30多名，组织全国中医、中西医结合糖尿病高级研修班数十届，为国家培养了大批内分泌和糖尿病专门人才。

"七五"期间承担了国家科技攻关计划项目，成果获得国家中医药管理局和北京市科技进步二等奖。"八五"期间承担了国家中医药管理局课题《糖尿病微血管病变研究》，成果获北京市科技进步二等奖。"九五"期间承担了国家攻关项目《糖尿病肾病研究》，成果获中国高校科学技术二等奖、北京市科技进步三等奖。"十五"期间承担了国家攻关课题《糖尿病肾病肾功能不全优化防治方案研究》，成果获中华中医药学会科技进步二等奖。

基于《内经》有关"脾瘅""消渴""消瘅"的认识，吕仁和教授提出了糖尿病分期辨证的思路，建立了糖尿病及其并发症防治"二五八方案""六对论治""三自如意表"；提出了糖尿病肾脏病"微型癥瘕"形成理论与散结消聚治法；创立了止消通脉宁等治疗糖尿病及其并发症的中药系列方剂，特色明显，疗效良好，值得认真总结，继承学习。基于临床实际，针对不同层次人员，我们建立了吕仁和教授学术传承课程体系，旨在培养本学科中医优秀临床人才，提高中医与中西医结合防治糖尿病及其并发症的整体水平。

需要强调的是，"北京中医药'薪火传承3+3工程'"吕仁和名医工作站建设，尤其是名老中医学术传承课程体系建设，得到了国家中医药管理局、北京市中医管理局和北京中医药大学及其附属东直门医院各级领导的关心、支持和指导，使得该项工作得以顺利开展。中国中医药出版社范吉平社长、王利广主任和责任编辑非常重视名老中医学术思想与经验传承工作，支持我们系统总结吕仁和教授的特色诊疗经验。基于此，吕仁和教授名医工作室的全体成员积极工作，组织编写了《国医大师吕仁和诊疗糖尿病"二五八六三"经验》一书。该书针对初级、中级、高级不同层次学员制定了不同的培养方案，系统介绍了糖尿病前期、糖尿病及其糖尿病并发症（包括糖尿病肾脏病、糖尿病性视网膜病变、糖尿病周围神经病变、糖尿病足、糖尿病性心脏病、糖尿病脑血管病、糖尿病胃肠病、糖尿病神经源性膀胱、糖尿病勃起功能障碍、糖尿病皮肤瘙痒症、糖尿病合并呼吸道感染、糖尿病合并尿路感染）的辨证治疗与用药经验，重点介绍了吕仁和教授防治糖尿病及其并发症的"二五八方案""六对论治"思维和针对患者的"三自如意表"，即"二五八六三"特色诊疗体系。

该书本着"古为今用，洋为中用"与学以致用精神，注重理论与实际相结合，突出实用，可作为中医内分泌代谢病与糖尿病专科医师的培训用书，亦可供高等院校学生和中医药爱好者参考使用。

国医大师吕仁和教授的学术思想博大精深，限于水平，尚难以全面概括，希望本书的出版能对中西医临床尤其是中医内分泌代谢病学与糖尿病学科起到一定的积极作用。

赵进喜　王世东　肖永华

2018 年 2 月

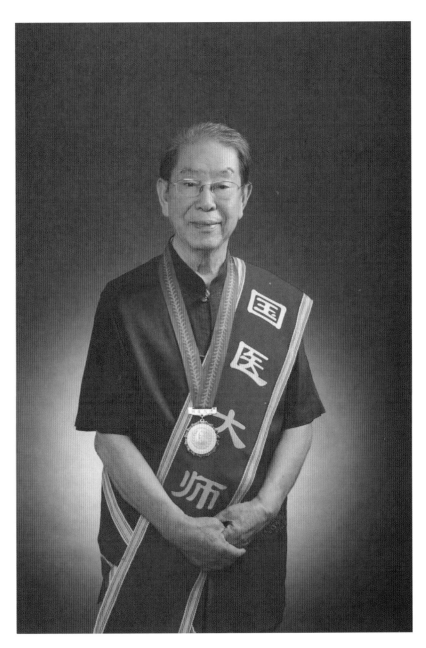

国医大师吕仁和教授

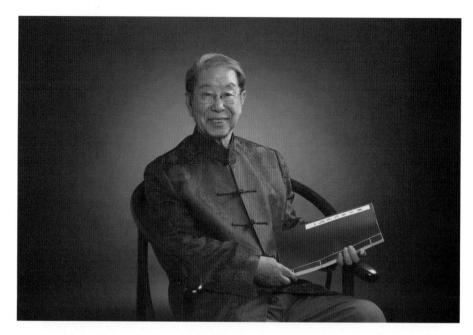

国医大师吕仁和教授

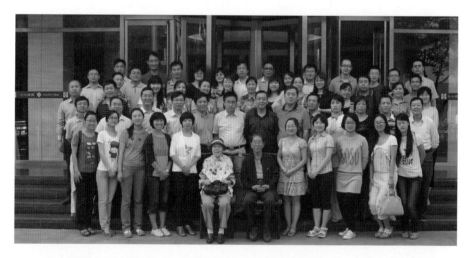

吕仁和教授八十华诞与众弟子合影，前排并坐者为其夫人"首都国医名师"、著名中医心血管病专家魏执真教授

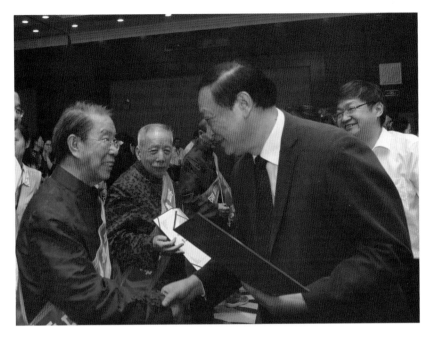

2013 年吕仁和教授荣获"首都国医名师"称号

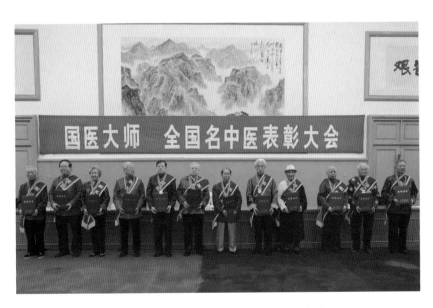

2017 年吕仁和教授荣获"国医大师"称号

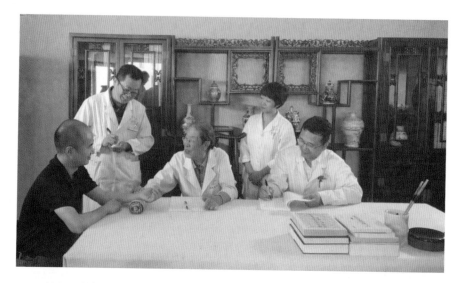

吕仁和教授（中）带教学术传承人赵进喜教授（右一）、肖永华副教授（右二）和博士后王世东教授（左二）

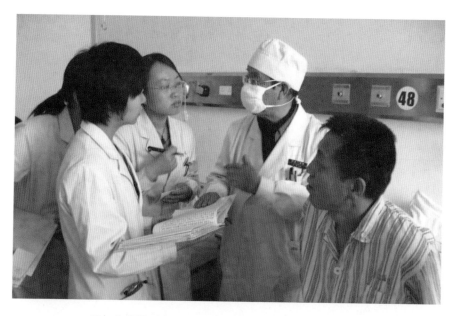

吕仁和教授（右二）查房，指导学术传承人和研究生

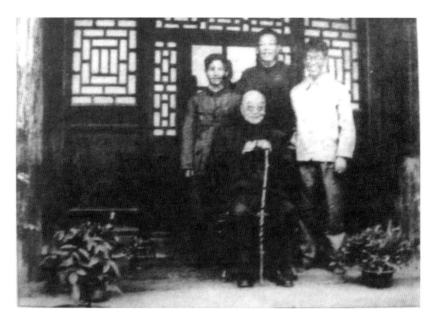

吕仁和教授（后排右一）大学时代与施今墨（前排）、祝谌予先生（后排中）和同学吕景山教授（后排左一）合影

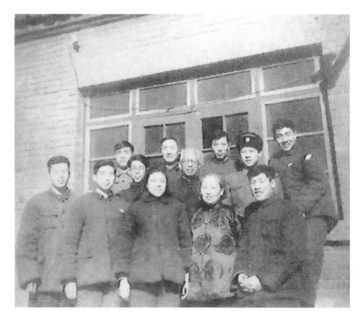

吕仁和教授（第二排左一）大学时代与秦伯未先生（第二排左二）及同学们合影

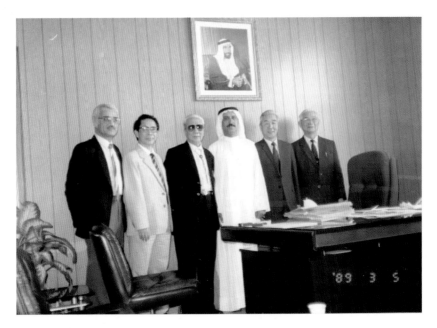

20世纪80年代吕仁和教授（左二）与关幼波（左三）、施奠邦（右二）赴阿联酋为外国友人会诊

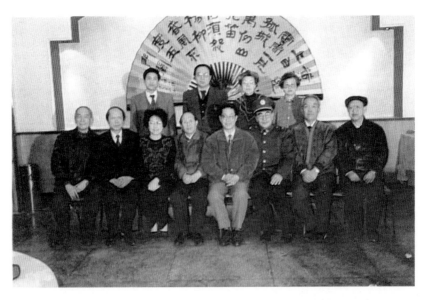

20世纪90年代吕仁和教授（前排右四）与主编的《糖尿病及其并发症中西医诊治学》编者合影

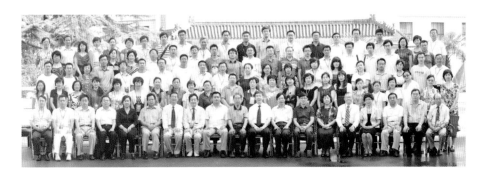

世界中医药学会联合会糖尿病专业委员会第八届学术年会暨国际中医糖尿病学术交流会（2003 年 11 月北京）

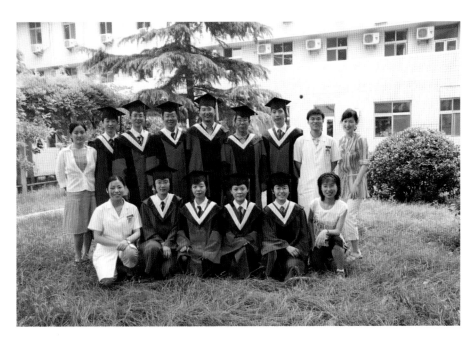

吕仁和教授（后排右四）与学术继承人赵进喜教授（后排右五）、王世东（后排左四）、肖永华博士（前排左三）等合影

寻找疾病表现的规律和解决办法

古为今用旨在能用，洋为中用力求好用

承古求用．
纳新求好

吕仁和

敬
文业乐
君群德厚气长
吕仁和
97.6.

目　　录

第一章　糖尿病概述

第一节　导　言

糖尿病（Diabetes Mellitus，DM）是由遗传和环境因素共同引起的一组以糖代谢紊乱为主要表现的临床综合征，为胰岛素分泌缺乏及（或）胰岛素作用障碍所引起糖、脂肪、蛋白质等代谢紊乱，临床以慢性高血糖为主要特征。血糖明显增高时可出现多尿、多饮、多食、体重减轻等症状。糖尿病血糖控制不良，病情严重的，可发生酮症酸中毒、高渗性高血糖状态等急性并发症；若长期血糖控制不满意，还可导致心、脑、神经、眼底、足等多种慢性血管神经并发症，引起组织器官损害，发生脏器功能障碍甚至衰竭，成为患者致死、致残的重要原因。

随着经济和社会的发展、生活方式的改变和人口的老龄化，糖尿病已成为全球范围内威胁人类健康的最重要的慢性非传染性疾病之一。国际糖尿病联盟（IDF）第五版指出，中国 20～79 岁的人群中糖尿病患者超过9240 万，约占全球糖尿病患者总数的 1/4。目前，我国已先后开展了多次糖尿病流行病学调查：1980 年开展的 14 省市 30 万全龄人口调查显示，糖尿病患病率仅为 0.67%；1994 年开展的 19 省市约 21 万人口的第 2 次糖尿病普查发现，糖尿病患病率上升至 2.28%；1996 年对 11 个省市的糖尿病抽样调查显示，糖尿病患病率为 3.62%；2002 年的调查显示，我国城市糖尿病患病率约为 4.5%，农村为 1.8%，大城市患病率升高幅度较中小城市、农村地区明显；2010 年全国 31 个 省市 18 岁以上 9 万余人口的糖尿病调查结果显示，糖尿病患病率已高达 9.65%。2010 年选取了具有代表性的近 10 万（98658）名 18 岁及以上的成人进行了相关调查，采用糖化血红蛋白≥6.5% 作为标准。结果显示，中国成人糖尿病患病率已上升至11.6%，其中男性糖尿病患病率为 12.1%，女性患病率为 11%，新检测到的糖尿病发病率估计为 8.1%。城市居民与农村居民患病率均在上升，分别为 14.3% 与 10.3%。男性和女性的糖尿病发生率均会随着年龄的增长而增加；男性 50 岁以前有较高的发病率，女性 60 岁发病率提高。体重超重及患有肥胖症的人群增加明显。而且约有 70% 的糖尿病患者对病情并不知晓，接受治疗者，血糖控制金指标糖化血红蛋白（HbA1c）小于 7.0% 还不到 40%。更为可怕的是，成年人糖尿病前期发病率为 50.1%：男性为 52.1%，女性为 48.1%。2013 年我国慢性病及其危险因素监测显示：使用 WHO1999 年诊断标准调查，18 岁以上人群糖尿病患病率为 10.4%。

我国糖尿病患病率逐年增加，尤其是近几年患病率骤升，发展趋势不容乐观。生活水平提高、营养物质摄入过多、工作节奏加快、生活方式不健康、对该病重视程度增加、早期筛查率提高和诊断标准变更等皆是患病率增加的原因。

糖尿病及其并发症对人体危害极大，致死率仅次于感染、心血管疾病、癌症、创伤等疾病。2010 年的一项研究估测，全球死于糖尿病的人数高达 396 万人。另一方面，糖尿病患者占用了很大一部分社会公共卫生资源，甚至超过高血压、卒中和心肌梗死等疾病占用资源的总和。中华医学会糖尿病学分会（CDS）在 2007～2008 年开展的糖尿病经济负担调查发现，与正常血糖人群相比，糖尿病患者的住院天数增加了 1 倍，就诊次数增加了 2.5 倍，医疗花费增加了 2.4 倍。病程超过 10 年的糖尿病患者与病程在 5 年之内者相比，医疗费用增加 了近 3 倍。WHO 预测，到 2025 年，中国 2 型糖尿病患者将超过 1.3 亿，用于这部分疾病管理的费用将占到医疗总开支的 40%。因此，防治糖尿病的任务日趋艰巨和紧迫。

第二节　西医学对糖尿病病因的认识

糖尿病包括 1 型糖尿病、2 型糖尿病、其他特殊类型糖尿病和妊娠糖尿病。其发病原因有些较为清楚，有些至今尚未阐明。如 1 型糖尿病、2 型糖尿病的病因均有待加深认识。但总的来说，糖尿病是多因素共同作用的结果，其发生既有遗传学方面的原因，也有后天环境因素的影响，发病原因十分复杂。

遗传因素在糖尿病发病中的作用逐渐被认识并重视。根据近期研究进展，以下几类都与糖尿病的遗传易感性相关。

第一类是孟德尔遗传。目前已知 4 种单基因变异可引起 2 型糖尿病。

①胰岛素基因突变：由于密码区的点突变，导致胰岛素肽链上氨基酸密码的改变，产生氨基酸排列顺序异常的胰岛素分子。②胰岛素受体基因突变：胰岛素受体合成、转运、结合、穿膜、胞吞、再循环及受体后信号转导功能受损均可导致胰岛素抵抗，临床上可分为 A 型胰岛素抵抗、矮妖精貌综合征、Rabson - Mendenhall 综合征、脂肪萎缩性糖尿病等。③葡萄糖激酶基因突变：现已发现 20 余种点突变，与青年发病的成年型糖尿病（MODY）有关。④腺苷脱氨酶基因突变：其基因多态性亦与青年发病的成年型糖尿病有关。

第二类是非孟德尔遗传。目前认为，大多数 2 型糖尿病属于非孟德尔遗传，为多基因、多因子遗传疾病，不仅参与基因多，而且不同患者之病易感基因种类不同，各异感基因分别作用于糖代谢的不同环节，这些特点赋予了 2 型糖尿病异质性，给遗传学研究带来极大困难。

第三类是线粒体基因突变。线粒体基因突变糖尿病的病因已基本阐明，同时这是目前国际上唯一能进行发病前正确预测的一类糖尿病。目前，我国已经在上海和广州等大城市建立了线粒体基因突变糖尿病分子生物学诊断部门，可以用分子遗传学方法在基因水平进行诊断。

此外，感染、肥胖、高热量饮食、体力活动不足、妊娠、增龄等环境因素也是糖尿病较为常见的诱因。

1. 感染

特别是病毒感染是 1 型糖尿病的主要诱发因素。在动物研究中发现，许多病毒可引起胰岛素炎症而致病，已发现腮腺炎病毒、柯萨奇 B4 病毒、风疹病毒、巨细胞病毒、脑 - 心肌炎病毒及肝炎病毒等与 1 型糖尿病有关。病毒感染一方面可直接引起胰岛炎，破坏胰岛 β 细胞，导致胰岛素分泌不足，另一方面可作用于免疫系统，诱发自身免疫反应，而发生糖尿病。另外，病毒感染还可使潜伏的糖尿病加重而成为显性糖尿病。

2. 肥胖

在多种环境因素中，肥胖占有中心地位。大多数 1 型糖尿病患者体型肥胖，而肥胖与 2 型糖尿病关系也非常密切。流行病学显示，患 2 型糖尿病的日本人和中国人 30% 伴有肥胖，患糖尿病的北美人 60%～70% 存在肥胖。肥胖时脂肪细胞膜和肌肉细胞膜上胰岛素受体数量减少，对胰岛素的亲和能力降低，体细胞对胰岛素的敏感性下降，导致葡萄糖的氧化利用或非氧化利用障碍，血糖升高而出现糖尿病。其中，有一种向心性肥胖危险性更大。这种肥胖,腰臀比(WHR)大于 0.90,表现为脂肪细胞体积肥大,胰岛素受体数目显著减少。近年来一些研究提出,亚洲人群中,腰臀比对于 2 型糖尿病的预测可能比身体质量指数(BMI)更有价值。

3. 高热量饮食

饮食因素在 2 型糖尿病发生、发展中也是重要的一环。高热能食物及能量摄入过多是人们熟知的 2 型糖尿病危险因素之一,可导致 2 型糖尿病的发病率增加。每日能量摄入是普通人两倍甚至更多的日本相扑运动员,最终有 40% 将发展成为 2 型糖尿病患者。

4. 体力活动减少

农民和矿工的糖尿病发病率明显低于城市居民,推测可能与城市人口参与体力活动较少有关。是否运动可使糖尿病的发病概率变动 2~6 倍。体力活动增加可以减轻或防止肥胖,从而提高胰岛素的敏感性,使血糖利用度增加,而不出现糖尿病。相反,若体力活动减少就容易导致肥胖,从而降低外周组织对胰岛素的敏感性。

5. 年龄

随着年龄增长,人体处理血糖的能力下降。研究表明,65 岁人群胰腺分泌胰岛素的能力仅为年轻时期的 54.8%。胰岛素抵抗和胰岛 β 细胞功能受损是增龄导致糖代谢异常的主要机制。另外,胰岛细胞数量及衰老相关基因也可参与机体血糖稳态的调节。因此,增龄是肥胖、2 型糖尿病等代谢性疾病的重要危险因素,老龄化问题则加剧了我国糖尿病患病率的上升。

另外还需指出,环境污染、现代生活压力过大、农村城市化、城市人口增加、伴发疾病如高血压病等增加也是影响糖尿病发生的重要原因。

应该指出的是,不同类型的糖尿病,其具体发病原因又存在很大不同,所以有必要对不同类型糖尿病的病因进行进一步深入讨论。

一、1 型糖尿病的病因

1 型糖尿病是指因胰岛 β 细胞破坏和胰岛素绝对缺乏所引起的糖尿病,但不包括已阐明的 β 细胞破坏所致的糖尿病类型。与 1 型糖尿病有关的发病因素包括以下几个方面。

1. 自身免疫缺陷

在 1 型糖尿病患者的血液中可查出多种自身免疫抗体,如谷氨酸脱羟酶抗体（GAD 抗体）、胰岛细胞抗体（ICA 抗体）等。这些异常的自身抗体可以损伤人体胰岛分泌胰岛素的 β 细胞，使之不能正常分泌胰岛素。

2. 遗传因素

目前的研究提示，遗传缺陷是 1 型糖尿病的发病基础，这种遗传缺陷表现在人第六对染色体的 HLA 抗原异常上。有研究提示，1 型糖尿病有家族性发病的特点，如果父母患有糖尿病，那么与无此家族史的人相比，子女更易患糖尿病。但相对来说，从父母到子女的垂直传递率较 2 型糖尿病低，而同卵双胞胎患 1 型糖尿病的一致率约 50%。

3. 病毒感染可能是诱因

许多学者怀疑病毒也能引起 1 型糖尿病，这是因为 1 型糖尿病患者发病前常有病毒感染史，而且 1 型糖尿病的流行往往出现在病毒流行后，如流行性腮腺炎和风疹病毒，以及能引起脊髓灰质炎的柯萨奇病毒家族，都有可能引起 1 型糖尿病发病。

4. 其他因素

如牛奶、氧自由基、某些灭鼠药是否与 1 型糖尿病有关，相关研究正在进行。

二、2 型糖尿病的病因

2 型糖尿病是指从胰岛素抵抗为主伴胰岛素相对不足到胰岛素分泌不足为主伴胰岛素抵抗的一类糖尿病，其发病机制存在明显的异质性。2 型糖尿病为多基因、多因子遗传疾病，不仅参与基因多，而且不同患者之病易感基因的种类不同，各异感基因分别作用于糖代谢的不同环节，故病因相当复杂。

1. 遗传因素

与 1 型糖尿病类似，2 型糖尿病也有家族发病的特点，且这种遗传特性比 1 型糖尿病更为明显。双亲中 1 人患 2 型糖尿病，其子女患病的风险为 5%~10%；父母皆患病的子女中，5% 有糖尿病，12% 有空腹血糖调节受损（IGT）。同卵双胞胎患 2 型糖尿病的一致率更是高达 90%。

2. 肥胖

2 型糖尿病的一个重要因素可能是肥胖，遗传原因可引起肥胖，同样也可引起 2 型糖尿病。观察发现，中心型肥胖的患者脂肪集中在腹部，较之脂肪集中在臀部与大腿的人群更容易发生 2 型糖尿病。

3. 年龄

约有一半的 2 型糖尿病患者在 55 岁以后发病，除了上述内分泌器官功能减退等原因外，也与高龄人群容易超重有关。

4. 不良的生活方式

高热量饮食和体力活动下降也能引起糖尿病。有些学者认为，这些发病因素均与肥胖有关。肥胖症和 2 型糖尿病，在那些饮食和生活习惯均已西化的美籍亚裔和拉美商人中更为普遍。因此有学者提出，亚裔人群具有"节俭基因"，更不能适应高热量饮食等西化的生活方式。

三、妊娠糖尿病的病因

妊娠糖尿病是指妊娠期间发生或发现的血糖受损或糖尿病，但不包括糖尿病者合并妊娠。妊娠糖尿病的确切病因目前同样尚未阐明，但既往研究已经发现了一些线索。

1. 激素异常

妊娠时，胎盘会产生多种供胎儿发育生长的激素，这些激素对胎儿的健康成长非常重要，但却可以阻断母亲体内的胰岛素作用，引发糖尿病。妊娠第 24～28 周这一时期是这些激素的分泌高峰时间，也是妊娠糖尿病的多发时期。

2. 遗传因素

观察发现，发生妊娠糖尿病的患者将来出现 2 型糖尿病的危险很大，但与 1 型糖尿病无关。因此有学者认为，引起妊娠糖尿病的基因可能与引起 2 型糖尿病的基因相关。

3. 肥胖症

肥胖症不仅容易引起 2 型糖尿病，同样也可引起妊娠糖尿病。

四、其他糖尿病的病因

其他糖尿病包括一系列病因比较明确或继发性的糖尿病。这些糖尿病相对来说比较少见，主要有以下几类：

1. 胰岛 β 细胞功能遗传性缺陷

第 12 号染色体：肝细胞核因子 1α（HNF-1α）基因突变（MODY3）；第 7 号染色体：葡萄糖激酶（GCK）基因突变（MODY2）；第 20 号染色体：肝细胞核因子 4α（HNF-4α）基因突变（MODY1）、线粒体 DNA；其他。

2. 胰岛素作用遗传性缺陷

A 型胰岛素抵抗、矮妖精貌综合征、Rabson – Mendenhall 综合征、脂肪萎缩性糖尿病等。

3. 胰腺外分泌疾病

胰腺炎、创伤/胰腺切除术后、胰腺肿瘤、胰腺囊性纤维化、血色病、纤维钙化性胰腺炎等。

4. 内分泌疾病

肢端肥大症、Cushing 综合征、胰高糖素瘤、嗜铬细胞瘤、甲状腺功能亢进症、生长抑素瘤、醛固酮瘤等。

5. 药物或化学品所致的糖尿病

灭鼠药 Vacor（N – 3 吡啶甲基 N – P 硝基苯尿素）、喷他脒、烟酸、糖皮质激素、甲状腺激素、二氮嗪、β 肾上腺素能激动剂、噻嗪类利尿剂、苯妥英钠、α – 干扰素等。

6. 感染

先天性风疹巨细胞病毒感染、其他感染等。

7. 不常见的免疫介导性糖尿病

僵人综合征、胰岛素自身免疫综合征、胰岛素受体抗体等。

8. 其他

另外，临床上还有一些与糖尿病相关的遗传综合征，如 Down 综合征、Klinefelter 综合征、Turner 综合征、Wolfram 综合征、Friedreich 共济失调、Huntington 舞蹈病、Laurence – Moon – Beidel 综合征、强直性肌营养不良、卟啉病、Prader – Willi 综合征等。

第三节　糖尿病的诊断标准及西医治疗

一、糖尿病的西医诊断标准

（一）糖尿病的分类与分型

近十余年来，由于对糖尿病的病因、分子生物学和免疫学取得了很大进展，1997 年美国糖尿病协会（ADA）委员会提出了更新糖尿病分型和诊断标准的建议，并已于 1999 年通过世界卫生组织（WHO）专家咨询。

表 1-1　糖尿病病因学分类

1. 1 型糖尿病
   A. 免疫介导性
   B. 特发性
2. 2 型糖尿病
3. 其他特殊类型糖尿病
   A. 胰岛 β 细胞功能遗传性缺陷：第 12 号染色体，肝细胞核因子 1α（HNF-1α）基因突变（MODY3）；第 7 号染色体，葡萄糖激酶（GCK）基因突变（MODY2）；第 20 号染色体，肝细胞核因子 4α（HNF-4α）基因突变（MODY1），线粒体 DNA 突变；其他
   B. 胰岛素作用遗传性缺陷：A 型胰岛素抵抗；矮妖精貌综合征（Leprechaunism）；Rabson-Mendenhall 综合征；脂肪萎缩性糖尿病；其他
   C. 胰腺外分泌疾病：胰腺炎、创伤/胰腺切除术后、胰腺肿瘤、胰腺囊性纤维化、血色病、纤维钙化性胰腺病及其他
   D. 内分泌疾病：肢端肥大症、Cushing 综合征、胰升糖素瘤、嗜铬细胞瘤、甲状腺功能亢进症、生长抑素瘤、醛固酮瘤及其他
   E. 药物或化学品所致的糖尿病：Vacor（N-3 吡啶甲基 N-P 硝基苯尿素）、喷他脒、烟酸、糖皮质激素、甲状腺激素、二氮嗪、β 肾上腺素能激动剂、噻嗪类利尿剂、苯妥英钠、干扰素及其他
   F. 感染：先天性风疹、巨细胞病毒感染及其他
   G. 不常见的免疫介导性糖尿病：僵人（stiff-man）综合征、胰岛素自身免疫综合征、胰岛素受体抗体及其他
   H. 其他与糖尿病相关的遗传综合征：Down 综合征、Klinefeher 综合征、Tumer 综合征、Wolfram 综合征、Friedreich 共济失调、Huntington 舞蹈病、Laurence-Moon-Beidel 综合征、强直性肌营养不良、卟啉病、Prader-Willi 综合征及其他
4. 妊娠糖尿病

　　糖尿病分型方法的表述形式，废除了过去沿用的胰岛素依赖型糖尿病和非胰岛素依赖型糖尿病的名称，并以阿拉伯数字 1 和 2 取代了过去 Ⅰ 型和 Ⅱ 型糖尿病中的罗马字。

（二）糖尿病的诊断

　　目前，常用的糖尿病诊断标准有 1999 年 WHO 标准和 2003 年 ADA 标准。我国目前采用 1999 年 WHO 糖尿病诊断标准，将静脉血浆血糖作为糖尿病诊断指标。2010 年 ADA 指南将 $HbA_{1C}\geqslant6.5\%$ 作为糖尿病诊断标准之一，2011 年 WHO 也建议在条件具备的国家和地区采用这一切点诊断糖尿病。但鉴于 HbA_{1C} 检测在我国尚不普遍，检测方法的标准化程度不够，测定 HbA_{1C} 的仪器和质量控制尚不能符合目前糖尿病诊断标准的要求。故在我国暂不采用 HbA_{1C} 作为糖尿病的诊断标准。

1. 糖尿病诊断标准（1999，WHO）

（1）糖尿病症状加随机血糖≥11.1mmol/L（200mg/dL）；

（2）空腹血糖≥7.0mmol/L（126mg/dL）；

（3）75g 无水葡萄糖负荷试验（OGTT）后 2 小时血糖≥11.1mmol/L（200mg/dL）；

以上满足任意一条，可诊断为糖尿病。若无糖尿病症状者，需另日重复测定血糖明确诊断。

注：典型症状包括多饮、多尿、多食和不明原因的体重下降；随机血糖指不考虑上次用餐时间，1 天中任意时间的血糖，但不能用来诊断空腹血糖受损或糖耐量减低；空腹血糖指至少 8 小时没有进食热量。

2. 糖尿病前期诊断标准（1999，WHO）

空腹血糖受损（IFG）和糖耐量减低（IGT）是未达到糖尿病诊断标准的高血糖状态，也称为糖尿病前期。

（1）空腹血糖受损诊断标准：空腹血糖≥6.1mmol/L（110mg/dL），且＜7.0mmol/L（126mg/dL）；及 OGTT 试验后 2 小时血糖＜7.8 mmol/L（140mg/dL），必须在另日重复测定 1 次血糖。

（2）糖耐量减低诊断标准：空腹血糖＜7.0mmol/L（126mg/dL）；及 OGTT 试验后 2 小时血糖≥7.8mmol/L（140mg/dL），且＜11.1mmol/L（200mg/dL）。

表 1－2　糖代谢分类（1999，WHO）

糖代谢分类 FBG（mmol/L）	2hPG（mmol/L）
正常血糖＜6.1	＜7.8
空腹血糖受损 6.1~7.0	＜7.8
糖耐量减低＜7.0	7.8~11.1
糖尿病 ≥7.0	≥11.1

3. 2013 年 WHO 发表了《妊娠期新诊断的高血糖诊断标准和分类》。将妊娠期间发现的高血糖分为两类：妊娠期间的糖尿病（Diabetes mellitus in pregnancy）和妊娠期糖尿病（Gestational diabetes mellitus）。妊娠期间的糖尿病诊断标准与 1999 年 WHO 的非妊娠人群糖尿病诊断标准一致，妊娠糖尿病的诊断参考我国卫生部 2011 年 7 月 1 日发布的行业标准。

二、糖尿病的西医治疗

糖尿病的医学营养治疗和运动治疗是控制 2 型糖尿病高血糖的基本措施，在饮食和运动不能使血糖控制达标时应及时采用包括口服药治疗在内的药物治疗。2 型糖尿病是一种进展性的疾病。在 2 型糖尿病的自然病程中，胰岛 β 细胞功能随着病程的延长而逐渐下降，胰岛素抵抗的程度变化不大。因此，随着 2 型糖尿病病程的进展，对外源性的血糖控制手段的依赖逐渐增大，临床上常需要口服药物及口服药和注射降糖药（胰岛素、GLP－1 受体激动剂）的联合治疗。

（一）口服降糖药物

高血糖的药物治疗多基于纠正导致人类血糖升高的两个主要病理生理改变——胰岛素抵抗和胰岛素分泌受损。根据作用效果的不同，口服降糖药可分为主要以促进胰岛素分泌为主要作用的药物（磺脲类、格列奈类、DPP－4 抑制剂）和通过其他机制降低血糖的药物（双胍类、TZDs、α－糖苷酶抑制剂）。磺脲类和格列奈类直接刺激胰岛 β 细胞分泌胰岛素，DPP－4 抑制剂通过减少体内 GLP－1 的分解而增加 GLP－1 浓度并进而促进胰岛 β 细胞分泌胰岛素，双胍类的主要药理作用是减少肝脏葡萄糖的输出，TZDs 的主要药理作用为改善胰岛素抵抗，α－糖苷酶抑制剂的主要药理作用为延缓碳水化合物在肠道内的消化吸收。

1. 二甲双胍

目前，临床上使用的双胍类药物主要是盐酸二甲双胍。双胍类药物的主要药理作用是通过减少肝脏葡萄糖的输出和改善外周胰岛素抵抗而降低血糖。多年的临床研究结果显示，二甲双胍是 2 型糖尿病患者的一线首选和全程用药。对临床试验的系统评价显示，二甲双胍可以使 HbA_{1c} 下降 1.0% ~2.0%，并可减轻体重。二甲双胍的疗效与体重无关。UKPDS 的研究结果证实，二甲双胍还可减少肥胖的 2 型糖尿病患者心血管事件和死亡。在我国，伴冠心病的 2 型糖尿病患者中开展的针对二甲双胍与磺脲类药物对再发心血管事件影响的临床随机分组对照试验结果显示，二甲双胍的治疗与主要心血管事件的显著下降相关。单独使用二甲双胍不导致低血糖，但二甲双胍与胰岛素或胰岛素促泌剂联合使用时可增加低血糖发生的风险。二甲双胍的主要副作用为胃肠道反应。从小剂量开始并逐渐加量是减少其不良反应的有效方法。二甲双胍的疗效不受体重的影响。目前，尚无确切的证据支持二甲双胍的使用与乳酸酸中毒有关，肝、肾功能正常者长期应用并不增加乳酸酸中毒风险。因为二甲双胍直接以原形经肾脏排泄，所以有肾功能损害时易发生二甲双胍与乳酸在体内蓄积，有可能会增加乳酸酸中毒风险。建议肾功能受损［eGFR < 45mL/（min × 1.73m^2）］和低氧血症患者应避免使用二甲双胍，肝功能不全、严重感染、缺氧或接受大手术的患者，在造影检查使用碘化造影剂时，应暂时停用二甲双胍。

2. 磺脲类药物

磺脲类药物属于胰岛素促泌剂，主要药理作用是通过刺激胰岛 β 细胞分泌胰岛素，增加体内的胰岛素水平而降低血糖。临床实验显示，磺脲类药物可使 HbA$_{1c}$ 降低 1.0% ~ 1.5%，是目前许多国家和国际组织制定的糖尿病诊治指南中推荐的控制 2 型糖尿病患者高血糖的主要用药。前瞻性、随机分组的临床研究结果显示，磺脲类药物的使用与糖尿病微血管病变和大血管病变发生的风险下降相关。目前，在我国上市的磺脲类药物主要为格列苯脲、格列美脲、格列齐特、格列吡嗪和格列喹酮。磺脲类药物如果使用不当可导致低血糖，特别是老年患者和肝、肾功能不全者，磺脲类药物还可导致体重增加。肾功能轻度不全患者，宜选择格列喹酮。患者依从性差时，建议采用每天只服用 1 次的磺脲类药物。消渴丸是含有格列苯脲和多种中药成分的固定剂量复方制剂。消渴丸的降糖效果与格列苯脲相当。与格列苯脲相比，消渴丸低血糖发生的风险低，改善糖尿病相关中医证候的效果更显著。

3. 噻唑烷二酮类药物（TZDs）

噻唑烷二酮类药物主要通过增加靶细胞对胰岛素作用的敏感性而降低血糖。目前，在我国上市的主要有罗格列酮和吡格列酮。临床实验显示，TZDs 可使 HbA$_{1c}$下降 1.0% ~ 1.5%。TZDs 单独使用时不导致低血糖，但与胰岛素或胰岛素联合使用时可增加低血糖发生的风险。体重增加和水肿是 TZDs 的常见副作用。这些副作用在与胰岛素联合使用时表现得更加明显。TZDs 的使用与骨折和心力衰竭风险增加相关。有心力衰竭［纽约心脏学会（NYHA）心功能分级Ⅱ级以上］、活动性肝病或转氨酶升高超过正常上限 2.5 倍及严重骨质疏松和有骨折病史的患者应禁用本类药物。

4. 格列奈类药物

格列奈类药物为非磺脲类胰岛素促分泌剂，我国上市的主要有瑞格列奈、那格列奈和米格列奈。本类药物主要通过刺激胰岛素的早时相分泌而降低餐后血糖，可将 HbA_{1c} 下降 0.5% ~ 1.5%。此类药物需在餐前即刻服用，可单独使用或与其他降糖药联合应用（磺脲类除外）。对在中国 2 型糖尿病人群中开展的临床研究的系统评价显示，在降低 HbA_{1c} 方面，瑞格列奈与 α - 糖苷酶抑制剂、那格列奈、二甲双胍、TZDs 相当。对在包括中国人在内的亚洲 2 型糖尿病人群中开展的临床研究的系统评价显示，在降低 HbA_{1c} 方面那格列奈的效果优于 α - 糖苷酶抑制剂，与磺脲类药物相当，与瑞格列奈和米格列奈相当。在我国新诊断的 2 型糖尿病人群中，瑞格列奈与二甲双胍联合治疗较单用瑞格列奈可更显著地降低 HbAlc，但低血糖的风险显著增加。格列奈类药物的常见副作用是低血糖和体重增加，但低血糖的风险和程度较磺脲类药物轻。格列奈类药物可以在肾功能不全的患者中使用。

5. α - 糖苷酶抑制剂

α - 糖苷酶抑制剂通过抑制碳水化合物在小肠上部的吸收而降低餐后血糖。适用于以碳水化合物为主要食物成分和餐后血糖升高的患者。国内上市的 α - 糖苷酶抑制剂有阿卡波糖、伏格列波糖和米格列醇。包括中国人在内的 2 型糖尿病人群中开展的临床研究的系统评价显示，仅 α - 糖苷酶抑制剂可以使 HbA_{1c} 下降 0.5%，并能使体重下降。在中国人 2 型糖尿病人群开展的临床研究结果显示，每天服用 300mg 阿卡波糖的降糖疗效与每天服用 1500mg 二甲双胍的疗效相当。α - 糖苷酶抑制剂可与双胍类、磺脲类、TZDs 或胰岛素合用。α - 糖苷酶抑制剂的常见不良反应为胃肠道反应如腹胀、排气等。从小剂量开始，逐渐加量是减少不良反应的有效方法。单独服用本类药物通常不会发生低血糖，并可减少餐前反应性低血糖的风险。在老年患者中使用，无需调整服药剂量和次数，亦不增加低血糖发生，且耐受性良好。合用 α - 糖苷酶抑制剂的患者如果出现低血糖，治疗时需使用葡萄糖或蜂蜜，而食用蔗糖或淀粉类食物纠正低血糖的效果差。

6. DPP - 4 抑制剂

DPP - 4 抑制剂通过抑制 DPP4 而减少 GLP - 1 在体内的失活，使内源性 GLP - 1 的水平升高。GLP - 1 以葡萄糖浓度依赖的方式，增强胰岛素分泌，抑制胰升糖素分泌。目前，在国内上市的 DPP - 4 抑制剂有西格列汀、沙格列汀、维格列汀、利格列汀和阿格列汀。我国 2 型糖尿病患者的临床试验显示，西格列汀可降低 HbA_{1c}0.70% ~ 0.90%，沙格列汀可降低 HbA_{1c} 0.40% ~ 0.50%，维格列汀可降低 HbA_{1c}0.50%。在对比研究中，维格列

汀与阿卡波糖降低 HbA_{1c} 的作用相似，利格列汀可降低 HbA_{1c}0.68%，阿格列汀可降低 HbA_{1c}0.57%~0.68%。需要特别注意的是，DPP-4抑制剂降低 HbA_{1c} 程度与基线 HbA_{1c} 水平有一定的关系，即基线 HbA_{1c} 水平高的降得多一些。单独使用DPP-4抑制剂不增加低血糖发生的风险。DPP-4抑制剂对体重的作用为中性或轻度增加。西格列汀、沙格列汀、阿格列汀不增加心血管病变、胰腺炎和胰腺癌发生的风险。在患肾功能不全的患者中使用西格列汀、沙格列汀、阿格列汀和维格列汀时，应注意按照药物说明书来减少药物剂量。在患肝、肾功能不全的患者中使用时，利格列汀不需要调整剂量。

7. GLP-1 受体激动剂

GLP-1受体激动剂是通过激动GLP-1受体而发挥降低血糖的作用。GLP-1受体激动剂以葡萄糖浓度依赖的方式，增强胰岛素分泌，抑制胰升糖素分泌，并能延缓胃排空，通过中枢性的食欲抑制减少进食量。目前，国内上市的GLP-1受体激动剂为艾塞那肽和利拉鲁肽，均需皮下注射。GLP-1受体激动剂可有效降低血糖，并有显著降低体重和改善甘油三酯、血压和体重的作用。单独使用GLP-1受体激动剂不明显增加低血糖发生的风险。包括我国2型糖尿病患者在内的临床试验显示，利拉鲁肽降低 HbA_{1c} 的作用与格列美脲相似，体重下降1.8~2.4kg，收缩压下降约3mmHg；艾塞那肽可以使 HbA_{1c} 降低0.8%，体重下降1.6~3.6kg。GLP-1受体激动剂可以单独使用或与其他口服降糖药联合使用。多项临床研究结果显示，GLP-1受体激动剂在1种口服降糖药（二甲双胍、磺脲类）治疗失效后加用时疗效优于活性对照药物。GLP-1受体激动剂的常见副作用为胃肠道症状（如恶心、呕吐等），主要见于初始治疗时，副作用可随治疗时间延长逐渐减轻。

（二）胰岛素

胰岛素治疗是控制高血糖的重要手段。1型糖尿病患者需依赖胰岛素维持生命，也必须使用胰岛素控制高血糖并降低糖尿病并发症的发生风险。2型糖尿病患者虽不需要胰岛素来维持生命，但当口服降糖药效果不佳或存在口服药使用禁忌时，仍需使用胰岛素，以控制高血糖并减少糖尿病并发症的发生危险。在某些时候，尤其是病程较长时，胰岛素治疗可能是最主要甚至是必需的控制血糖措施。

医务人员和患者都必须认识到，与口服药相比，胰岛素治疗涉及更多环节，如药物选择、治疗方案、注射装置、注射技术、自我监测血糖、根据血糖监测结果所采取的行动等。与口服药治疗相比，胰岛素治疗需要医务人员与患者间更多的合作，并且需要患者掌握更多的自我管理技能。开始胰岛素治疗后应继续指导患者坚持饮食控制和运动，并加强对患者的教育和指导，鼓励和指导患者进行 SMBG 并掌握根据血糖监测结果来适当调节胰岛素剂量的技能，以控制高血糖并预防低血糖的发生。开始胰岛素治疗的患者均应通过接受有针对性的教育来掌握胰岛素治疗相关的自我管理技能，了解低血糖发生的危险因素、症状以及掌握自救措施。

根据来源和化学结构的不同，胰岛素可分为动物胰岛素、人胰岛素和胰岛素类似物。根据作用特点的差异，胰岛素又可分为超短效胰岛素类似物、常规（短效）胰岛素、中效胰岛素、长效胰岛素（包括长效胰岛素类似物）和预混胰岛素（包括预混胰岛素类似物）。胰岛素类似物与人胰岛素相比，控制血糖的能力相似，但在模拟生理性胰岛素分泌和减少低血糖发生风险方面胰岛素类似物优于人胰岛素。

1. 胰岛素的起始治疗注意事项

（1）1 型糖尿病患者在发病时就需要胰岛素治疗，且需终身胰岛素替代治疗。

（2）新发病 2 型糖尿病患者如有明显的高血糖症状、发生酮症或酮症酸中毒，可首选胰岛素治疗。待血糖得到良好控制和症状得到显著缓解后再根据病情确定后续的治疗方案。

（3）新诊断糖尿病患者与 1 型糖尿病鉴别困难时，可首选胰岛素治疗。待血糖得到良好控制、症状得到显著缓解、确定分型后再根据分型和具体病情制定后续的治疗方案。

（4）2 型糖尿病患者在生活方式和口服降糖药联合治疗的基础上，若血糖仍未达到控制目标，即可开始口服降糖药和胰岛素的联合治疗。一般经过较大剂量多种口服药物联合治疗后仍 $HbA_{1c} > 7.0\%$ 时，即可考虑启动胰岛素治疗。

（5）在糖尿病病程中（包括新诊断的 2 型糖尿病），出现无明显诱因的体重显著下降时，应该尽早使用胰岛素治疗。

（6）根据患者具体情况，可选用基础胰岛素或预混胰岛素起始胰岛素治疗。

2. 胰岛素的起始治疗方案

（1）基础胰岛素包括中效人胰岛素和长效胰岛素类似物。当仅使用基础胰岛素治疗时，保留原有口服降糖药物，不必停用。继续口服降糖药治疗，联合中效人胰岛素或长效胰岛素类似物睡前注射。

（2）预混胰岛素包括预混人胰岛素和预混胰岛素类似物。根据患者的血糖水平，可选择每天 1 ~ 2 次的注射方案。当使用每日 2 次注射方案时，应停用胰岛素促泌剂。另外，1 型糖尿病在蜜月期阶段，可短期使用预混胰岛素每日 2 ~ 3 次注射，但预混胰岛素不宜用于 1 型糖尿病的长期血糖控制。

（3）对于 $HbA_{1c} > 9.0\%$ 或空腹血糖 $> 11.1mmol/L$ 的新诊断 2 型糖尿病患者可实施短期胰岛素强化治疗，短期胰岛素强化治疗方案治疗时间在 2 周至 3 个月为宜，治疗目标为空腹血糖 $3.9 ~ 7.2mmol/L$。胰岛素强化治疗时，应同时对患者进行医学营养及运动治疗，并加强对糖尿病患者的教育。胰岛素强化治疗方案包括基础 – 餐食胰岛素治疗方案（多次皮下注射胰岛素或持续皮下胰岛素输注）或预混胰岛素每天注射 2 次或 3 次的方案。

对于短期胰岛素强化治疗未能诱导缓解的患者，是否继续使用胰岛素治疗或改用其他药物治疗，应由糖尿病专科医生根据患者的具体情况确定。对治疗达标且临床缓解者，可定期（如 3 个月）随访监测；当血糖再次升高，即空腹血糖 $> 7.0\ mmol/L$ 或餐后 2 小时血糖 $> 10.0mmol/L$ 的患者重新起始药物治疗。

3. 胰岛素的强化治疗方案

（1）多次皮下注射胰岛素：在胰岛素起始治疗的基础上，经过充分的剂量调整，如患者的血糖水平仍未达标或出现反复的低血糖，需进一步优化治疗方案。可以采用餐时 + 基础胰岛素或每日 3 次预混胰岛素类似物进行胰岛素强化治疗。

（2）持续皮下胰岛素输注（CSII）：CSII 是胰岛素强化治疗的一种形式，需要使用胰岛素泵来实施治疗。经 CSII 给人的胰岛素在体内的药代动力学特征更接近生理性胰岛素分泌模式。与多次皮下注射胰岛素的强化胰岛素治疗方法相比，CSII 治疗与低血糖发生的风险减少相关。在胰岛素泵中只能使用短效胰岛素或速效胰岛素类似物。

CSII 的主要适用人群：1 型糖尿病患者、计划受孕和已孕的糖尿病妇女或需要胰岛素治疗的妊娠糖尿病患者、需要胰岛素强化治疗的 2 型糖尿病患者。

4. 特殊情况下胰岛素的应用

初诊糖尿病患者的高血糖：对于血糖较高的初发 2 型糖尿病患者，口服药物很难在短期内使血糖得到满意的控制并改善高血糖症状。临床试验显示，在血糖水平较高的初发 2 型糖尿病患者中，采用短期胰岛素强化治疗，可显著改善高血糖所导致的胰岛素抵抗和 B 细胞功能下降，故新诊断的 2 型糖尿病伴有明显高血糖或伴有明显高血糖症状时可短期使用胰岛素治疗，在高血糖得到控制和症状缓解后可根据病情调整治疗方案，如改用口服药物或医学营养和运动治疗。应注意加强血糖的监测，及时调整胰岛素剂量，并注意尽量避免低血糖的发生。

另外，围术期、感染、妊娠等情况下，应根据患者实际情况合理调整胰岛素方案。

第四节　《内经》论"脾瘅""消渴""消瘅"及糖尿病分期辨证思想

糖尿病是临床现代难治病，作为一种慢性疾病，其自然病程会经历糖尿病前期、糖尿病期和糖尿病并发症等阶段。可以说，糖尿病发生、发展和转化，其规律是客观存在的。国医大师吕仁和教授长期从事临床工作，重视继承《内经》等经典理论，参考现代医学知识和方法，所以在糖尿病及其并发症中医药防治方面，形成了独特的学术思想与诊疗技术，积累了丰富的临床经验。吕仁和教授根据《黄帝内经》"脾瘅""消渴""消瘅"的相关论述，遵照糖尿病自身的发生、发展和演变规律，临床上主张将消渴病分为脾瘅期、消渴期、消瘅期三期进行辨证论治。其中，脾瘅期除了糖尿病前期，还包括代谢综合征之类；消渴期指临床糖尿病发病期；消瘅期则类似糖尿病并发症和伴发病阶段。吕仁和教授遵照《黄帝内经》的论述分消渴病为脾瘅、消渴、消瘅三期的观点，"发前人之所未发"，实为建立在中医理论源头上的独到见解。

一、脾瘅期（糖尿病前期）

《素问·奇病论》指出："有病口甘者，病名为何？何以得之？岐伯曰：此五气之溢也，名为脾瘅。夫五味入口，藏于胃，脾为之行其精气，津液在脾，故令人口甘也；此肥美之所发也，此人必数食甘美而多，肥也。"这段论述指出，"脾瘅"的病因是数食甘美厚味，不但经常进食甘美肥厚之物，而且吃得多，所以日久会使人肥胖，此即"肥美之所发"的内涵，提示是饮食过盛造成"脾瘅"的发生。"脾瘅"中"瘅"应作何理解？《诗经》云："上帝板板，下民卒瘅。"《礼记》云："章善瘅恶，以示民厚。""瘅"郑玄训为"病"。《尔雅·释诂》云"瘅，劳也"，即古汉语中"瘅"，为"疾病、疲累"之意。王冰注释《素问·脉要精微论》"瘅成为消中"一句，认为"瘅为消热病也"。《素问·通评虚实论》云："凡治消瘅、仆击、偏枯、痿厥，气满发逆，肥贵人则膏粱之疾也。"王冰注释说："消谓之消，瘅谓之伏热"。吕仁和教授认为，脾瘅即脾热，"脾瘅"由于"津液在脾"，因而"五气之溢"，出现"口甘"。脾运受伤，脾转输五谷之气能力下降，津液停滞在脾，促使脾热转输加快，使胃纳增加，食欲更加增加，导致肥胖也不断加重。脾胃有热、转输纳入加快，从而出现易饥多食、肥胖的恶性循环。这种现象类似高胰岛素血症出现肥胖，肥胖又加重高胰岛素血症的恶性循环状态，即糖尿病前期的表现。

现代医学研究显示，糖尿病前期，包括代谢综合征，发病的基本因素都有饮食不节，摄入过多，或代谢相对减缓，即绝对或相对的"数食甘美"。代谢综合征实际指个体中多种代谢异常情况集结存在的现象。其中，最常见的代谢异常包括糖尿病或糖调节受损、高血压、血脂紊乱、全身或腹部肥胖等。代谢异常的焦点在于血糖和（或）血脂，然而糖类和脂肪作为必需的营养物质，都是来自人们日常食物，即"五谷"。肥胖是糖尿病重要诱发因素，肥胖程度与糖尿病发病率呈正比，60%～80%的成年糖尿病患者在发病前体重超重；肥胖、脂肪比重大的老年人中糖尿病患病率明显增多。过多的糖类和脂肪在身体里蓄积，造成糖尿病前期或代谢综合征的病态的表现，即是"五谷之气溢"。因此，《黄帝内经》中论述的"脾瘅"这一病证，其病因和病机与糖尿病前期及代谢综合征基本吻合，因此可以将两者相互对应。故吕仁和教授认为，"脾瘅期"即相当于糖尿病前期，还可以包括除去血糖异常以外的构成代谢综合征的其他异常代谢表现，如腰围增加、血脂紊乱等。

二、消渴期（糖尿病期）

《素问·阴阳别论》云："二阳结谓之消。"又云："二阳之病发心脾。""二阳"为阳明，"结"为热结，"二阳结"《东垣十书》注释曰："皆燥热为病。"吕仁和教授认为：消渴发病是二阳（足阳明胃、手阳明大肠）有结滞，结则化热，胃热则消谷善饥，大肠热则大便干。正如王冰所注释的："二阳结，胃及大肠结也。手阳明大肠主津液，热则目黄口干，是津液不足也。足阳明胃主血，热则消谷善饥，血中伏火是血不足也。"胃、大肠结热，则必然出现消谷善饥、尿多、饮多、大便秘结，进而疲乏消瘦。明确诊断的糖尿病患者，血糖升高，常常出现消谷善饥、形体消瘦、大便秘结、小便频数等症状，这正是"二阳结"的主要表现。文中接着指出这个"二阳结热"的病是发于心脾之热。脾瘅期因脾热，"数食甘美而多肥"。"脾瘅"是因为脾经有热，食物转输加快，加上胃结化热，故出现能食、能化、能运的食多善饥状态，损伤脾胃。脾运受伤，脾转输五谷之气能力下降，津液停滞在脾，复加精神高度紧张或抑郁使心神疲累，调控无力，从而使胃肠出现结滞发病，即谓"二阳之病发心脾"。《吴医汇讲》认为："言二阳之病发心脾，盖因思为脾志，而实本于心。思则气结，郁而化火，以致心营暗耗。"忧思日久，气郁化火，致心脾积热。心火内扰则面赤、烦躁；火热灼津则口渴、多饮；脾开窍于口，脾热生腐，故口中异味；积热消谷则多食易饥。

《素问·奇病论》指出："……此人必数食甘美而多，肥也，肥者令人内热，甘者令人中满，故其气上溢，转为消渴。治之以兰，除陈气也。""肥者令人内热"是指在肥胖的基础上，诸多因素皆能使体内化热成病，如胃肠结滞内生结热、饮食积滞化生痰热、脾胃积滞化生湿热、肺胃积滞化生实热、肝气郁滞化生郁热、烟酒过度成为毒热、诸热伤阴内生燥热等，不一而足。"甘者令人中满"，联系糖尿病血糖代谢异常的基本病理特征，"中满"即血糖达到一定高度，此时合热，则"甘气上溢，转为消渴"。"甘气"指甘甜之气，即超常的血糖，"上溢"指达到了糖尿病的诊断标准。此时，病情"转为消渴"，可出现多尿、多饮、多食、疲乏、消瘦等诸多因血糖过高导致的临床症状。此期常见的证候有二阳结热证、脾胃湿热证、食积痰热证、酒伤毒热证、肺胃实热证、阴伤燥热证、气滞郁热证等。溢出来的"甘甜之气"，即是超过正常的血糖，称之为"陈气"。

现代研究提示，蛋白质非酶糖化及糖基化终末产物、多元醇旁路的激活导致细胞内山梨醇和果糖堆积、脂代谢紊乱、多种血管活性物质的产生以及过氧化反应产物的堆积等，均可进一步导致糖尿病并发症和伴发病的出现，促使病程由"消渴期"进入"消瘅期"。"治之以兰，除陈气也"，指此时应该采取合适的干预治疗，通过有效的治疗措施，将"陈气"除去，即可防止进一步发生并发症。

三、消瘅期（糖尿病并发症期）

《类经》指出："消瘅者，三消之总称。"从"瘅"为"病"理解，即"消瘅"为"消之病"。从病机角度分析，"瘅"为"热"，此时五脏之精气皆虚，转而化热，热则耗津液、消肌肉，故为"消瘅"。《灵枢·五变》指出："五脏皆柔弱者，善病消瘅。"《灵枢·邪气脏腑病形》指出："心脉，肺脉，肝脉，脾脉，肾脉，微小……皆为消瘅。"《类经》释曰："寸口之脉，见于外，以血气之衰而消于内也。"消瘅期，五脏俱衰，气血亏虚。

《素问·通评虚实论》指出："凡治消瘅、仆击、偏枯、痿厥，气满发逆，肥贵人则膏粱之疾也……"吕仁和教授认为，脾瘅为"肥美之所发"，进一步可"转为消渴"，消瘅则为"肥贵人则膏粱之疾"。可见，消瘅与脾瘅、消渴一脉相承，脾瘅、消渴渐进发展，最终导致消瘅。《灵枢·五变》指出："帝曰：人之善病消瘅者，何以候之？少俞答曰：五脏皆柔弱者，善病消瘅。黄帝曰：何以知五脏之柔弱也？少俞答曰：夫柔弱者必有刚强，刚强者多怒，柔弱者易伤也。黄帝曰：何以知柔弱之与刚强？少俞答曰：此人薄皮肤，而目坚固以深者，长冲直扬，其心刚，刚则多怒，怒则气上逆，胸中蓄积，血气逆留，髋皮充肌，血脉不行，转而为热，热则消肌肤，故为消瘅。此言其暴刚，而肌肉弱者也。"这段论述，不但指出先天禀赋不足，"五脏柔弱"，则易进入消瘅期；更加清楚指出，消瘅的形成是由于"怒气上逆"，使血气逆留，髋皮充肌，致血脉不行、瘀滞化热而成。"血脉不行""血气逆留"是消瘅期的主要病机。

《灵枢·本脏》又指出："心脆，则善病消瘅，热中。肺脆，则善病消瘅，易伤。肝脆，则善病消瘅，易伤。脾脆，则善病消瘅，易伤。肾脆，则善病消瘅，易伤。"张隐庵注释："五脏主藏精者也，五脏脆弱则津液微，故皆成消瘅"。吕仁和教授认为，消瘅期不同并发症出现的原因与各个脏腑的脆弱程度有关，先天脆弱之脏易先发病。消渴期已指出"治之以兰，除陈气也"，若治疗不当，陈气（糖毒）不除，复加怒气上逆，致血脉不行，转而为热，热则消肌肤，成为消瘅。此时病至血脉，故全身皮、肌、脉、筋、骨、五脏六腑、诸窍均可被累及而受损害。此期与糖尿病并发症期所出现的经络瘀阻、血脉不活的表现很是类似。治疗时宜标本兼顾，补脆弱之脏器，同时应尤其注重活血通络、化瘀消癥、通活血脉。具体脾瘅、消渴、消瘅三期可参见表 1－3，消渴病的分期与糖尿病的关系参见表 1－4。

表 1－3　脾瘅、消渴、消瘅三期简表

分期	病位	病因	病机	临床表现
脾瘅	脾	数食甘美	五气之溢，肥美之所发也	口甘、肥胖
消渴	心脾	心、脾有热	甘气上溢；二阳结，所致郁热、实热、湿热	严重时出现多尿、多饮、疲乏消瘦、多食
消瘅	五脏经络血脉	陈气不除，五脏柔弱，复加怒气	怒气上逆，胸中蓄积，血气逆留，膲皮充肌，血脉不行，转而为热，热则消肌肤	皮、肌、脉、筋、骨，五脏六腑。脆弱者，首先发生病变

表 1－4　消渴病的分期与糖尿病的关系

	脾瘅期		消渴期	消瘅期
血糖正常	血糖增高			
血糖调节正常	糖尿病前期		糖尿病	
	空腹血糖受损	糖耐量受损	无并发症和伴发病	并发症和伴发病
	消渴病			

第五节　"消渴"与"消渴病"、"三消辨证"与"分期辨证"

一、"消渴"与"消渴病"

长期以来，人们习惯上把糖尿病称为"消渴"。现今之多数中医内科教科书中均有"消渴"一章，并认为消渴包括现代医学的糖尿病等。但就"消"字而言，《说文解字·病疏下》云："消，欲饮也。"历代医家在对经典的阐述中，对"消"的含义还有诸多发挥。如指"消化"，见王冰注"善消水谷"；指"消灼"，见《儒门事亲·三消当从火断》："消者，烧也，如火烹烧，物之理也"；指"消耗"，见《景岳全书·消渴》："消，消烁也，亦消耗也。凡阴阳气血日见消败者，皆谓之消。"通过对"消"一字的不同释义，分别反映出糖尿病水谷食入易消的症状。中医学认为，该病的病机为多"火"、多"虚"。就"渴"字而言，《说文解字》所谓"渴，尽也"；《广韵·薛韵》所谓"渴，水尽也"，表示"水液枯竭"之意。"消渴"连用，《古代疾病名候疏义》解释说："消渴，渴也……津液消渴故欲得水也。"因此，就"消渴"而言，应指"口渴多饮"，着重于对口渴饮水临床症状的描述。

"消渴病"一词，最早见于唐·王焘的《外台秘要》。该书引隋·甄立言《古今录验》云："消渴病有三：一渴而饮水多，小便数，无脂似麸片甜者，皆是消渴病也。"文中描述消渴病"小便甜"，反映出现代医学糖尿病高血糖的基本临床特征。吕仁和教授认为，根据《古今录验》中的论述，用"消渴病"一词作为糖尿病的中医病名，可能比"消渴"一词更为合适。

如上所述，以"消渴"为病名，是按照中医学习惯，根据症状对病证的命名，范围宽泛，可以涉及诸多具有"口渴多饮"症状的疾病。以"消渴病"为名，可以代表特定的病机变化，对疾病的界定更为清晰，有利于在科学研究中与现代医学含义的糖尿病相互参照。因此，吕仁和教授对现代医学的糖尿病在中医学的病名体系中，主张定位为"消渴病"。至于消渴病尿甜的论述，在晋·陈延之《小品方》就有论及，而且早就认识到了所以尿甜，是因为肾气不固，精微下流。

《素问·气厥论》云："心移寒于肺，肺消。肺消者，饮一溲二，死不治。"又云："心移热于肺，传为膈消。"又云："大肠移热于胃，善食而瘦，谓之食亦。胃移热于胆，亦曰食亦。"吕仁和教授根据这段经文，提出消渴病在鉴别诊断方面，需与"肺消""膈消""食亦"相鉴别。"肺消"："心移寒于肺，肺消。肺消者，饮一溲二，死不治。"其中"饮一溲二""死不治"的表现与现代医学的急性肾功能衰竭多尿期症状类似。"膈消"："心移热于肺，传为膈消。"《医学纲目》云："上消者，经谓之膈消，膈消者，渴而多饮是也。"主要指口渴多饮的症状而言，是上焦热证，似尿崩症。"食亦"："大肠移热于胃，善食而瘦，谓之食亦。胃移热于胆，亦曰食亦。"以"善食而瘦"为典型表现，类似现代医学的甲状腺功能亢进症。这些疾病虽然具有多饮、多尿或多食等类似于消渴病的症状，但与消渴病实际上存在本质不同。

二、"三消辨证"与"分期辨证"

在"消渴"与"消渴病"明确界定以后，吕仁和教授即着眼于研究其辨证规律。消渴，从陈延之《小品方》起分作三证："消渴"——渴，小便不利；"渴利"——随饮随溲；"消利"——不渴，小便自利。后《小品方》佚，巢元方宗此把"消利"称为"内消"，被历代奉为证候学经典，多被引用。宋代《太平圣惠方》首先提出"三消"之名："夫三消者，一名消渴，二名消中，三名消肾……饮水多而小便少者，消渴也；啖食多而饮水少，小便少而赤黄者，消中也；饮水随饮便下，小便味甘而白浊，腰腿消瘦者，消肾也。"这里三证内容已有变化，一是加进了饮食、消瘦、小便味甘而白浊等症状；二是"消中"的内容既不同于"内消"也不同于"消利"。此后宋《三因极一病证方论》中提出"三消"的脏腑定位：消渴属心、消中属脾、消肾属肾。《简易方》进一步提出：消渴属于上焦，消中属中焦，消肾属下焦。刘河间《三消论》也称"消渴""消中""消肾"。《丹溪心法》才正式提出上消、中消、上消之名，并提出治则：上消用清法（白虎加人参汤），中消用下法（调胃承气汤），下消用补肾法（六味地黄丸）。这种"三消论治"的模式至此成为定局，直至今日《中医内科学》教材仍奉行之。

如果把"消渴"理解为以渴与利（小便）为主体的证候，这种源远流长的辨证方法也不失为纲目之举，但如把"消渴"作为一种有特定体质（素体亏虚）、病因（饮食、情志所伤）、证候（多消）、传变（多发痈疽、水肿等）的"病"，这样辨证就很不得要领了。这是因为"三消辨证"有如下问题：第一，没有认识和把握消渴病固有的较长的纵向发展规律，也不利于说明不同阶段的病机。第二，传统的"三消"概念不同于今之消渴病，其中的"消谷善饥、不甚渴、小便少""尿如脂膏"等可能为今之甲亢、乳糜尿等病症状，如仍沿用之就存在一个与西医讨论对象不统一的问题。为此，吕仁和教授反复研读历代医书，最后还是从《素问·奇病论》中得到启发："帝曰：有病口甘者，病名为何？何以得之？岐伯曰：此五气之溢也，名为脾瘅。夫五味入口，藏于胃，脾为之行其精气，津液在脾，故令人口甘也，此肥美之所发也，此人必数食甘美而多，肥也，肥者令人内热，甘者令人中满，故其气上溢，转为消渴，治之以兰，除陈气也。"一个"转"字，说明"脾瘅"在前，消渴在后。脾瘅的症状是"口甘、中满"，病因是多食"肥美"，而无进一步发展的消渴所有的口干多饮等症状。《灵枢·本脏》云："心脆则善病消瘅热中。"肺、脾、肝、肾脆"善病消瘅易伤"。《素问·通评虚实论》又云："凡治消瘅、仆击、偏枯、痿厥、气满发逆，肥贵人膏粱之疾也。"这里将五脏"柔弱""脆"作为消瘅发病条件，并将"消瘅"与仆击、偏枯、痿厥等重症并提，由此可以看出消瘅也是因"肥贵人膏粱之疾"而起，有了五脏的虚损，才发为消瘅，并且病情严重，与前面的"消渴"直接由脾瘅转来不同。吕仁和教授从长期观察糖尿病患者并发症规律认识到，患者的并发症发生与否，确与五脏脆弱有关，何脏脆弱，则何脏先发病。比如肝旺的患者往往视网膜病变早且重，平日易腰酸腿软的患者，肾脏并发症较早出现。所以吕仁和教授体会，消瘅是消渴的进一步表现，比消渴更为严重。因此，《内经》对消渴病的认识分为"脾瘅→消渴→消瘅"三个阶段，病情纵向发展，渐趋严重。基于这一理解，并结合西医对糖尿病的认识，吕仁和教授在消渴病的辨证上，扬弃了不能全面反映消渴病发展规律和本质的"三消辨证"，在继承经典、立足临床、参考西医理论的基础上提出了"三期辨证"。吕仁和教授认为，这种分期辨证首先有利于研究糖尿病这种慢性病不同阶段的证候表现、病机重点及预后，以便采取相应的治疗措施。其次，有利于疗效评定，否则统而论之，消渴期与并发症时期的疗效就无法用同一标准评定。另外，有利于与西医交流和沟通，使中医治疗消渴病的宝贵经验最终屹立于世界医学之林。经多年的临床证明，这一辨证方案切实可行。

第二章 糖尿病的中医诊治

第一节 中医学"治未病"思想与
糖尿病的三级预防

　　早在《黄帝内经》一书中，中医就提出了"治未病"的防治思想。《素问·四气调神大论》云："是故圣人不治已病治未病，不治已乱治未乱，此之谓也。夫病已成而后药之，乱已成而后治之，譬犹渴而穿井，斗而铸锥，不亦晚乎！"主要是强调未病先防。其后，经过世代医家对《黄帝内经》所论"治未病"思想的继承和发扬，"治未病"思想的内涵得到不断充实完善，时至今日，更是越来越受到世界医学界的关注。当前临床所说的"未病"主要有三重含义：其一，"未病"是健康状态，此时"治未病"指预防养生，防病发生。其二，"未病"指各种潜在的病情和病机，病而未发，此时"治未病"指欲病救萌，有病早治；其三，"未病"指疾病发展还未到危重阶段，此时"治未病"指既病防变，病甚防危。更有把"治未病"表述为"未病先防、既病防变、病后防复"者。

　　随着社会经济及医学事业的发展，慢性疾病的预防已成为极其重要的公共卫生策略与措施。我国的糖尿病防治工作十分艰巨，这就要求我们切实做好糖尿病的三级预防工作。一级预防是预防糖尿病的发生；二级预防是对已确诊的糖尿病患者预防糖尿病并发症，主要是慢性并发症；三级预防是减少糖尿病的致残率和病死率，改善糖尿病患者的生活质量。有鉴于中国卫生保健事业具有中西医结合的特色，我们认为，糖尿病的三级预防不应该忘记中医药相关措施。具体工作我们可以根据"防治结合、寓防于治"的精神，把中医"治未病"的精神贯彻到糖尿病三级预防中去。这对指导糖尿病防治、降低糖尿病易感人群的发病率、控制糖尿病患者病情进展、预防糖尿病并发症的发生发展等，必将起到积极的作用。

一、重视养生保健，防止糖尿病发生

1. 节制饮食，调和五味

糖尿病的发病与饮食失调有密切关系，《素问·通评虚实论》云："凡病消瘅……肥贵人则膏粱之疾也。"所以饮食调理对糖尿病预防至关重要。中医对消渴病预防的饮食调理有两方面：一是饮食有节。《素问·奇病论》云："此肥美之所发也，此人必数食甘美而多，肥也，肥者令人内热，甘者令人中满，故其气上溢，转为消渴。"《备急千金要方·消渴》云："饮啖无度，咀嚼鲊酱，不择酸咸，积年长夜，酣兴不懈，遂使三焦猛热，五脏干燥，木石犹且干枯，在人何能不渴。"均说明长期过食肥甘，醇酒厚味，损伤脾胃，积热内蕴，化燥伤津，消谷耗液，可导致消渴。所以要预防消渴的发生，要做到饮食有节，不暴饮暴食，少吃肥甘厚味之品，少饮酒，这与西医提出的糖尿病饮食疗法不谋而合。二是谨和五味。不同的食物其性味、归经不同。《素问·至真要大论》云："夫五味入胃，各归所喜，故酸先入肝，苦先入心，甘先入脾，辛先入肺，咸先入肾。久而增气，物化之常也，气增而久，夭之由也。"《素问·生气通天论》云："阴之所生，本在五味，阴之五宫，伤在五味。"《素问·五脏生成论》云："是故多食咸，则脉凝泣而变色；多食苦，则皮槁而毛拔；多食辛，则筋急而爪枯；多食酸，则肉胝、而唇揭；多食甘，则骨痛而发落。此五味之所伤也。"人赖饮食五味以充养，维持正常的生命活动，但五味偏嗜，就会伤及五脏，导致疾病的产生。唐代孙思邈认为，糖尿病要忌咸食和面。"咸走血，多食咸，令人渴。何也？答曰：咸入胃也，其气走中焦，注于诸脉，血之所走也，与咸相得，既血凝，血凝则胃汁泣，汁泣则胃中干渴。"西医学证实，限制咸食和面可以预防高血压和餐后高血糖。从中医认识来看，饮食有节，谨和五味可固护脾胃，而脾胃在消渴病的发生发展过程中占有重要地位。

2. 调节情志，七情勿过

七情失调是引发和加重消渴的重要因素。《灵枢·五变》云："怒则气上，胸中蓄积，血气逆流，䐃皮充肌，血脉不行，转而为热，热则消肌肤，故为消瘅。"说明情绪失调，气血上逆，胸中蓄瘀，内热积滞，伤津耗液，可成消渴病。与现代临床研究证实的恐惧、紧张、绝望、悲伤、激怒等情绪均能升高血糖的认识一致，故保持客观的精神、避免七情太过对

糖尿病的预防有积极作用。正如《素问·上古天真论》所云："恬淡虚无，真气从之，精神内守，病安从来。"所以，调节情志、保持情绪稳定对于糖尿病防治具有重要意义。

3. 节制房事，保护肾精

《金匮要略》首创肾气丸治疗消渴病，说明肾虚是发生消渴的重要原因。《外台秘要·消渴消中》云："房室过度，致令肾气虚耗故也，下焦生热，热则肾燥，肾燥则渴。"更明确提出房事过度、肾燥精虚是消渴重要的病因病机之一。孙思邈提出消渴三慎之一就是房事。可见，中医学对于房劳所伤是十分重视的。其实房劳可以伤精，劳心可以伤阴血，劳形可以伤气，都会对人体健康造成不利。

4. 运动养生，劳逸适度

华佗有"人体欲作劳动""流水不腐，户枢不蠹"之论，强调"生命在于运动"之理，因为运动能促进气血流通，强壮脏腑，增强体质，预防包括消渴病在内的多种疾病的发生。巢元方提出："消渴病人应先行一百二十步，多者千步，然后食。"王焘则认为，消渴病人不能饱食便卧，终日久坐；"人应小劳，但莫久劳疲极；食毕即行步，稍畅而坐"。孙思邈也说："养生之道常欲小劳，但莫大疲及强所不能堪耳。且流水不腐，户枢不蠹，以其运动故也。"主张每餐食毕，出庭散步五六十至一百二十步，或根据情况出门行两三百步或两三里。"养性之道，莫久行、久立、久坐、久卧、久视、久听，盖以久视伤血，久卧伤气，久立伤骨，久坐伤肉，久行伤筋也"。指出过劳有损健康，此即《内经》"生病起于过用"之理。过度劳累、过度安逸都会引发疾病，所以养生应当重视适度运动，做到"行劳而不倦"。

5. 家家自学，人人知晓

《备急千金要方》曰："凡医治病……须使有病者知之为要。"患者若能深刻了解自身病情，学习疾病相关的医学知识，对于防治疾病、维护其自身健康都有巨大益处。中医学是我国古代劳动人民在长期与自然和疾病斗争的基础上建立的，重视"天人合一"，积累了丰富的摄生防病经验，不仅众多大型方书中多有记载，甚至《诸病源候论》的"不载方药、专载养生方导引法"更具特色。这些经验不仅适用于医疗资源缺乏的年代，针对现代疾病也具有重要的实用价值和指导意义。然而在全球经济发展、科学技术普及、世界文化大融合的背景下，中医学同中国传统文化的继承无疑存在着巨大挑战。许多中医学独特的养生观念和有效手段被忽视，甚至面临失传的危险。因此，我们开展糖尿病教育在重视现代医学知识的同时，也应重视中医科普工作，努力在人群中宣传糖尿病中医药防治知识，以保证人们在实际生活中提高糖尿病的防病意识，更好地配合治疗。

二、欲病救萌，重视糖尿病前期的治疗

健康与疾病之间实际上存在一个"病前状态"，一种欲病未病的阶段，可以称为"亚健康"或"亚疾病状态"。对于糖尿病来说，糖尿病前期就是所谓的糖耐量受损和空腹血糖受损。《素问·八正神明论》云："上工救其萌芽。"强调在疾病初萌阶段就应该积极治疗，以防止病情进展。而且大凡疾病的发生都有一个病位由浅至深、病情由轻到重的过程。在疾病初期，一般病位较浅，对正气的损害也不甚严重，所以早期治疗多比较容易取效。正如《备急千金要方·卷九》所云："若时气不和，当自戒谨。若小有不和，即须治疗，寻其邪由及在腠理，以时早治，鲜有不愈者。患人忍之数日乃说，邪气入脏则难可制止，虽和缓亦无能为力也。"

对于 IGT 和无症状 2 型糖尿病患者来说，也应采取早期干预治疗措施，以减少糖尿病发病率和糖尿病并发症的发病风险。首先要注意中医养生法，其次应进行药物干预治疗。临床观察发现：消渴病多起病隐匿，初期"三多"症状可不显著，但通过多种现代检查手段可发现 IGT 和无症状 2 型糖尿病。这时的预防治疗应遵循"但见一症便是"的原则，认识消渴病"内热伤阴耗气"的基本病机，采用清热养阴益气的基本治法，根据辨证论治原则，配合益气固脱、活血化瘀、化痰利湿等治法。解放军总医院的郝爱真主任医师曾用消渴化瘀片干预治疗糖耐量减低，结果显示，服用消渴化瘀片的治疗组比单纯饮食、运动的干预对照组效果要好，发展为 2 型糖尿病的比例明显降低，具有良好的临床治疗效果。

三、既病防变变成防衰，积极预防和治疗糖尿病并发症

消渴病久，脏腑气血经络的功能失调，可导致各种并发症。《素问·通评虚实论》云："凡病消瘅、仆击、偏枯、痿厥，气满发逆，肥贵人则膏粱之疾也。"此处的仆击、偏枯当是瘀阻脑络的中风、偏瘫，痿厥应为瘀阻脉络的周围神经血管病变，气满发逆似是瘀阻心脉的胸痹。消渴病日久，患者常气阴两虚，气虚无力推动血行，阴虚津枯血燥，致致血行不

畅，甚至形成血瘀。瘀阻心脉，可致胸痹、心痛；瘀阻脑络，可致中风、偏瘫；瘀阻肢体，可致麻木不仁或疼痛的痿痹；瘀阻肢端，可致脱骨疽。故消渴病在药物治疗、饮食控制、适度运动等综合治疗控制血糖的同时，还应及时采取中医药干预，积极应用中医活血化瘀法等，防患于未然，或"先安未受邪之地"，防止并发症的发生。《刘河间三消论》指出："治消渴者，补肾水阴寒之虚，而泻心火阳热之实，除肠胃燥热之甚，济人身津液之衰，使道路散而不结，津液生而不枯，气血和而不涩，则病自已矣。"所以在糖尿病临床期尚无并发症时，益气养阴的同时，应注意适当应用通法，不可纯补。唐容川在《血证论》中云："瘀血在里，则口渴，所以然者，血与气本不相离，内有瘀血，故气不得通，不能载津上升，是以发渴，名曰血渴，瘀血去则不渴矣。"消渴日久，常存在血瘀，往往是导致糖尿病血管神经并发症的主要原因。因此，有学者认为，即使糖尿病早期，还没有明显瘀血证候时，也应在辨证论治的基础上，适当加用活血化瘀药物，预防瘀血证的发生。有报道显示，糖尿病性心功能异常患者，用益气养阴、清热消瘀法治疗后，心脏功能的各项指标均接近或达到正常值，糖尿病症状得到进一步改善。提示益气活血法能改善心脏的舒张功能。孙思邈针对预防糖尿病皮肤感染提出："凡消渴之人，愈与未愈常须思虑有大痈……当预备痈药以防之。"提示中医很早就提出应重视糖尿病并发症的预防。即使是已出现并发症者，应积极采取中医药干预措施，防治糖尿病并发症的病理进程，降低因糖尿病心、脑、肾、视网膜、足等并发症导致的病死率与致残率。此依然是中医学"治未病"精神的反映。

第二节　吕仁和教授糖尿病分期分型辨证方法

吕仁和教授基于《黄帝内经》的有关论述，提出了糖尿病分期辨证的观点，并进一步创立了糖尿病分期分型辨证的方法。吕仁和教授认为：应根据糖尿病及其并发症不同阶段的病机特点，把糖尿病分为糖尿病前期、糖尿病临床期和并发症期，并在分期的基础上进行辨证治疗。

一、糖尿病前期（脾瘅期）

1. 阴虚肝旺

临床表现：食欲旺盛，怕热汗多，便干尿黄，口苦咽干，急躁易怒，舌红苔黄，脉弦细数。

治法：养阴柔肝，行气清热。

方药：养阴柔肝汤（验方）化裁。

生地黄 20g，玄参 10g，麦冬 10g，赤芍 15g，白芍 15g，首乌 10g，丹参 20g，枳壳 10g，枳实 10g，黄连 10g，栀子 10g。每日 1 剂，水煎，分 2 次服。

临床应用：此乃胃热导致阴伤，阴虚更易气郁，气郁化热所致。大便常干者，可加熟大黄等。

2. 阴虚阳亢

主症：饮食多，怕热喜凉，急躁易怒，便干尿黄，头晕目眩，舌暗红，苔黄，脉弦。血压偏高。

治法：滋阴潜阳，少佐清热。

方药：滋阴潜阳汤（验方）加减。

生地黄 30g，玄参 15g，麦冬 10g，首乌 15g，生石决明 30g，珍珠母 30g，牛膝 20g，黄芩 10g，黄柏 6g，葛根 10g，天花粉 20g。每日 1 剂，水煎，分 2 次服。

临床应用：此类患者多素体阴虚阳亢，阴虚不能制阳，血压高多见。大便干结者，可配用通便止消丸或加熟大黄等。血压高明显者，可配合西药降血压药物。

3. 气阴两虚

主症：疲乏无力，不耐劳作，怕热自汗或盗汗，时而烦热，便干尿黄，舌胖暗红，苔粗薄黄，脉细无力。

治法：益气养阴，活血清热。

方药：益气养阴汤（验方）化裁。

沙参 15g，黄精 20g，生地黄 20g，赤芍 15g，地骨皮 30g，首乌藤 20g，黄连 8g。每日 1 剂，水煎，分 2 次服。

临床应用：患者多素体气阴两虚，大便干结，治当清泄热结，可加用大黄等。

二、临床期糖尿病（消渴期）

1. 阴虚燥热

主症：常见症状加便干尿黄，鼻干少涕，多尿，多食易饥，目干少泪，咳嗽少痰，舌红有裂，苔黄粗糙，脉象细数。

治法：滋阴润燥，清热生津。

方药：滋阴润燥汤（验方）加味。

沙参 15g，生地黄 30g，玄参 20g，玉竹 15g，枸杞子 10g，石斛 20g，生石膏 30g（先煎），知母 10g。每日 1 剂，水煎，分 2 次服。

临床应用：此乃阴虚内热化燥，进一步伤阴耗气，可见疲乏无力、体重下降。兼气虚者，益气养阴；大便干结者，加生大黄 10g（后下），玄明粉 3g（分冲），通便作用甚佳。

2. 肝郁化热

主症：常见症状加胸闷太息，胸胁苦满，口苦咽干，急躁易怒，舌瘦暗红，舌苔薄黄，脉弦细数。

治法：舒肝清热。

方药：舒肝清热汤（验方）化裁。

柴胡 10g，黄芩 10g，黄连 10g，厚朴 10g，枳壳 10g，枳实 10g，赤白芍各 20g，天花粉 20g，葛根 10g，玄参 20g，生大黄 8g（另包后下）。每日 1 剂，水煎，分 2 次服。

临床应用：此证乃素体阴虚肝旺，加之情志郁结所致，治以清解郁热为主，一般不可过用滋腻之药。此为四逆散加清热药而成。

3. 二阳结热（胃肠结热）

临床表现：常见消谷善饥，大便干燥，舌红，苔黄厚，脉洪而数。

治法：清泄胃肠，兼顾气阴。

方药：清疏二阳汤加味。

生大黄 10g（后下），黄连 10g，黄芩 10g，柴胡 10g，枳壳 10g，枳实 10g，厚朴 10g，玄明粉 3g（分冲），赤芍 20g，白芍 20g，生地黄 15g，玄参 20g，竹 20g。每日 1 剂，水煎，分 2 次服。

4. 肺胃实热

主症：除常见症状外，表现突出的是烦渴喜凉。

治法：清泻实热，生津止渴。

方药：肃降肺胃汤（验方）加减。

沙参 20g，麦冬 10g，天冬 10g，生石膏 30g（先煎），寒水石 30g（先煎），葛根 10g，天花粉 30g。每日 1 剂，水煎，分 2 次服。

临床应用：大便干结者，可加用生大黄 10g，玄明粉 3g（分冲），大便则通。此为寒凉之剂，不可过用、久用。

5. 湿热困脾

主症：常见症状加胸脘腹胀，纳后饱胀，肌肉酸胀，四肢沉重，舌质嫩红，舌苔黄腻，脉象滑数。

治法：清化湿热，理气健脾。

方药：清化湿热汤（验方），或四妙清利汤化裁。

苍术 10g，黄连 10g，黄芩 10g，生甘草 6g。每日 1 剂，水煎，分 2 次服。

临床应用：素体脾虚体质，常有湿热内蕴中焦证候，可用清化湿热汤。四妙清利汤则药用苍术 10g，黄柏 10g，薏苡仁 10g，牛膝 20g，葛根 10g，主要适用于湿热下注之证。大便干结者，可加番泻叶后下。

加减：

肝胆湿热表现为黄疸者，加茵陈 30g，栀子 10g，大黄 10g（后下），清化湿热，疏利肝胆。

病在肾与膀胱，可加石韦 30g，连翘 30g，土茯苓 30g，白木通 3g，甘草 3g 以清利湿热。

病在大肠，加木香 10g，焦槟榔 6g，黄芩 6g，调理大肠气机。

妇科疾病，加苦参 20g，萆薢 20g，连翘 20g，黄柏 15g，车前子 15g（包煎）。

病在外阴，可用湿痒清洗汤（验方）：苦参 30g，蛇床子 30g，地肤子 30g，白鲜皮 30g，芒硝 30g，共装布袋内，煮开后熏洗热敷。每日 2～3 次，用数次可愈。

湿热伤筋，加狗脊 15g，续断 15g，秦艽 15g，刺猬皮 10g；转筋者重用木瓜 30g，大青叶 30g 等。

6. 肺热化毒

主症：常见症状加发热恶寒，胸闷咳嗽，痰黄黏稠，肢体酸痛，头晕头痛，便干尿黄，舌红苔黄，脉象浮数。

治法：清宣肺气，生津解毒。

方药：清宣肺气汤（验方）化裁。

桑白皮 10g，黄芩 10g，桃仁 10g，杏仁 10g，桔梗 6g，甘草 3g，沙参 20g，葛根 10g，天花粉 20g，黄连 10g，金银花 30g，连翘 30g，鱼腥草 30g。每日 1 剂，水煎，分 2 次服。

临床应用：素体阴虚，外受风寒，郁而化热，热而生毒，则成本证。病在肺卫，治疗重在清宣。

7. 气阴虚损，经脉失养

主症：常见症状加神疲乏力，肢体酸痛，舌质暗红，脉细弦数。

治法：益气养阴，通经活血。

方药：益气养阴通活汤（验方）化裁。

黄精 20g，生地黄 30g，山茱萸 10g，猪苓 20g，泽泻 10g，鸡血藤 20g，黄连 6g。每日 1 剂，水煎，分 2 次服。

临床应用：本证多见于气阴素虚，内热伤气，可成气阴虚损，无力滋养经脉，气血不活之证。治疗一方面益气养阴，一方面通经活血，兼以清利。

三、糖尿病并发症期（消瘅期）

糖尿病发展至并发症阶段，可出现心、脑、肾、眼底、足等多种血管神经并发，常为多种并发症并存的局面，或以一种并发症为主，同时兼有另一种或几种并发症。其证型、证候复杂多样，主要为以下三种。

1. 气阴两虚，痰热瘀结

治法：益气养阴，化瘀散结。

2. 痰瘀互结，阴损及阳

治法：化痰活血，调补阴阳。

3. 气血阴阳俱虚，痰湿瘀郁互结

治法：调补气血阴阳，行气活血化痰。

临床当根据具体情况，进一步进行分期分型辨证治疗。

附1　消渴病中医分期辨证标准

吕仁和教授为了便于糖尿病临床诊治，吸取中西医之长，汇聚学会专家的集体智慧，提出临床实用的消渴病（糖尿病）中医分期辨证标准，即Ⅲ期辨证标准。本标准已由中华中医药学会内科学会消渴病（糖尿病）专业委员会第三次大会（1992 年 5 月 18 日山东明水）通过。

Ⅰ期：消渴病（糖尿病）隐匿期

临床特征：①多为肥胖形体，体质尚壮，食欲旺盛，耐久力有所减退，舌红，脉数。②血糖偏高，常无尿糖，应激状态下血糖明显升高，出现尿糖。血脂多数偏高（胆固醇、甘油三酯，其中一项高即是）。

病机特点与证候：阴虚为主，常见以下三种证候：①阴虚肝旺：食欲旺盛，便干尿黄，急躁易怒，舌红苔黄，脉弦细数。②阴虚阳亢：阴虚加头晕目眩。③气阴两虚：气虚加阴虚。

Ⅱ期：消渴病（糖尿病）期

临床特征：①常有多尿，多饮，多食，消瘦，疲乏，怕热喜凉，口舌咽干，尿黄便干，舌红苔黄，脉数。②血糖、糖基化血红蛋白、尿糖均高，血脂偏高。

病机特点与证候：阴虚化热为主。常见以下 5 种证候：①胃肠结热：大便干结，消谷善饥，口咽干燥，多饮多尿，怕热喜凉，舌红苔黄，脉数有力。②湿热困脾：胸脘腹胀，纳后饱满，渴不多饮，肌肉酸胀，四肢沉重，舌胖嫩红，苔黄厚腻，脉滑数。③肝郁化热：胸胁苦满，急躁易怒，常有太息，口苦咽干，头晕目眩，易于疲乏，舌质红，舌苔薄黄，脉沉弦。④燥热伤阴：口咽干燥，多饮多尿，大便干结，怕热喜凉，舌红有裂，舌苔糙黄，脉细数。⑤气阴两伤，经脉失养：气虚＋阴虚＋肢体酸软，不耐劳作。

Ⅲ期：消渴病（糖尿病）合并症期。

由于个体差异，合并症的发生不完全相同，Ⅲ期又可分为早、中、晚期，但总体上以全身病变及主要脏器的损害程度分辨。

（1）早期

主要病机：气阴两虚，经脉不和。

临床特征：气阴两虚加腰背或肢体酸疼，或有胸闷，心悸，心痛，记忆力减退，头晕，视力减退，手足麻痛，性功能减退等。但其功能仍可代偿，即维持原有的工作和生活。

（2）中期

主要病机：痰瘀互结，阴损及阳。

临床特征：神疲乏力，胸闷心悸，咳有黏痰，心悸气短，头晕目眩，记忆力减退，下肢浮肿，手足发凉，口唇舌暗，脉弱等。如视网膜病变进入Ⅲ～Ⅳ期，冠心病心绞痛频发。肾功能失代偿致血色素下降，肌酐、尿素氮升高。脑血管病致脑供血不全而眩晕，记忆力减退不能正常工作。因神经疼痛，血管坏疽，肌肉萎缩致不能正常生活和工作。

（3）晚期

主要病机：气血阴阳俱虚，痰湿瘀互结。

临床特征：在Ⅲ中期基础上发展成肢体残废，脏器严重受损甚至危及生命。如冠心病发展为心肌梗死、严重的心律失常、心力衰竭；肾功能衰竭尿毒症期；视网膜病变Ⅲ~Ⅳ期；脑血栓形成或脑出血等。

附2　糖尿病辨证参考标准

中华中医药学会糖尿病专业委员会第三次大会（1992年5月18日山东明水）通过了《消渴病中医分期辨证与疗效评定标准——消渴病辨证诊断参考标准》[中国医药学报.1993，8（3）：54]。

虚证（指正虚）

气虚证：①神疲乏力；②少气懒言；③易自汗；④舌胖有印；⑤脉细无力。具备两项可诊断。

血虚证：①面色苍黄；②唇甲色淡；③经少色淡；④舌胖质淡。具备两项可诊断。

阴虚证：①怕热汗出，或有盗汗；②手足心热或五心烦热；③舌瘦红而裂；④脉细数。具备两项可诊断。

阳虚证：①畏寒肢冷；②腰膝怕冷；③面足浮肿；④夜尿频多；⑤舌胖苔白；⑥脉沉细缓。具备两项可诊断。

肾虚证：①腰腿酸疼；②耳鸣耳聋；③齿摇发落；④性功能减退，或遗精、早泄。具备两项可诊断。

脾虚证：①肌瘦乏力；②食后腹胀；③大便易溏；④纳饮不香；⑤四肢沉重或酸懒。具备两项可诊断。

肺虚证：①声低懒言；②易于感冒；③咳嗽气短；④喘息抬肩。具备两项可诊断。

肝虚证：①视物模糊；②双目干涩；③肢体麻木；④转筋抽搐。具备两项可诊断。

心虚证：①心悸气短；②动则怔忡；③寐少梦多；④夜尿频多；⑤头晕健忘；⑥舌胖而暗；⑦脉数或有结代。具备两项可诊断。

参合诊断：气血两虚（气虚证加血虚证）；阴阳两虚（阴虚证加阳虚证）；肾气虚（肾虚证加气虚证）；肾阴虚（肾虚证加阴虚证）；肾阳虚（肾虚证加阳虚证）；肾气阴虚（肾虚证加气虚证、阴虚证）；肾气阳虚

（肾虚证加气虚证、阳虚证）；阴阳气俱虚（阴虚证、阳虚证加气虚证）；气血阴阳俱虚（气虚证加血虚证、阴虚证、阳虚证）；脾肾气虚（脾虚证、肾虚证加气虚证）；脾肾阴虚（脾虚证、肾虚证加阴虚证）；脾肾阳虚（脾虚证、肾虚证加阳虚证）；脾肾气阴虚（脾虚证、肾虚证加气虚证、阴虚证）；肝肾气阴虚（肝虚证、肾虚证加气虚证、阴虚证）等。单证互相结合，临床上可表现为纷繁错杂的具体证候。

血瘀证：①定位刺痛；夜间加重；②口唇舌紫，或紫暗、瘀斑、舌下脉紫怒张；③肌肤甲错。有一项可诊断。

实证（指邪实）

风证：①疼痛游走；②症状常变；③咽痒咳嗽；④汗出恶风。具备一项可诊断。

寒证：①恶热喜温；②唇面发青；③痛位固定；④舌淡苔白；⑤脉象沉紧。具备两项可诊断。

暑证：①发热头痛；②恶心呕吐；③暑热发病；④烦渴多饮。具备两项可诊断。

热证：①怕热喜凉；②面肤唇红；③舌红苔黄；④脉数。具备两项可诊断。

燥证：①口干舌燥；②鼻干少涕；③目干少泪；④咳嗽痰少；⑤大便燥结；⑥舌裂苔粗。具备两项可诊断。

火证：①疖肿疮疡；②红肿热痛；③面红衄血；④舌红眼红；⑤出血鲜红。具备两项可诊断。

湿证：①舌嫩苔滑；②沉重浮肿；③疮疡流水。具备一项可诊断。

气郁证：①胸闷太息；②胸胁脘腹胀满；③急躁易怒；④口苦咽干；⑤纳饮不香。具备两项可诊断。

血瘀证：①定位刺痛，夜间加重；②口唇舌暗，或紫暗、瘀斑、舌下脉紫怒张；③经血紫暗，发落；④肌肤甲错。有一项可诊断。

痰证：①时有咳痰；②大便黏胶。具备一项可诊断。

热痰：痰证加黄痰，或热证。

痰火：痰证加出血，或加火证。

寒痰：痰证加白痰，或寒证。

痰湿：痰证加湿证。

气郁化热：气郁加热证。

湿热：湿证加热证。

湿热下注：湿证加热证，表现为尿黄浊热痛；或带下黄黏稠浊；或大便热泻。

湿热困脾：湿证加热证，加脘腹痞闷，口渴少饮，或脾虚证。

肝胆湿热：湿证加热证，加急躁易怒，或口苦泛恶，或目赤，或舌苔黄腻。

胃肠结热：①口渴多饮；②消谷善饥；③怕热喜凉；④舌红苔黄；⑤脉数有力。具备两项可诊断。

临床上，糖尿病辨证多虚实夹杂，应当从实际出发，具体确立证候诊断。

第三章 糖尿病及其并发症防治的 "二五八方案"

糖尿病具有发病率高、并发症多、病因复杂、根治困难的特点，所以单纯的应用一方一药就想根治糖尿病及其多种并发症是不现实的。所以吕仁和教授在具体制定糖尿病及其并发症的诊疗方案之时，主张遵循"古为今用、洋为中用""与时俱进、开拓创新"的原则，着眼于患者的长远利益，重视整体认识疾病和评价疗效，综合治疗，并在长期的临床实践中，总结出了一套防治糖尿病及其并发症的综合方案，多年来经临床应用，证明该方案简单明了，切合实用。被广大糖尿病患者所推崇，并为中日韩多家媒体报道，在国内外具有很大的影响。

第一节 "二"——两个治疗目标

"健康、长寿"是糖尿病患者应该追求的最终目标。糖尿病是一种终身性疾病，"治愈"不易。但如果早发现、早治疗，特别是一旦找到有效的治疗规律后坚持治疗，仍然可以和正常人一样健康地生活，享受正常人的寿命。因此，吕仁和教授告诉糖尿病患者将"健康、长寿"作为治疗的两个目标。说穿了就是改善患者症状，提高患者生存质量；减少、延缓糖尿病并发症的发生发展。糖尿病及其并发症防治目标，就是要努力控制好糖尿病，让患者不发生、少发生并发症，降低糖尿病并发症致死、致残率，不但要让糖尿病患者能够长期存活，而且还要相对健康的生活。

在中国，古人对"健康"的理解是：体壮为健，心怡为康。

世界卫生组织曾给出关于"健康"的定义：健康不仅是免于疾病或羸弱，更是保持体格、精神与社会适应方面的健康状态。虽然诸多概念存在争议，但现在全世界普遍认为"健康"应分为四个维度。

（1）身体健康：指人体生理上的健康。

（2）心理健康：一般有三个方面的标准：①具备完整的人格，自我感觉良好，情绪稳定，积极情绪多于消极情绪，有较好的自控能力，能保持心理上的平衡，有自尊、自爱、自信心及自知之明。②在自身所处的环境中具有充分的安全感，能保持正常的人际关系，能受到别人的欢迎和信任。③对未来有明确的生活目标，能切实地、不断地进取，有理想和事业的追求。

（3）社会适应良好：指一个人的心理活动和行为能适应当时复杂的环境变化，为他人理解，为大家接受。

（4）道德健康：最主要的是不以损害他人利益来满足自己的需要，有辨别真伪、善恶、荣辱、美丑等是非观念，能按照社会行为规范约束、支配自己的行为，能为他人的幸福做出贡献。

糖尿病患者的健康问题主要为两个方面：第一，躯体上的病生理改变：由胰岛素分泌缺乏及（或）作用障碍引起糖、脂肪、蛋白质等代谢紊乱，主要表现为慢性高血糖，或伴有多尿、多饮、多食、体重减轻等症状，随着病程进展，还可能出现多种慢性血管神经并发症，引起组织器官损害，或因血糖波动出现危及生命的急性并发症。第二，心理健康问题：许多研究均表明，糖尿病可能导致一系列相关心理健康问题。有调查显示，糖尿病患者的心理障碍高达 30% ~50% 。初诊糖尿病的患者，常担心糖尿病不可根治，不能正确面对疾病，或自觉异于健康人，从而出现躯体化、强迫症状、焦虑、抑郁、人际关系敏感等问题；而病程较长的患者，因疾病的长期困扰，并发症的出现，焦虑、抑郁进一步加重，甚至可出现恐惧、偏执等心理问题。在身体健康上，目前可通过医学手段达到指标正常，通过控制血糖减轻临床症状，延缓并发症的出现；而在其他三个维度上，糖尿病患者应着重努力，与医生互相配合，必要时可以接受专业的心理治疗，以改善自身偏差认知与不良情绪，恢复自信，有意识地实现心理社会适应性和道德的健康。而此三方面的健康又反过来对糖尿病的控制起正向作用，促进身体的健康。因此，糖尿病患者完全可以通过正确的医学干预达到健康的标准，同时相较于普通人，更有可能成为完善健康标准和道德目标的追求者和实现者。从这个意思上看，糖尿病是福祸相依，它如同身边的一位诤友，时刻提醒患者去实现身心健康，感悟健康的意义和生存的价值。

第二节 "五"——五项观察指标

血糖、血脂、血压、体重和症状是糖尿病患者应当检测并重视的观察指标。若要让糖尿病患者达到健康、长寿的防治目标，就应该做到血糖、血脂、血压平稳减低，并让体重达到或接近标准。

1. 血糖

争取把空腹血糖控制在 7mmol/L、6mmol/L、5mmol/L 以下，餐后在 10mmol/L、9mmol/L、8mmol/L 以下，糖化血红蛋白在 8%、7%、6% 以下，分别称为差、良、优。

2. 血脂

甘油三酯、总胆固醇、低密度脂蛋白在正常范围以内。脂肪肝消除。

3. 血压

血压应该控制在 140/90mmHg 以下。

4. 体重

争取进入正常体重范围内。体重是衡量健康状况很重要的指标。如何判断体重呢？简单讲：标准体重（S）＝身高（cm）－105。体重的判断具体为：正常体重（S）：不 $>10\%$ S，也不 $<10\%$ S；丰满 $>$ S $+10\%$ S；肥胖 $>$ S $+20\%$ S；苗条 $<$ S -10% S；消瘦 $<$ S -20% S。

5. 症状

①口干、多饮多尿、大便干燥、疲乏无力、体重下降、失眠多梦、心烦急躁、怕热汗多等，多因高血糖导致的神经功能紊乱引起。②视力下降、视物模糊、视野中出现黑点、尿中出现蛋白等，常是糖尿病并发的微血管病变。③头晕、头胀、记忆力减退等，应除外脑血管病变。④胸闷憋气，心悸气短等，应除外心血管病变。⑤糖尿病患者的皮肤、五官、脏腑感染。⑥糖尿病患者皮肤瘙痒，特别是二阴及易出汗的部位，应用外洗加内服药治疗。⑦头晕、头痛乃至昏迷等。急性高血糖引起的高渗综合征、酮症酸中毒和低血糖引起的酮症。总之，对糖尿病人的症状，既要整体考虑，又要抓住重点；既要积极又要稳妥。特别是糖尿病急性并发症的处理应予足够的重视。

吕仁和教授明确提出，对这 5 种指标应具有全局观念，不可为了使血糖降低，少吃粮食，只吃牛奶、鸡蛋、鸡鸭鱼肉，导致血糖降低而血脂增高，要保持合理均衡膳食，做到血糖、血脂、血压平稳减低，体重达到或接近标准。出现临床症状或指标有所波动时，要努力寻找产生的原因，以便及时解除。

此5种指标通过对糖尿病患者血糖、血脂、血压、体重、症状的全面、系统、整体地观察，监测糖尿病慢性并发症的发生、发展，从而采取相应的防治措施，以保证糖尿病患者健康、长寿。

第三节 "八"——八项治疗措施

吕仁和教授提出的糖尿病及其并发症防治"二五八方案"的"八"，是八项治疗措施，具体包括三项基础治疗措施和五项选择性治疗措施。

一、三项基本治疗措施

1. 辨证施膳

用膳基本原则是使体重向标准方向发展。计算标准体重和判断体型，根据标准体重和劳动强度选择热量每日热量供应量（详见本章第四节）。体重偏胖者应选用低限千卡（1kcal = 4.184kJ）值计算总热量，使体重缓慢下降；偏瘦者应选用高限千卡值计算总热量，使体重缓慢上升。糖应占总热卡的45%~65%，偏胖者选高限，偏瘦者应选用低限；蛋白质一般在0.8~1.2g/kg/d，偏胖者选低限，偏瘦者应选用高限；脂肪的供给量：克数 = ［总热量 - （P＋C）×4］÷9（注：1g C（碳水化合物）产生4kcal热量；1g P（蛋白质）产生4kcal热量；1g A（脂肪）产生9kcal热量）。三餐一般按照早1/5、中2/5、晚2/5分配，也可根据自己的生活习惯分配。有烟酒嗜好的应该逐渐戒除。在此基础上，根据中医辨证论治的特点，可以相应地进行辨证用膳。

（1）辨证候选膳

①二阳结热：带皮或不带皮三合一窝头，发面、不发面均可，可做成粥食用。芹菜、菠菜、苦瓜、南瓜、胡萝卜、水萝卜、白萝卜等，选2~3种，或蒸或煮，可做成菜团子，也可做包子、饺子，以解饥通便，清泻二阳。

②脾胃湿热：薏苡仁粥；白萝卜、茴香、冬瓜、大萝卜加少量韭菜或青蒜做馅，做成包子或饺子；炒苦瓜、炒冬瓜、炒蒜苗等。

③食积痰热：白萝卜粥加生姜、花椒，冬瓜汤加香菜、葱花、生姜。

④酒毒所伤：白萝卜、水萝卜拌洋葱头；醋拌菜，可以边吃菜，边呷1~2口醋。

⑤肺胃实热：小米绿豆白萝卜粥；绿豆芽拌菠菜，可加粉丝。佐料：米醋、精盐、味精、香油。

⑥气郁化热：白萝卜、水萝卜、韭菜饺子；水泡白萝卜丝；绿豆芽拌粉丝。

⑦热毒所伤：拌绿豆芽；绿豆芽、荠菜、大白菜、水萝卜、白菜做菜，或做成包子、饺子，下面条或随粥一起吃均可。

⑧阴伤燥热：拌水萝卜、苦瓜、芹菜、油菜、黄瓜、生菜、圆白菜、白萝卜，也可做馅，做成包子、饺子或团子吃。

（2）辨证型选膳

①气阴两虚：豇豆饭，豇豆粥，苡仁粥，绿豆大米莲子粥；淮山药；牛奶做成各种奶制品或添加在自己喜欢的食物中食用。

②肝肾阴虚：薏苡仁粥，绿豆粥，炒苦瓜，芹菜，白萝卜，水萝卜，绿豆芽，枸杞子；牛奶做成各种奶制品或添加在自己喜欢的食物中食用。

③脾肾阳虚：韭菜，蒜苗，小茴香，大白菜，山药，土豆，黄豆芽，胡萝卜。牛奶做成各种奶制品或添加在自己喜欢的食物中食用。

简言之，膳食是糖尿病管理中极其重要的部分。首先，患者根据自己的实际体重和标准体重的差距及活动量确定一日所需的总热量。其次，根据生活条件和习惯，安排餐点的分量和时间。另外，在平衡膳食的基础上，根据体质的寒热虚实选择相应的食物。进餐时做到总量控制，尽量少吃，以不饥饿为度，即每餐只吃七八分饱，以素食为主，其他为辅，营养均衡；进餐时先喝汤、吃青菜，快饱时再吃些主食、肉类。

2. 辨证施动

吕仁和教授认为，运动对糖尿病患者健康、长寿起着特别重要的作用。适当运动可以疏通经络，调气和血，改善血流，强筋壮骨，降低血糖、血脂、血黏度，软化血管，并可调整因血糖高引起的蛋白、脂肪等代谢紊乱，减轻胰岛素抵抗等。除合理饮食外，运动适当是体重趋向正常的第二要素。糖尿病患者应根据基础活动量选择适合自己的运动方式和运动量，特别注意一定要循序渐进。活动量是否适当，要以自己的感受和是否有利于五项指标的改善为标准。运动不适当起不到良好作用，甚至会带来许多副作用。所以最好在医生指导下逐渐摸索适合自己的病情和体质的运动规律。根据许多患者的运动经验，提出如下意见供参考。

（1）运动时间：每天运动时间争取保证在 30~60 分钟，可以将整段时间分为 3~6 节，每节 5~15 分钟。

（2）运动力度：随着运动的进行，呼吸和心跳逐渐加快，费力感逐渐出现，直到有明显费力感觉，最后到能承受的较大活动量（即休息 10 分钟可恢复到平常状态）。运动力度应由小变大，由少变多，循序渐进，量力而行。

（3）如何选择运动：①选用能起到锻炼全身筋骨、肌肉和脏器的运动。②只要经过学习就能掌握，需要条件少或不需要条件就能坚持锻炼的运动。③选自己喜欢、需要条件不多并且容易做到的运动。④尽量避免参加有可能传染上某种疾病的运动。⑤争取在卧、坐、站、走、跑、跳式运动中都能找到有利于促进身体健康的运动。

（4）运动强度

①强力运动：很多运动带有竞争性或强制性，如快走、跑步、球类、快速起蹲、快速跳舞等，根据喜好量力选择。适当的强力运动能够强筋壮骨，消耗能量，降低体重，提高健康水平，降低血脂和血糖，疏通经络，调和气血，促进食欲，储备能量，提高免疫功能。但有内脏或重要器官疾病者不宜。

②轻缓运动：即可控运动，如调息运动、意念运动、缓慢起蹲、自我按摩、八段锦、五禽戏、太极拳、缓慢跳舞等。另外，双手十指交叉握拳，足趾活动，手腕、足腕活动，伸展运动，挺胸、收腹。这些动作做好了，同样能通经活络，行气活血，调和脏腑，帮助五脏改善生克制化能力，也可提高人体免疫力，促进身体健康。

（5）运动方式：糖尿病患者应根据喜好和条件，选择适合自己的运动方式和运动量，并长期坚持下去。只要用心，卧、坐、行、立中都能找到适合的运动方式。

①卧式运动

深呼吸：取仰卧或左右侧位，单腿或双腿屈曲均可。先呼后吸，有意识地多呼，无意识地吸足。此项运动可以很快地放松全身，解除疲劳，较快进入睡眠状态。

胸腹部自我按摩：取仰卧位，左手按摩右侧胸腹部，右手按摩左侧胸腹部，左右手交替按摩胸腹中间部位。按摩时间可长可短，按摩方式注意由上至下，由轻到重，量力而行，以舒适为度。在腹部围绕胃脘部（中脘穴）、肚脐部（神阙穴）及小腹部（关元穴）加大力度，可使胸闷、腹胀、便秘等症状得到改善。

上肢和手臂运动：取仰卧位，进行上肢的屈伸和双手十指交叉屈伸。该运动可以增强上肢和手指肌肉活动力，促进血液循环，预防手臂麻木疼痛症状的发生。

下肢和脚部运动：取仰卧位，弯曲左腿，右腿小腿肚从上至下敲打左膝盖。然后右腿屈起，做同样运动。每次做数十次到数百次。注意循序渐进，量力而行，不可太急、太猛、太累。尤其刚开始会感觉腿肚子酸痛，逐渐就会感到舒适。敲打累了，伸直双腿，双脚踝左右转动，双脚十趾也相应活动，同时深呼吸。经常进行该项运动，可改善胸腹、腰背及部分内脏的气血循行，预防或减少腰背酸痛及下肢麻木、疼痛等症状，还有利于二便通畅。

其他：如仰卧起坐、俯卧撑、膝胸卧式、卧位弹腿、上下摔腿、蹬腿等，对于糖尿病患者而言，都有利于健康。

②坐式运动

双手摩擦大腿前侧100次；双手转圈摩擦双膝200次。

单盘腿弯腰、直腰运动，左侧25次，右侧25次。

头部按摩：十指干梳头；双手互搓掌指；双手干洗脸；双手食指耳内运动；双手食指按摩眉弓；双手中指按摩迎香穴、人中穴和鼻孔；食指和拇指按摩上口唇和下口唇根部；双食指、拇指按摩颈部和气管部位；双手食指和拇指按摩耳垂。以上每项运动均可进行50~100次。

双手按摩腰骶部100次。

左右手交替按摩两手臂，循手少阳三焦经、手少阴心经、手太阴肺经、手厥阴心包经、手太阳小肠经，每次10~15下。

左右手交替按摩脚掌、脚趾，各100下。

左右手分别推摩小腿内侧和前外侧各50下。

③站式运动

起蹲运动：少则1次，多则上百次。注意避免过累，一旦觉得心悸、气短不适，应马上休息。

起蹲跳跃：蹲着行走，然后跳跃。此项运动难度较大，不能强行。

十八段锦：有利于全身筋骨、肌肉和内脏气血循行（详见第五章）。

④行走：边慢步走，边配合手臂进行扩胸、伸展或击打运动；快步走；倒着走。

⑤跳式运动：单腿或双腿跳；半蹲跳或全蹲跳。

⑥跑式运动：根据速度可分为慢跑、快跑、变速跑等。根据距离可分为短跑、长跑等。根据方式可分为负重跑、越野跑等。

3. 辨证施教

患者一旦进入脾瘅期，即明确诊断糖耐量受损开始，就应该使病人和家属了解，随着病程的延长，糖尿病及其各种并发症的发生概率会随之增加，生活质量随之下降，应予以重视。而严格控制血糖、早期合理防治是防治病情进展的最有效方法。但应注意不要向患者施加过重的心理压力，鼓励患者正确认识疾病，修身养性，保持心情舒畅，调畅气机；树立战胜疾病的信心和乐观主义精神，配合医生进行合理的治疗和监测。好的心态同样有利于糖、蛋白、脂肪代谢失调的改善，有利于五脏六腑生克制化的关系趋于正常。

总之，应使患者和家属了解，此时积极配合治疗，坚持三项基本措施，配合适当的药物治疗，严格控制相应指标，症状仍然可以减轻，指标可以降低，病程可以延缓，甚至可恢复正常。做到病情长期稳定，保持生活的高质量，达到健康长寿是完全可能的。以最大程度减轻患者和家属的心理负担。另外，应该让患者和家属意识到，对消渴病的防治措施，是必须长期坚持，有利于身体健康的、科学的、有益的方法。即便病情缓解，也应该持之以恒，身体力行。

二、五项选择措施

1. 口服西药

应规律口服降糖药、降脂药、降压药以及其他解除自己病症的药物。

2. 应用胰岛素

必要时一定要选用注射用的胰岛素，以及其他必要的注射药品以使病情很快得到控制（西药与胰岛素方案详见第一章）。

3. 口服中药

中医药对糖尿病及其并发症的认识和治疗历史已久，蕴藏着十分丰富的经验。如应用吕仁和教授"六对论治"的中医辨证思路（见第三章），用于临床，效果良好。

4. 针灸、按摩

针灸和按摩实际是两种诊疗方法，既有诊断的意义，又有治疗作用，充分运用中医经络学说和现代神经、内分泌知识相结合，不断了解本病发生、变化的许多规律。对糖尿病人不仅有很好的解除症状、减轻和消除痛苦的作用，也有降低血糖、调整脂肪、蛋白质代谢紊乱的良好作用。

5. 气功

气功是一种修身养性的锻炼，通过动静结合、调息、运气、放松、入静的锻炼，可以疏通经络、调和气血，改善全身失调和紊乱状态，增强体质，同时重视精神修养。气功的锻炼是长周期，需要慢慢见效，既不迷信又能坚持，久之必然有益健康。

第四节　吕仁和教授脾瘅期（糖尿病前期）饮食治疗方案

糖尿病及其并发症的防治，吕仁和教授重视分期辨证、综合治疗，其中尤其强调饮食治疗的基础地位。至于具体如何安排饮食治疗，吕仁和教授根据《内经》的论述，主张将消渴病分为脾瘅、消渴、消瘅三期。

吕仁和教授糖尿病及其并发症防治"二五八方案"中，包括饮食治疗措施在内的八项防治措施都在分期的基础上进行。其中，脾瘅期是消渴病的第一阶段。就西医学而言，脾瘅期包括糖尿病前期、代谢综合征、肥胖病等若干疾病和代谢异常状态。这些人群为糖尿病患者的高危人群，如处在岔路口一样，不同的干预措施可以导致不同的结局。脾瘅的主症可用"吃多、动少、肥胖"概括，病因病机是"数食甘美而多"。由于脾行五谷精气的能力受影响，因此中医辨证病位主要在脾。与消渴期、消瘅期相比，脾瘅期病情相对较轻，病位局限在脾、胃，因此适当的饮食治疗可以顾护脾胃，保持健康、延缓消渴病的进展是脾瘅期重要的治疗方法之一。根据病情逐渐发展的规律，脾瘅期大致分为初、中、后三期。脾瘅期饮食治疗时，可选用药食两用的中药，或为菜肴，或为茶饮，或为粥饭，根据情况选用，长期服食，充分发挥食品的生理调节功能。消渴期和消瘅期的饮食治疗措施，可参照脾瘅期的饮食治疗方法，根据患者的病情具体实施。

一、脾瘅期饮食治疗原则

饮食治疗是脾瘅期综合防治的基础措施之一。放弃饮食控制，仅仅依赖药物，将难以控制血脂、血糖等代谢异常。

（一）目标

治疗的目标是使体重向标准方向发展，控制体重在正常范围内。伴随体重增加，可加重胰岛素抵抗，代谢综合征的系列症状将越来越难以控制。因此，检验饮食是否合理的方法也很简单，即体重是否向标准体重靠拢，各项代谢指标控制是否平稳。

（二）原则

尽可能做到个体化，制定最适合自己的食谱。任何人都不同于其他人，同一个人每天的需求也是不同的。所以关键就是在长期的自我调整中摸索出适合自己的饮食搭配。

（三）具体方法

1. 以促使体重向标准方向发展为原则

（1）标准体重（kg）的计算方法

40岁以下者：标准体重（kg）＝身高（cm）－105。

40岁以上者：标准体重（kg）＝身高（cm）－100。

理想体质量（kg）＝身高（cm）－100×0.9（Broca改良公式）。

体质指数（BMI）＝实际体重（kg）÷身高^2（m^2）。

（2）衡量体重的简单计算法

正常：在标准体重（S）±10％S范围内。

丰满：超出体重≥S的10％，≤S的20％。

肥胖：超出体重＞S的20％。

苗条：不足体重＞S的10％，≤S的20％。

消瘦：＜S的20％。

临床中，要使中至重度肥胖的糖尿病患者的体重达到并维持"理想状态"比较困难。为此，ADA提出"合理体重"（reasonable weight，RW），是指糖尿病患者及其主管医师或营养师认为的在短期内能实现并能长期维持的体重水平。该水平对有效控制血糖、血压和血脂同样有确定的意义。

2. 控制总热量

总热量指 1 日内摄取的所有食物所能提供的热量。

（1）原则：维持或略低于标准体重。

（2）热量来源：糖、脂肪、蛋白质。米、面、葡萄糖、果糖等都属于糖类；各种油脂为脂肪的主要来源，分为动物脂肪和植物脂肪；肉类、蛋所含的主要为动物蛋白，各种豆制品含的是植物蛋白。脾瘅期患者总体应当做到控制热量，少吃脂肪。建议糖尿病前期患者日常饮食选择瘦肉、去皮和肥膏的家禽、脱脂或低脂奶，避免煎炸食物和西式快餐。植物油中含有多量的不饱和脂肪酸，但同样要限制植物油摄入。因为植物油提供的热量与动物油一样，过多摄入不利于体重控制。

（3）热量换算：1 克糖 = 4 卡路里热量 ［1 卡路里（cal） = 4.184 焦耳（J）］；1 克蛋白质 = 4 卡路里热量；1 克脂肪 = 9 卡路里热量；1 克酒精 = 7 卡路里热量。

（4）热量构成：健康的饮食每天热量的 25% ~ 30% 来源于脂肪、55% ~ 65% 来源于碳水化合物、< 15% 来源于蛋白质 ［《中国糖尿病防治指南（2004）》］。认为"胖人不吃主食只吃肉就能健康减肥"是一种错误说法。营养物质构成比例基本为高碳水化合物、高纤维素、低脂肪饮食。每天甚至每餐摄入的三大营养素，以及无机盐、膳食纤维、维生素、微量元素等均应符合生理需要。合理饮食，均衡营养，避免"饥饿疗法"。因为饥饿会使自身的物质被消耗，导致体重下降，引起代谢紊乱。时间一长，会导致营养失衡，反而不利于糖代谢紊乱的控制，甚至会加重病情。

（5）热量计算：计算标准体重，评估体型（标准、胖、瘦）和劳动量（休息状态，轻体力劳动，中体力劳动，重体力劳动），相应地计算每日所需总热量（见表 3 - 1、表 3 - 2）。肥胖者及 60 岁以上患者适当减少，儿童、妊娠及哺乳期妇女、慢性消耗性疾病可适当增加。以碳水化合物为例，低活动量，如办公室一族，每顿要吃 1 ~ 1.5 两米或面；中等活动量者每顿要吃 1.5 ~ 2 两；重体力劳动者消耗量大，每顿饭就要吃 3 两以上主食。糖尿病患者的主食量一般不宜少于 150 ~ 200g。注意：食谱中的主食概念指的是生米生面的重量，而不是制熟后的米饭和馒头的重量。

（6）热量分配：一日三餐的比例分配为 1/3、1/3、1/3；或 1/5、2/5、2/5。也可一日四餐分配：1/7、2/7、2/7、2/7。少吃多餐，可将正餐的主食分出 1/4 作为加餐，有利于饮食控制。

3. 其他营养成分摄入

（1）限制钠盐的摄入：世界卫生组织建议每人每日食盐用量以不超过6g 为宜。糖尿病患者，特别是合并高血压者应严格限制盐量，每日食盐限量在6g/d 以内。膳食钠的来源除食盐外，还包括酱油、咸菜、味精等高钠食品及含钠的加工食品等。应从幼年就养成吃少盐膳食的习惯，控制咸味食物的摄入。

（2）膳食纤维：属于碳水化合物的多糖类，主要包括纤维素、半纤维素、木质素和果胶等，是植物细胞被人体摄入后不易或不能被消化吸收的物质。有更强的饱腹感，并可使口味变清淡，帮助降低食欲。其生理功能是促进肠蠕动，防止便秘；抑制淀粉酶作用，延缓糖类吸收，稳定血糖水平；吸附胆固醇，抑制其吸收，加速其排出。因多纤维膳食体积大，能量密度相对低，故有利于控制体重，防止肥胖。

玉米、糙米、全麦粉、燕麦等粮食，干豆类及各种蔬菜、水果都富含膳食纤维。供给量可综合考虑种族、年龄、饮食习惯等多方面因素进行制订。

膳食纤维也不宜摄入过多，否则会妨碍钙、磷、铁、锌和一些维生素的吸收与利用。山楂、南瓜、山药等具有降糖功效食品也不能毫无限制，因为只要是食物都会提供热量，都应纳入摄取的总热量计算。

（3）维生素和微量元素：蔬菜、水果中富含各种维生素和矿物质。水果还富含膳食纤维（果胶）。蔬菜的糖和蛋白含量少，热量低，易产生饱腹感，也是膳食纤维的主要来源，可作为糖尿病患者的主要副食品。每人蔬菜量可摄入250～500g。水果的含糖量大多在6%～20%，糖分主要是葡萄糖、果糖、蔗糖等单糖和双糖，吸收快，易造成血糖升高。应采用合理的方式食用水果：将水果的热量计入每日总热能之内，选用时减去相应的碳水化合物的量。水果在两餐之间作为加餐，既不至于使血糖太高，还能防止低血糖发生；宜选择苹果、橘子、梨、猕猴桃等含糖量相对较少的水果，避免食香蕉、红果等含糖较多的水果。

饮食控制的同时，不提倡用零食解馋或充饥。市售的零食含油脂较多，热量较高，不利于体重的控制；应限制饮酒，禁止吸烟。

成人糖尿病患者每日总热量见表2－1，不同劳动强度者见表2－2。

表2-1 成人糖尿病患者每日总热量（千卡/公斤标准体重）

劳动强度 \ 体型	消瘦	正常	肥胖
重体力劳动	45~50	40	35
中体力劳动	40	35	30
轻体力劳动	35	30	20~25
休息状态	25~30	20~25	15~20

（摘自《临床营养医师速查手册》）

表2-2 不同劳动强度的方式举例

劳动强度	方式举例
重体力劳动	重工业劳动、重农业劳动、室外建筑、搬运、铸造、收割、挖掘、钻井等
中体力劳动	搬运轻东西、持续长距离行走、环卫工作庭院耕作、油漆工、管道工、电焊、采油等
轻体力劳动	洗衣、做饭、驾驶汽车、缓慢行走
休息状态	卧床

二、脾瘅期分期及其饮食治疗

根据病情进展，脾瘅期可分为初期、中期和后期。不同阶段，特点不同，饮食应进行有针对性的调整。

1. 初期

患者精力过人，超常工作，不觉异样，曰"壮"，自觉无特殊不适。此期患者脾胃功能好，食欲旺盛。饮食习惯是：频繁宴请，或高强度工作后暴饮暴食。饮食结构特点为：第一，日热量摄入总量超标，导致身体逐渐发福、肥胖。第二，热量构成不合理，蛋白质、饱和脂肪酸所占比例过大，不饱和脂肪酸、纤维素、维生素等相对摄入不足，造成营养相对不均衡。第三，每日三餐的热量摄入分配不合理，往往早、中餐摄入相对不足，晚餐摄入的热量过高，加速了皮下和内脏脂肪的堆积。因此，脾瘅期初期患者的饮食治疗主要是改善饮食习惯，培养健康的饮食习惯。具体为：

（1）根据上述公式，计算其理想体重，争取逐渐达到或保持理想体重。

（2）每周自测体重，根据体重变化制定相应的热量摄入，平衡营养摄入；尽可能减少外出用餐次数。必要的宴请尽可能遵循营养均衡原则，增加蔬菜、粗粮等高纤维、低热量食物的摄入，减少各种肉食、油炸食品的摄入。供选择的菜品有西芹百合、清炒苦瓜、菠菜粉丝、大拌菜、凉拌西红柿、凉拌青笋、凉拌金针菇等。

（3）规律作息，张弛有度，劳逸结合。合理安排劳作时间，保证早餐、中餐的数量和质量，减少晚间食"大餐"的机会。平素可配合饮茶，工作间歇摄入少量坚果，如花生、腰果、核桃等，以避免正餐时间因饥饿感明显而不自觉地增加热量摄入。

（4）平素饮食选择热量低、膳食纤维丰富的蔬菜，利于体重控制。

1）简单介绍几种适宜食用的蔬菜：

①冬瓜：味甘，性微寒。《食疗本草》指出：欲得体瘦轻健者，则可常食之；若要肥，则勿食也。冬瓜自古被称为减肥妙品。冬瓜含钠量极低，有利尿、排湿功效。脂肪含量为零，碳水化合物含量少，热值低（100g冬瓜热量约11千卡），经常吃冬瓜，对于一般人群或体重偏高的人都是有益的。但冬瓜性偏寒凉，脾胃虚弱、大便溏泄者食用时可适当多放一些姜末，每次勿过多食用。

②苦瓜：苦瓜味苦而清香，可刺激唾液、胃液分泌，增进食欲。与他菜搭配时苦味不会沾染，故又有"菜之君子"之称。李时珍《本草纲目》记载，苦瓜可"除邪热、解劳乏"。苦瓜中维生素C的含量居瓜类之冠，还含有粗纤维、胡萝卜素，以及人体必需的无机盐和钙、磷、铁等矿物质。研究表明，苦瓜具有一定的降糖作用和抗病毒能力；含有的苦瓜素（RPA）被认为是减肥的特效成分。苦瓜价廉易得，可以生食、凉拌、炒、煮汤，或卤或红烧。苦瓜熟食性温，生食性寒，脾虚胃寒者最好不要生食。此外，孕妇应慎食苦瓜。

③芹菜：性凉，味甘辛，入肺、胃、肝经。《神农本草经》谓之"……养精，保血脉，益气，令人肥健嗜食。"具有清热除烦、平肝利湿等功效。芹菜中水分占94%，富含钙、磷、铁等矿物质，以及大量的食物纤维和植物蛋白，有预防心血管疾病、糖尿病和结肠癌的作用。我国食芹历史悠久，早在春秋时代的《诗经》中就有"思乐泮水，薄宋其芹"之句。芹菜既是佳蔬，又是良药；既可生食，又可炒食。特别要注意的是，芹菜叶的抗坏血酸含量远远超过芹菜梗的含量，因此食用时要充分利用芹菜叶，发挥芹菜的功效。芹菜性凉，脾胃虚弱、便溏者或慢性腹泻患者适

当少食。

④绿豆芽：绿豆芽性凉味甘，入胃经。有清热解毒、醒酒利尿功效。含有丰富的水分、维生素 C 和膳食纤维，脂肪及热量含量很低，常食有利于预防心血管病变。绿豆芽还含有核黄素，很适合口腔溃疡者食用。烹调时注意：绿豆芽性凉，烹调时应配上一点姜丝，以中和其寒性；油、盐不宜多放，尽量保持其清淡的性味和爽口的特点；下锅后要迅速翻炒，适当加醋，以保存水分及维生素 C，维持良好口感。

⑤黄瓜：黄瓜质脆而嫩，含水量约为 97%，具有清热解毒、生津解渴功效。鲜黄瓜中含有一种丙醇二酸的物质，能够抑制体内的糖类物质转化成脂肪，从而有效减少体内脂肪堆积，被认为是"减肥佳品"。生食或炒食均宜。黄瓜汁外用还具有洁肤、美容功用。

⑥西红柿：西红柿味酸，微甘，性平。含有丰富的维生素 C。其中的番茄红素具有抗癌功效。可清热解毒，生津止渴，利于消化。

⑦韭菜：韭菜因含纤维素较多，故有促进肠蠕动、通利大便的作用，有利于肠内过多营养成分及代谢废物的排出，有利于减肥和清洁肠腔。

⑧藕：藕味甘，性平。具有补血、厚肠胃、固精气、安定神志功效。

⑨豆腐：豆腐味甘、咸，性寒。可生津润燥，消胀除滞。

2）简单介绍几种食谱：

①芹菜拌干丝：芹菜 250g，豆干 300g，葱白、生姜各适量。芹菜洗净切去根头，切段；豆干切细丝，葱切段，生姜拍松。炒锅置旺火上，倒入花生油，烧至七成热，下姜、葱煸过，加精盐，倒入豆干丝再炒 5 分钟，加入芹菜一齐翻炒，味精调水泼入，炒熟起锅即成。本菜鲜香可口，具有降压平肝、通便功效，适用于高血压、大便燥结等病证。

②糖醋芹菜：芹菜 500g，糖、醋各适量。将嫩芹菜去叶留茎洗净，入沸水余过，待茎软时捞起沥干水，切寸段，加糖、盐、醋拌匀，淋上香麻油，装盘即可。本菜酸甜可口，去腻开胃，具有降压降脂功效，高血压病患者可常食。

③芹菜红枣汤：芹菜 300g，大枣 10 枚，一同入水共煮，食枣喝汤，常服有效。将芹菜煮水代茶饮，有安神降压功效。

④番茄焖冬瓜：冬瓜 500g，番茄 2 个，姜末、盐、味精、葱花少许。冬瓜去籽、去皮，切片或切块；番茄洗净、去蒂、切块。炒锅加油，放入姜末炒香，再加入番茄翻炒一两分钟，然后放入冬瓜、盐、味精，翻炒几

下，加适量水，加盖焖煮至冬瓜熟透即可。

⑤芦笋冬瓜汤：芦笋250g，冬瓜300g。两味加入盐、味精等调料一起煮汤后食用。可降脂降压，清热利水。用于高血压、高血脂及各种肿瘤、夏季发热、口渴尿少等病证。

⑥双菇苦瓜丝：苦瓜150g，香菇100g，金针菇100g，姜、酱油、糖、香油适量。制作方法：将苦瓜顺丝切成细丝，姜片切成细丝；香菇浸软切丝，金针菇切去尾端洗净；油爆姜丝后，加入凉瓜丝、冬菇丝及盐，同炒至凉瓜丝变软；将金针菇加入同炒，加入调味料炒匀即可食用。香菇、金针菇能降低胆固醇；苦瓜富含纤维素，可减少脂肪吸收。

⑦西红柿炒山药：山药、西红柿、大葱、植物油、糖、盐、味精。山药去皮洗净切片；西红柿切块。锅内油热后放入葱花爆锅，西红柿倒入锅内煸炒至浆状，加入切好的山药片煸炒几下。然后加入适量的水，盖上锅盖稍煮片刻，开锅后放入盐、味精。根据个人口味适量添加糖。炒匀后即可出锅。

⑧炒洋葱：洋葱1~2头，盐、味精、植物油各适量。常法炒食，以嫩脆为佳，不可过烂。

其他菜谱如香菇炒芹菜、白菜炒木耳粉丝、爆炒三鲜、蘑菇炒青菜、冬瓜烧香菇、炒魔芋、炒洋葱甜浆粥、芹菜黑枣汤、鸡丝冬瓜汤等。限于篇幅，不一一介绍。

2. 中期

患者能胜任工作，容易感觉疲乏，自觉比从前"懒"。症见形体肥胖，食欲旺盛，耐力下降，记忆减退，心烦急躁，饭后思睡，自觉眼睛干涩、模糊。疲乏感明显。中医辨证：阴虚肝旺、阴虚阳亢、气阴两虚，或因体质、环境等因素导致的气滞、湿热、痰湿、瘀血等。中期的饮食治疗，除遵循初期的饮食治疗原则和方法外，可多选用决明子、山楂、菊花、荷花、枸杞子等药食两用的中药，不同组合后代茶饮，以增强化痰祛瘀、消脂泻浊作用，改善脾瘅中期"懒"的症状。

（1）单味中药

①决明子：《神农本经》被列为上品，谓其"主青盲、目淫、肤赤、白膜、眼赤痛、泪出。久服益精光，轻身"。《日华子本草》言其"助肝气，益精……"可清肝明目，利水通便，对改善高脂血症具有一定作用。决明子宜炒黄后冲泡代茶饮，可以促进胃肠蠕动，清除体内宿便，降低血

脂、血压。适合搭配的中药有山楂、枸杞子、菊花、荷叶、玫瑰花等。决明子药性寒凉，脾胃虚寒、脾虚泄泻及低血压等患者宜少量服用。

②枸杞子：味甘性平，有滋补肝肾、益精明目和养血的功效。《神农本草经》谓之"久服坚筋骨"；《名医别录》称枸杞子擅长"补益精气"；《食疗本草》记载枸杞子"能益人，去虚劳"。现代研究表明，枸杞子具有提高机体免疫力、抗衰老的作用，对脂肪肝和糖尿病患者具有一定疗效。枸杞子代茶饮时，最后可将枸杞子挑出嚼服，以便于充分利用。

③山楂：味酸、甘，性微温，入脾胃二经，并入血分，是卫生部认可的药食两用食品。具有健脾开胃、消食化滞、活血化瘀等功效。山楂破气通瘀，多食易耗气，损齿易饥，故病后体虚者及孕妇忌之，胃酸过多或消化道溃疡病者亦不宜选用。

④荷叶：味苦涩、微咸，性辛凉，具有清暑利湿、升阳发散、祛瘀止血功效。明代医书有"荷叶减肥，令人瘦劣"的记载。荷叶是"药食两用"食物，含有丰富的黄酮类物质，是大多数氧自由基的清除剂。另一大类活性物质——生物碱，生理活性显著，具有明显的降血脂、抗病毒等功效。

⑤菊花：性甘、味寒，具有散风除热、平肝明目功效。《神农本草经》记载："久饮菊花茶，能够利血气，使身体轻盈，能耐老而延寿。"又云白菊花"主诸风头眩、肿痛、目欲脱、皮肤死肌、恶风湿痹，久服利气，轻身耐劳延年"。菊花含有丰富的维生素 A，是维护眼睛健康的重要物质。凡视力模糊、眼底静脉瘀血、视神经炎、视网膜炎都可选用菊花治疗。此外，角膜炎、结膜炎、喉咙炎等，菊花皆可配合薄荷、木贼草、谷精珠等凉性药物消炎。动脉硬化、高脂血症者多饮菊花茶、山楂茶，有助于血压保持正常。

（2）介绍几种常用的保健饮品

①荷叶茶：将采摘的新鲜荷叶洗净晾干后搓碎，5～10g 包成 1 小包。饮用第一泡浓茶，最好是空腹或是在饭前服，每天可冲 3～4 包，分 3～4 次喝完。

②荷叶决明花茶：荷叶 3g，炒决明子 6g，玫瑰花 3 朵。开水冲泡，每日饮用。功效：清暑利湿，升发清畅。

③两山决明荷叶茶：山药、山楂、荷叶各 15g，决明子 10g。水煎取汁。每日 1 剂，代茶饮。功效：清热润燥，健脾益肾。

④三花减肥茶：玫瑰花、代代花、茉莉花、川芎、荷叶各等份。将上药切碎，共研粗末，用滤泡纸袋分装，每袋 3~5g。每日 1 小袋，放入茶杯中，用沸水冲泡 10 分钟后，代茶饮。功效宽胸理气，利湿化痰，降脂减肥。

⑤降脂饮：枸杞子 10g，首乌 15g，草决明 15g，山楂 15g，丹参 20g。上药共放砂锅中，加水适量，以文火煎煮，取汁约 1500mL，储于保温瓶中。每日 1 剂，代茶饮。功效活血化瘀，轻身减肥。

⑥菊楂决明饮：菊花 10g，生山楂片 15g，决明子 15g。将决明子打碎，与菊花、生山楂片共放锅中，水煎，每日 1 剂，代茶饮。功效活血化瘀，降脂减肥。

⑦减肥茶：干荷叶 60g，生山楂 10g，生薏苡仁 10g，橘皮 5g。上药共研细末，混合，放入杯中，用沸水冲泡。每日 1 剂，不拘时，代茶饮。功效理气行水，降脂化浊。

⑧蘑菇荷叶减肥汤：蘑菇 2 个，荷叶 1 张。先将蘑菇和荷叶洗净，然后将蘑菇放入锅内，加一大碗水，水沸腾后，放入荷叶，一起煮 5 分钟，加盐，每晚食用。

⑨山楂麦芽饮：生山楂 10g，炒麦芽 10g。生山楂洗净切片，与麦芽同放杯中，冲入沸水，代茶饮。功效消食导滞。

（3）可常食的粥方

①荷叶粥：鲜荷叶 1 张（约 200g），粳米 100g，白糖适量。将米洗净，加水煮粥，临熟时，将鲜荷叶洗净覆盖在粥上，焖约 15 分钟揭去荷叶，再煮沸片刻即可。喝时可适量加点白糖。常食对高血脂、高血压及肥胖症有一定疗效。

②菊花粥：菊花末 15g，粳米 100g。菊花去蒂，研成细末备用。粳米加水适量，武火煮沸后改文火慢熬，粥将成时加入菊花末，稍煮片刻即可。早餐、晚餐均可食用。功效清热疏风，清肝明目。

③山药粥：山药甘温，《神农本草经》列为上品，谓之"主伤中，补虚羸，除寒热邪气，补中益气力，长肌肉。久服耳目聪明，轻身不饥，延年"，既是食用的佳蔬，又是常用的药材。有补脾养胃、补肺益肾的功效，是人所共知的滋补佳品。现代科学分析，山药含有大量的黏蛋白，对人体具有特殊的保健作用，能预防心血管疾病、类风湿关节炎、硬皮病等胶原病的发生。蒸熟即食或加入粳米熬粥食用均可。

3. 后期

该期由脾瘅初、中期逐渐发展而来，症状较前两期明显，代谢异常指标也明显增多。大多临床可以诊断患有脂肪肝、高脂血症、高尿酸血症、高血压、糖调节紊乱等代谢综合征的代谢异常；或者体重增加明显，超过理想体重的10%；腰围较前明显增加，甚至达到代谢综合征的诊断标准。此时患者多勉强工作，有心无力，曰"难"。此时，饮食治疗仍要遵循总体原则，控制体重，均衡营养，多食用利于体重控制的菜肴，并配合相应的茶饮料，长期饮用。在此基础上辨证用膳。

（1）阴虚肝旺

①枸杞子炒肉丝：枸杞子60g，瘦猪肉120g，淀粉、料酒、酱油、味精、植物油适量。先煸炒枸杞子，油沸时加肉丝，出锅前放煸好的枸杞子，再水调淀粉、料酒、味精、酱油依次放入。功效养肝明目，健脾补肾。

②山药萸肉粥：山药60g，山茱萸30g，粳米100g。山药、山茱萸煎取浓汁，去渣，与粳米煮成稀粥。每日1次，佐餐食用。

③佛手内金山药粥：佛手15g，鸡内金12g，山药30g，粳米150g。将佛手、鸡内金加水500mL，先煮20分钟，去渣取汁；再加入粳米、山药共煮成粥，粥成调味即可。随意食之。

④乌梅内金调蜂蜜：鸡内金100g，乌梅肉30g，蜂蜜25g。鸡内金、乌梅肉共研细，以蜂蜜调匀即可。每日3次，每次20g，白开水冲服。

⑤菟丝子茶：菟丝子碾碎，每日15g，沸水冲泡，代茶饮。

（2）阴虚阳亢

①鲜芹菜汁：芹菜250g。芹菜用沸水烫2分钟，切碎绞汁，适当调味。每日2次，每次1小杯。功效平肝降压。

②葛根粉粥：葛根粉30g，粳米100g。粳米加水适量武火煮沸，改文火再煮半小时，加葛根粉拌匀，至米烂成粥即可。每日早晚服用，连服3~4周。功效清热生津，除烦止渴。

③凉拌花生芹菜：生花生适量，芹菜切段，沸水中煮2分钟后捞出，加少许精盐、香油、味精。其热量低，又有饱腹感。功效养阴清热。

（3）气阴两虚

①山药玉竹鸽肉汤：白鸽1只，淮山药30g，玉竹20g。白鸽洗净入锅，加山药、玉竹、清水适量，煮至鸽肉烂熟后放入食盐、味精调味即

可。每日 1 次，食肉喝汤，可常服。功效养阴益气，滋补肝肾。

②山药面：面粉 250g，山药粉 100g，豆粉 10g，鸡蛋 1 个，盐适量。将面粉、山药粉、豆粉、鸡蛋和盐用水和好，揉成面团，常法切成面条，下锅煮食。每日 1~2 次，连服 3~4 周。功效健脾补肺，固肾益精。

③菠菜银耳汤：菠菜根 100g，银耳 10g。菠菜根洗净，银耳泡发，共煎汤。每日 1~2 次，佐餐食用。可连服 3~4 周。功效滋阴润燥，生津止渴。

④豆腐馅蒸饺：豆腐渣或碎豆腐作馅，高粱面、莜面、白面为皮，做成饺子，蒸熟后食。

⑤混合面馒头：豆皮、玉米面窝头，全麦面馒头。尤其是用全谷、玉米、黄豆三合一面做的窝头，有益气养阴作用。与蛋白质有互补作用，可使蛋白质的生理效价大大上升。

⑥人参鸡蛋清：人参 6g，鸡蛋 1 个。人参研末，与鸡蛋清调匀后服用。每日 1 次，佐餐食用。功效益气养阴，止消渴。

第五节　"二五八方案"的科学内涵

随着现代医学模式的转变和糖尿病领域的进展，吕仁和教授所提出的"二五八方案"越来越被证实具有科学性和前瞻性。该方案着眼于整体认识与评价疾病，具有整体治疗与综合干预的特色，着眼于患者的长远利益，强调具体情况具体分析，具有个体化治疗的特色。

1. 着眼于糖尿病的结局目标，关注患者的生命质量

糖尿病作为常见的内分泌代谢疾病，是终身性疾病，与高血压、冠心病一样不能治愈，只能够控制。患者不同于科学工作者与医生，面对疾病时往往更为关心自身的生命维持和生存质量，多数患者长期遭受疾病的困扰，因此减轻痛苦、活得更好是患者普遍追求的治疗结局。近年来，随着医学模式和生命观念的进步，西医业已逐步认识到，疾病的影响一方面是局部生理病理的改变，更重要的是影响了患者的生活质量和预期寿命。对于终身性疾病，既然不能治愈，那么患者更为关心的则是自己的生活质量和生命周期，治病的目的在于减少因病导致的生活质量的降低，延长因病而缩短的寿命。因此在临床疗效评估方面，除以往医学研究中一直重视的临床医务人员报告资料和生物学报告资料外，患者报告的资料在疾病诊疗及疗效评价过程中也越来越被强调。患者报告的临床结局（patient reported outcomes，PRO）已成为临床疗效评价关注的焦点。"二五八方案"中首要的两个治疗目标就是健康和长寿，吕仁和教授很早就从临床的战略高度，提出了临床应着眼于患者的结局目标，将得到患者认可、维护患者生命质量作为医疗行为的最高价值判断标准。

2. 通过多项指标系统地、整体地监测糖尿病慢性并发症

糖尿病是一种发病率高、增长速度快、危害严重的慢性疾病，过去我们对糖尿病的治疗目标、病情监控及疗效判断主要是靠生化指标，如血糖水平、糖化血红蛋白等，但是糖尿病的危害在于慢性并发症。糖尿病慢性并发症的发生不只与血糖有关，还与血脂、血压、肥胖等有密切的关系，即使血糖控制良好，也不能完全阻止慢性并发症的产生。所以糖尿病治疗目的不单纯是控制血糖水平，更要防止并发症的发生，缓解疾病症状，帮助患者心理适应和改善生活质量。"二五八方案"中的五项观察指标，明确提出对疾病的把握应有全局观念，比如不可为了使血糖降低少吃粮食，只吃牛奶、鸡蛋、鸡鸭鱼肉，导致血糖降低而血脂增高。全面、系统、整体地观察，有利于监测糖尿病及慢性并发症的发生与发展，从而及时采取相应的防治措施，保障糖尿病患者健康、长寿。

3. "古为今用"，发皇古义

吕仁和教授精研《黄帝内经》，根据《黄帝内经》《伤寒杂病论》及后世名医的论述，提出消渴病即西医学的糖尿病，并界定了消渴病发展的三个阶段。至此，中医历代医家对糖尿病的认识和记载，对于后学来讲就清晰可见，实为引领后学步入中医糖尿病领域的门径。

在糖尿病治疗方面，吕仁和教授重视发挥中医药的特色，按照中医药自身的规律，在"二五八方案"中的八项治疗措施中，突出"以人为本"的中医临床思维，倡导据情辨证饮食、据情辨证运动、据情辨证调整心态。强调根据患者自己的体重、体质、生活习惯，安排饮食的质和量；根据患者的生活方式、喜欢的活动制定运动方式和运动量；并强调患者应修身养性，保持积极乐观的人生态度，树立战胜疾病的信心。

辨证论治方面，吕仁和教授立足于中医药理法方药，针对糖尿病的病、证、症，综合糖尿病患者宏观和微观的病损状态来治疗糖尿病，达到多环节、多层次、多靶点整合调节的目的。另外，吕仁和教授不拘一格，广泛吸纳中药内服、外用、推拿、按摩、针灸、拔罐、膏药、药浴、保健气功、药膳食疗等丰富多彩的治疗方法，力求延缓糖尿病各种慢性并发症的产生，达到治疗的目的。

4. "洋为中用"，融会新知

西医学治疗糖尿病的药物包括胰岛素和各类口服降糖药，其能够迅速控制血糖。吕仁和教授在强调"古为今用"，发皇古义的同时，更注重"洋为中用"，融会新知。在"二五八方案"中的八项治疗措施中也重视口服西药和胰岛素两项抗高血糖治疗，此举常为"铁杆中医"们认为偏离了中医道路。殊不知，吕仁和教授以保障患者健康为终极目标，口服降糖药和胰岛素可以控制血糖稳定，防止血糖波动带来的损伤和风险，实际上是一种为患者负责的态度。

吕仁和教授一向重视现代医学的研究进展和治疗手段，认为中西医结合治疗可以做到优势互补。用西药控制血糖，辨证应用中药改善患者身体机能状态，提高生活质量，防止和延缓慢性并发症，调节机体内环境，更有利于西药发挥效用，减轻长期应用西药而导致的药物耐受，甚至可逐渐停减西药的用量。另外，通过中医药的补益调节疗法，可以保护患者的肝肾功能，减轻或避免由于长期服用西药引起的肝肾损害及其他毒副作用。

5. 彰显人文科学属性

人的自然属性、社会属性、思维属性是相互作用的有机整体，健康状态下，人的自然属性、社会属性、思维属性是协调统一的，作为自然界和社会的一部分是和谐的；在疾病状态下，人的病态不仅仅是自然生物体的异常，还有社会属性和思维属性的不正常，表现出感知、情感、意志、思维的异常。治疗疾病不仅是促使生物机体的健康，还应包括人的社会属性和思维属性的健康和正常。中医学是自然科学与人文科学的融合体，"二五八方案"体现了自然科学与人文科学交叉融合的特征。虽然人们对高血糖产生的生物学原因的认识越来越深刻，控制高血糖的手段日趋完备，但是对于解决糖尿病的危害并非尽善尽美。糖尿病慢性并发症的产生与高血糖的控制并不完全一致，在良好控制血糖这一临床特征性异常的情况下，并没有能够很好地抑制慢性并发症的发生。中医药有其固有的特征和理论体系，控制血糖固然是治疗糖尿病的目标，提高糖尿病患者的生活质量、完善其社会功能同样是患者的根本需求。"二五八方案"的制定全面发扬了中医药优势，反映了中医学治疗糖尿病疗效的自然价值观和社会文化价值观。

第四章　糖尿病及其并发症"六对论治"辨证思维

第一节　"六对论治"的内涵与意义

"六对论治"是吕仁和教授在长期诊治疾病的实践中逐渐形成的常用的六种方法，是在整体观和辨证论治总体思想指导下的具体化应用。"六对论治"包括对症状论治、对症辨证论治、对症辨病与辨证论治相结合、对病论治、对病辨证论治和对病分期辨证论治。"六对论治"是整体观和辨证论治思想在中医临床的具体体现。

一、对症论治

对症论治是中西医临床常用的治疗手段，当患者出现一定症状时，使用直接手段，如利尿、降压、止血等，使要症状得到缓解或消除，作用明确而快捷。如糖尿病患者出现大便干结症状时，可用生大黄、玄明粉、枳实等药；出现口渴时，可用葛根、天花粉、石斛、麦冬、黄连、生石膏等药。

二、对症辨证论治

对症辨证论治是临床最常用的治疗大法，是针对症状、体征或实验室检验指标异常，尤其是某些不易解除的复杂症状进行辨证论治的方法。如针对消渴病患者的便秘症状，可进一步辨为胃肠实热、肺脾气虚、血虚阴亏证，分别投以清热润肠法、补气健脾法、养血滋阴法。

三、对症辨病与辨证论治相结合

症指疾病的主客观表现，心理和生理两方面的因素，是诊断疾病的线索或主要依据，也是确定证型和证候的依据。证是疾病过程中不同阶段和层次上所表现的综合性特征，分为证型和证候；疾病本身具有特定的病因、病机、病理、症状、证型和（或）证候，有其发生、发展、转化和预后规律。某一症状或某一证型可以出现在不同的疾病中，而各种疾病的疗效和预后相差很大，所以对症辨病为首要任务，其次是辨证，复杂病证往往需要辨病与辨证相结合。对症辨病与辨证结合论治是中医更高层次的诊治方法，即遇到某一症状，首先要确定由什么疾病引起，之后再按照中医理论辨证用药。

四、对病论治

对病论治分两个层次：一是先辨病，每一种疾病具有特定的病因、病机、病理、症状、证型和（或）证候，有其自身的发生、发展、转化和预后规律，只有明确诊断，治疗的针对性才强。对于肾脏病，更应重视病理诊断。二是针对主要病因和关键性病机进行治疗，目标明确。因为对病论治主要针对的是病因病机，所以适用于病因病机比较明确、可取得良好疗效的疾病。糖尿病的病因病机主要为胰岛素分泌或作用缺陷，因此采用促进胰岛素分泌及改善胰岛素利用、减轻胰岛素拮抗的方法，即是对病论治的方法。

五、对病辨证论治

对病辨证论治是目前临床最常用的方法，即对某一种病进行辨证分型，根据不同证型进行论治。其包含两层意义：一是抓住该病的辨证要点；二是制定辨证分型论治方案。如针对糖尿病神经病变，可辨为气血亏虚、气滞血瘀、肝肾亏虚等证，分别予以调补气血、益气活血通络、补肝益肾和宣痹和络等法。

六、对病分期辨证论治

分期辨证论治是吕仁和教授通过长期临床实践总结出来的比较符合疾病发生、发展规律的辨证论治方案。许多疾病都有一个病情进行性加重的过程，临床差异很大，内在病机随着病程的进展也在不断变化，各个阶段主要矛盾不同。分期辨证论治较传统辨证前进了一步，更接近疾病的客观规律。对病分期辨证论治多用于慢性、复杂性疾病的诊治。分期一般多以现代理化检查指标为依据，用以确定疾病的阶段性，了解病情的轻重程度。辨证则根据每一时期的病因病机特点，按照中医理、法、方、药程序进行。如糖尿病肾病（DN）各阶段的临床表现有别，病机特点不同，故以糖尿病肾病各期的具体病情和病机特点为根据。为便于临床应用，可将其分为早中期、中晚期两个阶段进行分期辨证论治。目前，针对糖尿病、糖尿病肾病、糖尿病周围神经病变、糖尿病胃肠自主神经病变等，吕仁和教授均已形成了较为成熟和完善的分期辨证论治经验。

第二节　糖尿病的"六对论治"

吕仁和教授重视疾病的病机、分期、证候和症状，形成了"病－期－证－症"相结合的诊疗思路，经过长期实践，创立了"六对论治"方法。其是对中医辨证论治方法的发展和延伸，丰富了糖尿病及其并发症的诊治思路和方法。

一、对症论治

对症论治是指当一个症状出现时，用一种快速、便捷的方法治疗，使症状得到缓解或消除。如用云南白药止血、用参附注射液升高血压、用生脉注射液稳定血压、用双黄连注射液清热、用柴胡注射液退热等就是典型的对症论治。临床治疗糖尿病患者口渴，吕仁和教授常用葛根、天花粉、石斛、麦冬、黄连、元参、生石膏；多食易饥常用大生地、黄连、玉竹；大便干结常用生大黄、元明粉、枳实；血压高常用钩藤、川牛膝、生石决明；血脂高常用泽泻、茵陈、山楂；咽部红肿热痛常用山豆根、板蓝根、锦灯笼、牛蒡子、生甘草；腰背酸痛常用狗脊、木瓜、川续断、牛膝；四肢麻痛常用蕲蛇、全蝎、地龙、秦艽；水肿常用猪苓、茯苓、泽泻、泽兰、石韦、大腹皮、桑白皮等；眼底出血常用三七粉、青葙子、谷精草、昆布；尿失禁、遗尿常用覆盆子、益智仁、诃子、白果、金樱子、芡实等。

二、对症辨证论治

对症辨证论治是临床最常用的治疗大法，是对不易解除的复杂症状或尚无有效对症治疗办法的症所采用的治疗方法。如针对糖尿病患者出现咳嗽、腹泻、便秘等症状进行辨证论治。

（1）咳嗽

①风热犯肺：治宜疏风清热，宣肺化痰。常用药如金银花、连翘、芦根、竹叶、黄芩等。

②热毒壅肺：治宜清肺止嗽，化痰平喘。常用药如桑白皮、黄芩、黄连、苏子、瓜蒌、贝母、炒杏仁、金银花、鱼腥草、地骨皮、知母、芦根、桔梗、连翘等。

③热伤肺阴：治宜养阴清肺，化痰止咳。常用药如沙参、麦冬、玉竹、天花粉、生地黄、地骨皮、三七粉、百合、川贝母、炒杏仁、侧柏等。

④气阴两伤：治宜益气养阴，润肺止咳。常用药如太子参、炙黄芪、熟地黄、五味子、桑白皮、沙参、麦冬、川贝母、地骨皮、木蝴蝶、马兜铃、阿胶等。

（2）腹泻

①湿热中阻：治宜清热利湿。常用药如葛根、黄芩、黄连、甘草、藿香、佩兰、薏苡仁、茵陈等。

②肝脾不和：治宜疏肝健脾止泻。常用药如炒白术、白芍、陈皮、防风等。

③脾虚湿盛：治宜健脾益气，利湿止泻。常用药如人参、炒白术、炒山药、茯苓、桔梗、砂仁、炒白扁豆、炒薏苡仁、莲子肉、陈皮等。

④脾肾阳虚：治宜温补脾肾，固涩止泻。常用药如党参、炮姜、炒白术、炙甘草、补骨脂、吴茱萸、五味子等。

（3）便秘

①胃肠实热：治宜清热润肠。常用药如火麻仁、白芍、枳实、大黄、厚朴、甘草等。

②肺脾气虚：治宜补气健脾，润肠通便。常用药如黄芪、陈皮、麻仁等。

③血虚阴亏：治宜养血滋阴，润燥通便。常用药如当归、生地黄、麻仁、桃仁、枳壳、瓜蒌仁等。

三、对症辨病与辨证论治相结合

每种疾病都有特定的病因、病机、病理、症状、证型和（或）证候，有其自身的发生、发展、转化和预后规律。证型和证候是疾病过程中不同阶段和层次上所表现的综合性特征。一种症状或一种证可以出现在若干种疾病中，即所谓的"异病同治"的基础，而各种疾病的预后相差甚大。所以治疗上，对症辨病为首要。辨证是为了用好方药，复杂的症需要辨病与辨证相结合论治，甚至辨病过程中还需要再对病进行分期。

以蛋白尿为例。除功能性蛋白尿、体位性蛋白尿外，原发性肾小球疾病（慢性肾小球肾炎、IgA 肾病）、继发性肾小球疾病（糖尿病肾病、高尿酸血症肾病、狼疮性肾炎、紫癜性肾炎、肝病相关性肾小球肾炎、多发性骨髓瘤肾损害、系统性硬化症肾损害、肾淀粉样变性病）、肾小管间质疾病、遗传性肾病等均可导致蛋白尿。不同疾病引起的蛋白尿治疗上各不相同，因此对症辨病论治非常重要。就中医辨证来言，每个疾病有其不同的证型或证候，在没有成熟的对病治疗方药前，必须按中医理法方药的诊治原则，依证立法，依法处方，依方选药。如遇糖尿病伴尿微量白蛋白异常者，应除外高蛋白饮食、过量吸烟、酗酒、剧烈运动、情绪激动、突发高血压及感冒发热等因素。对糖尿病伴尿蛋白阳性者，应除外应用胰岛素用量过多。大量蛋白尿的糖尿病患者应注意区分肾病综合征为原发或继发。糖尿病肾病肾功能衰竭伴尿蛋白者，也应除外心源性、肝源性、肺源性等其他系统疾病对肾功能及尿蛋白的影响。

早期糖尿病肾病临床多见气滞血瘀证，治宜行气活血，可用血府逐瘀胶囊、血塞通片，或用黄芪、山栀等中药。

中晚期糖尿病肾病，常伴有高血压、肾性贫血，发展缓慢，脾肾亏虚、血脉瘀阻证多见，治宜健脾补肾，活血化瘀，可用济生肾气丸加减。偏阳虚者，治宜温肾助阳，可用金匮肾气丸；偏阴虚者，治宜滋阴益肾，可用六味地黄丸；阴阳气血俱虚者，治宜滋阴助阳，益肾填精，可用龟鹿二仙胶（人参、枸杞子、龟板胶、鹿角胶）化裁。为保护肾脏，应注意改善肾脏的周围环境，可适当加用通经活络、行气活血药物（狗脊、川续断、川牛膝、丹参、桃仁、红花、水红花子）。

糖尿病肾病肾功能衰竭期的主要病机为气血阴阳俱虚、浊毒内停、血脉不活，治宜益气养血，泄浊解毒，活血通络，可用太灵丹化裁（太子参、灵芝、丹参、丹皮、赤芍、熟大黄、红花、桃仁、生黄芪、当归、枳实、甘草）。

合并肾病综合征者，以热毒内蕴、血脉瘀阻证多见，治宜清热解毒活血，可用茵陈、栀子、丹参、丹皮、赤芍、柴胡、黄芩、生黄芪、当归、猪苓、太子参、甘草，也可用雷公藤多苷。

除中药治疗外，糖尿病肾病蛋白尿亦须注意心理、活动、饮食控制、血糖控制，并配合西医治疗。如高蛋白饮食导致蛋白尿者，吕仁和教授强调平衡阴阳，调理脏腑，扶正祛邪。在食疗方面肾阳虚者，常用枸杞子、桑椹；肾阴虚者，常用木耳、银耳；脾虚者，常用白扁豆、薏苡仁、山药；脾胃有热者，常用"拌三仙"（生花生、黑木耳、芹菜）。

四、对病论治

对病论治是较高层次的论治，主要针对病因或病机进行治疗，适用于病因明确的疾病或起关键作用的病机的治疗，治疗目标单一。正如《素问·至真要大论》所言："谨守病机，各司其属，有者求之，无者求之。"其强调治疗疾病必须紧抓病机，从理论源头证实了病机相对于症状及证候要点的重要性。

以消渴病为例。消渴病以血糖高为基本特征，故降低血糖就是治疗的主要目标。然而血糖高的病理机制有若干种，每个患者有所不同，这就需要有针对性地论治。如胰岛β细胞功能降低、胰岛素受体减少或敏感程度下降或有胰岛素抵抗存在等，病因病机不同，治疗原则也就不同。但总的来说，旨在促进胰岛素分泌，改善胰岛素利用，解决消渴病高血糖的基本病理生理改变。吕仁和教授继承了施今墨、祝谌予老中医的经验，以辨病为基础，参考西医药理学研究，常用桑叶、桑枝、桑皮、桑椹、桑寄生、蚕沙、卫矛等药，在辨病治疗过程中着眼于血糖的调节。现代药理研究提示，玉竹甲醇提取物和番石榴叶中的黄酮苷具有通过提高胰岛素敏感性而达到降血糖的作用，后者已用于临床。

对于代谢综合征的诊疗，吕仁和教授强调要注意肝、脾、肾何脏受损，是存在痰湿、湿热或血瘀。临床观察发现，代谢综合征多表现为肥胖，有湿热壅滞的病机特点。病程久者，可兼血瘀，所以治疗应重视清利湿热。久病之瘀结者，应配合活血化瘀治疗。

对于糖尿病肾病，吕仁和教授认为，消渴病肾病是消渴病久治不愈，久病及肾，久病入络，络脉瘀结，形成"微型癥瘕"，使肾体受损，肾用失司所致。肾元既虚，湿浊邪毒内生，更伤肾元，耗伤气血，败坏脏腑，阻滞气机升降，进而形成关格危候。所以临床治疗不仅应重视补肾，还应重视化瘀散结。狗脊、川续断、川牛膝、杜仲是吕仁和教授常用的药物组合，可以补肾通督，配合当归补血汤益气养血，配合大黄、土茯苓泄浊排毒，是典型的针对肾衰病机用药的对病论治思路。

糖尿病眼病是消渴病久病或老年肾虚，精血同源，肝肾亏虚，不能上养于目，目窍失养所致。症见视物模糊，常见于糖尿病性白内障。消渴病久病入络，累及目络，目络瘀结，常致糖尿病视网膜病变。肝气郁结化火，肝火上炎，风火上熏目络，络破血溢，则可见眼底出血。离经之血会进一步加重目络血瘀，恶性循环，终可致目盲。吕仁和教授强调从肝论治，糖尿病性白内障，治当滋补肝肾；糖尿病视网膜病变，治当清肝泻火，凉血活血；糖尿病视网膜病变陈旧性出血，随方选用化瘀散结之品。

五、对病辨证论治

对病辨证论治是临床常用的对疾病进行辨证分型，是施今墨先生、祝谌予先生辨证辨病相结合思路的进一步发展。分型论治适用于临床大多数疾病的治疗，在糖尿病及其并发症中同样应用广泛。

不同于一般的辨证论治，吕仁和教授重视明辨标本，提出证型与证候分开。因为"型"是模式，"候"是随时变化的情状，证型变化慢，证候变化快，所以把变化较慢的"正虚"归为证型，把变化较快的"邪实"归为证候，简称为"以虚定型，以实定候"。在证型相对固定的基础上，根据邪实的变化随时辨出证候，调整用药，以利于提高疗效。

吕仁和教授在对糖尿病进行分阶段、分层次系统研究的基础上认为，糖尿病为虚实夹杂之证，临床表现为9个正虚证型和11个邪实证候。虚证包括气虚、血虚、阴虚、阳虚、肾虚、脾气虚、肺气虚、肝虚、气血两虚等合并证候；实证包括燥热、血瘀、气郁、气郁化热、痰湿、热痰、热毒、湿热困脾、湿热下注、肝胆湿热、胃肠结热等证候。

吕仁和教授强调，临床治疗要正确处理邪正关系，标本兼顾，以扶正祛邪为主要治则。糖尿病常因正气先虚，五脏柔弱，诸邪乘袭引发为特征。感受外邪、情志不节、脏腑失和可产生瘀血、痰浊、湿热等兼夹之邪（症），使病情迁延难愈，或变化、加重，因此必须把握疾病的标本缓急，灵活论治，正确处理好邪正关系，标本兼顾。在扶正过程中，病情反复加重有邪实表现露头，当及早祛邪，以截断病邪深入。待邪祛再予扶正，方可转危为安。在祛邪过程中，要重视邪实可能伤气或伤阴，当预护其虚，以防正虚的进一步加重。切不可混淆邪正的主次地位，一味扶正或祛邪，犯"虚虚实实"之戒。

六、对病分期辨证论治

对病分期辨证论治适用于慢性、复杂性疾病的诊治。分期一般多以现代理化检查指标为依据，用以明确疾病的阶段性；辨证采用中医传统的四诊合参。吕仁和教授常将糖尿病分为三期十三证进行辨证论治。

1 期：糖尿病前期（脾瘅期）。此期特点为饮食旺盛，形体胖壮，精力充沛，但无典型糖尿病症状，血糖偏高，但无尿糖，应激状态下血糖明显升高时出现尿糖；血脂偏高；可分为阴虚肝旺、阴虚阳亢、气阴两虚三证。

2 期：糖尿病发病期（消渴期）。此期特点为或无或有典型糖尿病症状，血糖尿糖、糖基化血红蛋白均高，血脂常偏高；可分为阴虚燥热、肺胃实热、湿热困脾、肝郁化热、肺热化毒、气阴两伤、经脉失养七证。

3 期：糖尿病并发症期（消瘅期）。此期特点为至少 1 个以上并发症出现。其证型、证候较多，主要分为气阴两虚、经脉不和；痰瘀互结、阴损及阳；气血阴阳俱虚、痰湿瘀郁互结三证。具体治法及用药见前面章节。

第五章　三自如意表

　　糖尿病病程长，充分调动患者的积极性、进行有效的糖尿病相关指标的监测是病情能否良好控制的重要环节。吕仁和教授设计的"三自如意表"，可有效指导糖尿病患者自我治疗。所谓"三自"包括三方面：自查、自找、自调。"三自如意表"是糖尿病患者进行自我监测的良好工具，简单易行，行之有效。

一、自查

　　自己查，即自己要学会查血糖。过去吕仁和教授强调查尿糖，在明确肾糖阈正常的前提下，可通过查尿糖而知血糖。目前，随着检测手段与医疗仪器的发展，家庭血糖仪已经普及，在家也可与在医院就诊时一样便捷、准确地检测血糖。通过查血糖，找到影响血糖变化的因素，体会血糖波动的自身感觉和症状变化。然后把找到的因素进行多次调控和验证，探索具有个体化特点的血糖波动规律，从而达到不检查或少检查就可以感知和了解自己的血糖高或低，以及用什么方法可以调整到如意的程度。同时也要重视测血脂、血压及体重。

　　血糖监测的时间和频率，需根据病情的实际需要决定。根据 2015 年《中国血糖监测临床应用指南》的意见，血糖监测的时间点一般为餐前、餐后 2 小时、睡前和夜间（一般为凌晨 2～3 时），不同检测时间点有不同的适用患者群体。①餐前血糖：适用于空腹血糖较高，或有低血糖风险者（老年人、血糖控制较好者）。②餐后 2 小时血糖：适用于空腹血糖已获良好控制，但 HbA_{1c} 仍不能达标者，需要了解饮食和运动对血糖影响者。③睡前血糖：适用于注射胰岛素者，特别是晚餐前注射胰岛素者。④夜间血糖：适用于经治疗血糖已接近达标，但空腹血糖仍高或疑有夜间低血糖者。另外，出现低血糖症状时应及时监测血糖，剧烈运动前后也应监测血糖。

　　不同的患者应根据自身情况，采取灵活和个性化的血糖监测方式。

1. 采用生活方式干预控制者，可根据需要，有目的地通过血糖监测了解饮食控制和运动对血糖的影响来调整饮食和运动。

2. 使用口服降糖药者，可每周监测 2~4 次空腹或餐后 2 小时血糖，或就诊前 1 周内连续监测 3 天，每天监测 7 次血糖（早餐前后、午餐前后、晚餐前后和睡前）。

3. 使用胰岛素治疗者，可根据胰岛素治疗方案进行相应的血糖监测。①使用基础胰岛素者，应监测空腹血糖，根据空腹血糖调整睡前胰岛素的剂量。②使用预混胰岛素者，应监测空腹和晚餐前血糖，根据空腹血糖调整晚餐前胰岛素剂量，根据晚餐前血糖调整早餐前胰岛素剂量。空腹血糖达标后，注意监测餐后血糖，以优化治疗方案。③使用餐时胰岛素者，应监测餐后或餐前血糖，根据餐后血糖和下一餐餐前血糖调整上一餐前的胰岛素剂量。

4. 特殊人群（围术期患者、低血糖高危人群、危重症患者、老年患者、1 型糖尿病患者、妊娠期糖尿病患者等）的监测，应在医生指导下实行个体化监测方案。

当前，各国的防治指南已将自我血糖检测（self - monitoring of blood glucose，SMBG）列入糖尿病治疗方案的重要部分，认为 SMBG 能够反映实时血糖水平，评估空腹血糖、餐前血糖、餐后高血糖、生活事件（饮食、运动、情绪及应激等）以及药物对血糖的影响，发现低血糖，有助于为患者制订个体化生活方式干预和优化药物干预方案，提高治疗的有效性和安全性，是糖尿病患者日常管理重要和基础的手段。这充分反映出吕仁和教授在糖尿病管理方面，认识上的深刻性和超前性。

二、自找

自己找，即根据血糖低或高自己找原因。如：①饮食的量和质是否合理。②运动的量和方式是否适当。③自己的情绪是否波动，心态是否失调，工作压力是否过大。④用了什么药，是否有效。⑤有无感冒、感染、过热、过疼、受惊等不良因素刺激。一旦找到了可能的原因，要通过实践来调理验证，久之则可找到规律。

三、自调

自调，即找的原因是否准确，需要验证，一次不算，二次不定，多次则成。找到了原因，则可以作为自我调理的根据。

　　总之，通过自查、自找、自调，久而久之，便可用意识来了解自身的血糖变化规律，并用意识指导自身调节，选用相应的措施予以解决，直到如意的程度（见表5－1）。

表5－1　三自如意表

（自查、自找、自调）　　　　身高：　　　m　体重：　　　kg　BMI：　　　kg/m²

内容　分类　日期	血糖				血压	血脂	体重	症状 心、脑、肾、肝、肺、五官、双眼、皮肤等	措施 基本＋选择措施
	早	中	晚	睡前					

第六章 "十八段锦"与糖尿病 分阶段保健操

运动对疾病的调养十分有益，尤其对于糖尿病等代谢性疾病来说，运动更是重要的治疗方法之一。适当运动，能够疏通经络，调和气血，改善血流，强筋壮骨，有利于降低血糖、血脂、血黏度，软化血管，并可调整因血糖高引起的蛋白、脂肪等代谢紊乱，减轻胰岛素抵抗等。吕仁和教授十分推崇气功调养的方法，并吸取了"八段锦""太极拳"及近代一些健身运动方法，编制了一套"十八段锦"，还总结出了糖尿病分阶段保健操，灵活运用于临床。

第一节 气 功

气功是起源于中国的一种健身祛病方法，古称吐纳、导引、静坐、行气、服气等。"气功疗法"一词始于1933年董志仁《肺痨病特殊疗养法·简称气功疗法》，到1955年正式统称为气功。气功通过自身意念（调意）、呼吸（调息）和姿势（调身）的锻炼，发挥人的主观能动性，调动人体的潜力，调整身体内部的功能，增强体质，提高抗病能力，从而起到防病、治病、强身的目的。早在《黄帝内经》中就有"导引吐纳"治疗"肾有久病"的气功方法。汉代华佗倡导"导引法"；李时珍所著的《奇经八脉考》、孙思邈的《千金方》、巢元方的《诸病源候论》等古代中医经典中均有气功养生的专门论述。明代名医徐春圃所著的《古今医统大全》曾专门总结了古代气功养生的经验。中国气功养生方法用于健身祛病从未间断，代有新人。

气功有动功和静功之分，二者各有特点，又密切联系。传统中医理论认为：动则生阳，静则生阴。《黄帝内经·上古天真论》中"提挈天地，把握阴阳，呼吸精气，独立守神，肌肉若一，故能寿敝天地……"的论述就是对静功方法的具体描述。静功纳起来有吐纳、行气、打坐、禅定、炼丹、静坐等。静功的静并不是绝对的，而是外静内动，静极生动，强调意和气的训练。即是说，身体的外部形态表现为安静不动，而体内的气血在意念的驱使下按一定的规则有序地运行着，故古有"内练精气神，外练筋骨皮"的说法。"动功"是指有形体运动的功法。动功多是外动而内静，动中求静，紧中求松，故曰："静未尝不动，动未尝不静。"自古以来，动功功法很多，多是以肢体运动为主；静功则多为练习单纯的姿势，但都要求有意念和呼吸的练习。

一、气功练习原则

练习气功的基本要求是"心要清，息要静，身要松（放松）"，并灵活调整动静、快慢、松紧等。健身气功有 5 项基本原则，实际也是气功功法普遍应遵循的原则。

1. 松静自然

"松"是指"身"而言，"静"是指"心"而言。"自然"是针对练功的各个环节提出来的，姿势、呼吸、意守、心情和精神状态都要舒展、自然。松静自然不仅是确保练功取得功效的重要法则，而且也是防止练功出偏的重要保障。

2. 动静相兼

动静相兼是指"动"与"静"的有机结合，这里的"动"是指"动功"，"静"指的是"静功"。动静相兼要根据习练者的体质、精神状态和练功的不同阶段，灵活调整动功与静功的比重。有的人以动功为主，有的人以静功为主。即使是同一个人，在不同的练功阶段，有时侧重动功，有时则应侧重静功。究竟怎样选择，一方面靠老师指导，另一方面靠自己的体验进行调整。

3. 练养结合

练养结合是指练功与自我调养结合起来。练功对增强体质、促进身心健康的作用是非常明显的。然而，只顾练功，不注意调养，就违背了练养结合的原则，也就达不到预期的健身效果。两者必须密切结合，才能相得益彰。

4. 循序渐进

气功的动作虽然简单，但要纯熟掌握，需要一段时间才能逐步达到。练好气功，不能急于求成，不要设想几天之内就能运用自如，必须由简到繁，循序渐进，逐步掌握全套功法。练习功法应先打好基础，一步一个脚印，勤于动脑，善于总结，不骄不躁。这是确保功效早日显现的重要保证。

5. 持之以恒

同是健身气功习练者，但取得的功效差别常常很大。其中原因众多，如修炼不当、杂念太多、外部干扰等。然而，不能持久是诸多因素中最容易出现而又难以克服的毛病。一旦习练者偏离了习练法则，或操之过急，或时练时停，或巧取捷径，则习练将半途而废。纠正要靠自己，要靠自己的决心和毅力，要在端正自己练功目的前提下，纠正其心理状态。只有这样，才能收到点点滴滴功效的累积效应。

二、糖尿病的气功康复疗法

（一）内养功

1. 功法

（1）卧位：以正卧位为宜，双上肢自然放开，排除杂念，静养几分钟。

①宜采用顺腹式或逆腹式呼吸法，鼻吸鼻呼，呼吸过程中夹有停顿，并配合默念字句。第一种方法：默念第一个字时吸气，念中间字时停顿呼吸，念最后一个字时将气呼出。如默念"我要静""个人静坐""静坐身体好""静坐我病痊愈"等。字数越多，停顿时间越长。

②第二种方法：吸气、呼气均不念字，从鼻呼吸或口鼻兼用，先行吸气，随之徐徐呼出，呼吸完毕开始停顿时念字。

长期锻炼可出现止息现象，似有似无"吸气缔绵，出气微微"的高境界，此为动静之互养，并意守丹田，使气血充盈。

（2）坐位：体姿自然舒适，易于全身放松。练法同卧位。

内养功，除止息外，还有练功中的静休。练功20分钟左右，由腹式呼吸变为自然呼吸，意守丹田，静养3~5分钟。如此，每次练功中休息几次，息功时用升降开合之法，全身放松后息功。每日练2~4次，每次10~30分钟。

2. 作用

（1）本功能练气保健，炼精化气，调整脏腑，平衡阴阳，益气养精。

（2）糖尿病可采用第二种呼吸法，并配合练强壮功。

（二）强壮功

1. 功法

子午时分练功，可根据情况采取站式、坐式或自由式。这里主要介绍站式功法，也称站桩，是从古代健身术和武术内家拳的某些基本功法发展而来的。

自然站式：两足平行同肩宽，双膝微屈，不过足尖，松胯放臀，直腰松腹，含胸拔背，沉肩坠肘，虚腋松腕，掌心向内，手指自然分开微屈下垂，头若悬虚，两目平视，或含光内视。若手指向前伸直，掌心有意下按，称下按式。若屈肘呈环抱状，如抱球一般，称抱球式。双手可置小腹前（下丹田）或胸前（中丹田），位置高低可调节运动量。呼吸要求同内养功，也是鼻呼鼻吸，舌抵上腭。深呼吸和逆呼吸饭后不宜进行，静呼吸则饭前、饭后均可。意守丹田，也可意守膻中、涌泉、印堂等穴。意守印堂时间不宜长。

2. 作用

养气壮力，调整阴阳，健身防病，延年益寿。可用于糖尿病以及伴有心血管、神经系统疾病较轻的患者。

（三）巢氏消渴之气功宣导法

本功法记载于《诸病源候论》，适用于以口渴多饮、小便不利为主要症状的患者，功理在于宣导肾津，以止消渴。

1. 功法

（1）松衣宽带，安静仰卧，腰部伸展悬空，用骶骨背着床席，两手自然置于体侧。双目微闭，随着呼吸的节律鼓起小腹，意在牵动气机，使之行水布气，津液上升。

（2）接上式，用舌在唇齿之间，由上而下、由左至右搅动9次；再由下而上、由右至左搅动9次；鼓漱18次，将口中产生的津液分数口徐徐咽下，并用意念将其下引到"丹田"，使水之上源下流，元龙归海，津布热减，静卧数分钟收功。

（3）收功后起立，走出室外，在空气清新、环境幽静之处缓缓步行。在一种愉快轻松的心境下，步行120～1000步，使练功后内在的有序在常态下尽可能地保持住，巩固已取得的引肾津、滋上源、止消渴的效果。

2. 作用

引肾元之水上升，以止口渴多饮。

（四）消渴内养功

1. 功法

（1）侧卧式：取侧卧位（左右侧皆可），头略向胸收，平稳枕于枕上，两眼半闭半开，微露一线之光，双目内视鼻准，不可真视，以防头晕；耳如不闻，口自然闭合，用鼻呼吸；身体上侧的手自然伸出；掌心向下，放于髋关节处；另一只手放于枕上，掌面向上，自然伸开，距头约有3寸；腰部略向前屈；上面的腿弯曲成120度，放在下面的腿上；下面的腿自然伸出，微微弯曲。姿势摆好后即可开始意守丹田，施行呼吸法。

（2）仰卧式：取仰卧位躺于床上；头部放端正，位置较身体略高，枕头的高低以各人的习惯而定，主要是使头部舒适；全身肌肉放松，保持呼吸道通畅；两腿自然伸直，脚尖向上，两手自然放于身体的两侧，眼、耳、口、鼻的动作与仰卧式相同，然后开始意守丹田，施行呼吸法。

（3）坐式：身体端正坐于凳上，姿势固定后不要摆动，头略向前低；躯干与两大腿呈90度；两脚自然分开与两肩同宽，并呈90度；两足平放于地上，不要蹬空；两手掌向下，自然放于膝盖上方的大腿上；肘关节自然弯曲，以舒适为宜，上身不要向后仰，不要耸肩挺胸，要垂肩含胸，眼、耳、口、鼻的动作与仰卧式相同；然后即开始意守丹田，施行呼吸法。

（4）呼吸法：口唇自然闭合，以鼻呼吸，开始时自然呼吸1~2分钟，然后再进行如下呼吸法。吸气时，舌头抬起顶住上腭，将气吸入丹田后停一会儿（停的时间长短以各人的肺活量而定），这时舌头顶住上腭不动；呼气时，舌头同时放下。这样周而复始地进行呼吸，一边默念字句。最初一般三字一句，如"津满口"。默念第一个字"津"的时候吸气，同时舌抵上腭；默念第二个字"满"的时候，呈停闭状态（即不呼不吸），舌抵上腭不动；默念最后一个字的时候，舌头放下，将气呼出。随着功夫的加深，肺活量的加大，可渐默念4个字或5个字，但一般不要超过7个字。如"津液满口""津液满口润""津液满口润肺"等。待津液满口时，以舌搅口，将津液分3次缓缓下咽至丹田。

2. 作用

练气化精，滋养全身，提高免疫功能。

（五）辅助功法

1. 润肺生津功

适用于辨证为肺热津伤的消渴病患者。症见烦渴多饮、口干舌燥、尿频量多、舌边淡红、苔薄黄、脉洪数。

功法：站立，两脚分开与肩同宽，脚尖微内收，微屈膝髋，全身放松，舌抵上腭，精神内守，两手缓缓从体两侧抬起至肩、肘、腕相平时，再缓缓屈肘向胸前回收，至距胸前两拳左右，两手呈抱球状，两少商穴微微相触，先平静呼吸，待安静后，再改为鼻吸口呼。开始吸一呼一，逐渐吸二呼一，练至一定程度后，可以吸三呼一。吸气时从指尖导气入鼻，意念将吸入之气下沉肺底，使两肺尽量充盈，呼气时意念循胸至腋，下循上肢前臂前内侧，入腕、贯掌及拇指、食指端。如此反复循行。练功时，若口中津液满口，便用意念下咽，意想津液覆盖两肺。

收功时，意念收回丹田，两手慢慢下降至小腹前丹田部，然后平擦胸前、两胁，放松四肢，结束练功。

2. 调胃润肠功

适用于辨证为胃热炽盛的消渴病患者。症见多食易饥、形体消瘦、大便干结、舌苔黄燥、脉滑实有力。

功法：站立，两脚平行分开，略宽于肩；两上肢自然下垂，微屈膝髋，自然呼吸，意守中脘。安静后，前后抖动膝髋，渐渐向上抖至胃肠，自觉胃肠在腹内轻轻抖动，抖动 3 ~ 5 分钟。然后将两手缓缓放于肚脐部，两手重叠，左手在下，右手在上，腹式呼吸。吸气时两手向左下方摩半圈，呼气两手向右下方摩半圈。如此顺时针摩动 99 圈。最后以两掌擦背部脾俞、胃俞，上下擦动以热深透为度。再抖动四肢结束练功。

3. 养肾止消功

适用于尿频量多、混浊如脂膏，口舌干燥，舌红、脉滑细数为主者，宜加练。

功法：站立，两脚分开与肩同宽，两脚平行，足趾抓地，微屈膝髋。两目半合半开，舌抵上腭。两手从体侧缓缓放于脐下丹田部位，两手重叠，左手在上，右手在下。开始时自然呼吸，神意内守，自觉手下微热时改为腹式呼吸，吸气时小腹外凸，呼气时收腹提肛。意守掌下。如此 15 ~ 20 分钟。收功，两目缓缓睁开，两手缓缓从丹田处放于体侧，抖动四肢，放松全身关节。

第二节　吕仁和教授"十八段锦"

吕仁和教授吸取古代"八段锦""太极拳"及近代一些健身运动方法，编制了一套"十八段锦"。"十八段锦"通过全身各部位轻缓而有力度的活动，起到健身防病的作用，特别适合体质较弱、难以承受重体力活动的人，或没有条件进行锻炼的脑力劳动者，对糖尿病患者尤为适用。"十八段锦"可以整体练习，也可以分级、分段练习，因为每段有各自的治疗和健身作用。锻炼时可急可缓，可快可慢，可多可少，可轻可重，根据各人合适的规律、节奏进行即可，不受他人影响。练习时不需要专门设备，只要有两平方米的场地，空气不污浊即可。

吕仁和教授练习"十八段锦"35年，受益匪浅，较顺利地完成了大量的医、教、研工作，至今仍天天坚持练习，身体甚是健康。

"十八段锦"分为初、中、高三级，每级为六段。

初级：六段

第一段：起势

第二段：双手托天理三焦

第三段：五劳七伤向后瞧

第四段：拳击前方增气力

第五段：掌推左右理肺气

第六段：左右打压利肝脾

中级：十二段（加初级六段）

第七段：拳打丹田益肾气

第八段：左右叩肩利颈椎

第九段：左右叩背益心肺

第十段：金鸡独立养神气

第十一段：调理脾胃需单举

第十二段：摇头摆尾去心火

高级：十八段（加初级六段、中级六段）

第十三段：双手按腹补元气

第十四段：双手攀足固肾腰

第十五段：左右开弓似射雕

第十六段：捶打膻中益宗气

第十七段：全身颤动百病消

第十八段：气收丹田养筋骨

具体功法：

第一段：起势

【功法】

1. 立正姿势，右腿向右跨出一小步，使两脚分开与肩平宽，两手臂自然下垂。意守下丹田，自然呼吸。全身轻轻转动，默念：全身放松，百节贯通。

2. 自觉全身基本放松，各个关节已被经络气血贯通时接下段。

【作用】起势是练功的基础。意念集中在下丹田，全身放松，并觉得各个关节已被经络气血贯通，可提高练习效果，练完后全身更加轻松有力。

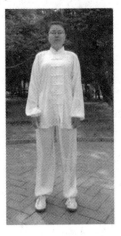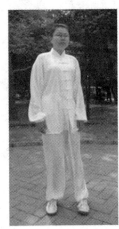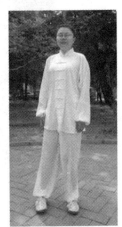

第二段：双手托天理三焦

【功法】

1. 缓缓吸气，随吸气两手臂从身体两侧慢慢上举，掌心向上，意想两手心劳宫穴打开也在吸入天地间的清气，两手上举到头顶时，两手五指并拢，指向头顶百会穴。

2. 缓缓呼气，随呼气意想由劳宫穴吸入的清气，经手指向百会穴注入头脑内，此时意想着脑内出现一种轻松、凉爽、明快的感觉，同时使五官各窍通畅。

3. 缓缓吸气，随吸气两手十指在头顶部交叉，翻掌上托，意想托天的同时使人体上、中、下三焦理顺，双脚跟可略略提起，待吸足气后，接下一个动作。

4. 缓缓呼气，随呼气两手十指分开，从身体两侧慢慢放下，同时气沉丹田。

5. 缓缓吸气，随吸气两手臂向后扩张，手掌向前，待吸足气后，接下个动作。

6. 缓缓呼气，随呼气两手臂慢慢放下，手心向下。

以上动作反复 5～6 次。

【作用】双手托天，理顺三焦，疏通经络，调和气血，为下一步练习做好准备。

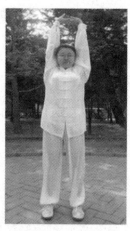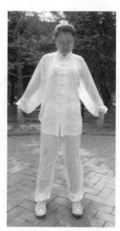

第三段：五劳七伤向后瞧

【功法】

1. 缓缓吸气，随吸气两手臂环抱于胸腹交接部位。

2. 缓缓呼气，随呼气两手十指在剑突下鸠尾穴（位于胸部肋骨左右相合处，向下 1 寸。可用于胸闷咳嗽、心悸、心烦、心痛、呕逆、呕吐、惊狂、癫痫、脏躁、胃神经痛、肋间神经痛、胃炎、支气管炎、神经衰弱、癔病等病）外的 10cm 处交叉，待呼气完毕后接下。

3. 缓缓吸气，随吸气两手十指紧握，两脚十趾向下用力抓地，头向左后方平视，待气吸足后接下一个动作。

4. 缓缓呼气，交叉的十指放松，抓地的十趾放松，头转向正前方，全身都放松。

5. 缓缓吸气，随吸气两手十指紧握，两脚十趾向下用力抓地，头向右后方平视，待气吸足后接下一个动作。

6. 缓缓呼气，交叉的十指放松，抓地的十趾放松，头转向正前方。

以上动作左右各重复两次。

【作用】本段运动可使手脚的十宣穴（位于十个手指尖端的正中，左右手共十个穴；常用于中风、中暑出现昏迷时的急救）打开，全身十二经络及奇经八脉全部动员，使经络疏通流畅，从而促使全身脏腑经络疏通，无论是五劳（血、气、筋、骨、肉造成的外在及内在的劳伤）还是七伤（指喜、怒、忧、思、悲、恐、惊七种情绪外在及内在所受的劳伤）所致的不适均可慢慢消除。

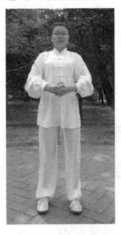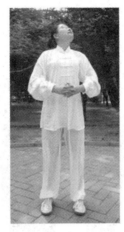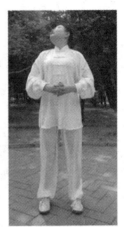

第四段：拳击前方增气力

【功法】

1. 起势于轻松愉快的迪斯科跳跃，同时自己轻轻叩齿，感觉跟上音乐节奏后，接下一个动作。

2. 右手攥拳向前方猛击，同时左手攥拳向后方猛击，接着如法左右交换前后猛击，约2秒钟交换1次，轻叩齿4次。如法26～56次。

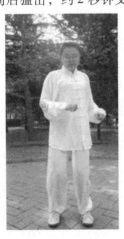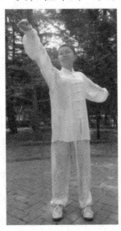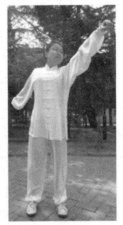

【作用】本段动作，通过轻微跳跃同时拳击前方，使全身经脉疏通，气血流畅，濡养筋骨，清除废物，做完后会感觉全身轻松，气力倍增。初练时宜缓，用力不能过度。

第五段：掌推左右理肺气

【功法】

1. 本节可配有轻松愉快的迪斯科跳跃，并随着音乐的节奏轻轻叩齿。

2. 右手手掌向右前方推打，同时左手手掌向左后方推打，接着如法左右交换前后猛击，约 2 秒钟交换 1 次，轻叩齿 4 次。如法 26～56 次。

【作用】可疏理肺气，使肺气宣达，化气布津，通调水道，补肺益气，益肾健脾，化痰利水。

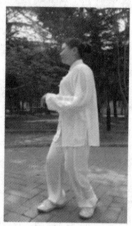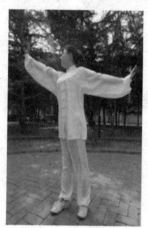

第六段：左右打压利肝脾

【功法】

1. 右手抬起，转身向左下方打压，回身站直后，右手手掌向右大腿外侧足少阳胆经的风市穴在大腿外侧正中，以手贴于裤中线，中指尖下便是）叩打，运动中心里默念 1……1……1……

2. 左手抬起，转身向右下方打压，回身站直后，左手手掌向左大腿外侧足少阳胆经的风市穴叩打，运动中心里默念 2……2……2……

3. 这样两手交替打压，叩打 26～56 次。

【作用】左右转侧运动可促进肝脾区经络疏通，气血流畅，使腰、腿、臂部四肢之筋、骨、肌、皮、脉都得到运动。另外，风市穴居足少阳胆经，也在阳脉上，是人体"风"出入交换的场所。一般认为，风邪易入不易出，上有风门穴是风之出入门户，不易外出之风邪主要靠风市穴交换。

经常叩打风市穴，不仅可使胆经活，阳脉通达，全身气血流畅，还可使体内风邪外出，肝脾气血循环改善，保护肝脾功能，促进全身健康。

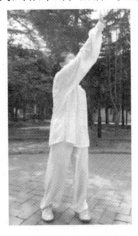 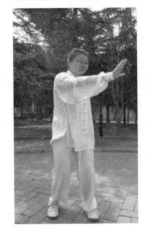 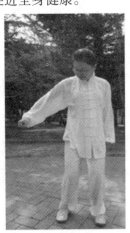

第七段：拳打丹田益肾气

【功法】

1. 双腿略向下呈半蹲式，右手攥拳摆向前方，拳心对准下丹田前面；左手攥拳摆向后方，拳心对准下丹田后面。

2. 双腿弹直的同时，两拳分别猛打前后丹田，先轻后重。

这两步实际是连续动作，练的过程中不能出现明显停顿。以上动作反复 26 次。

【作用】下丹田位于小腹，是人体元气潜藏之地。前后丹田连接腰、骶、髋，内有大小肠、膀胱、直肠，女子有子宫及附件，男子有精囊、输

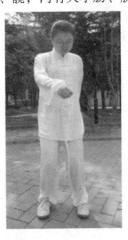 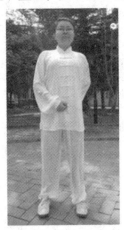 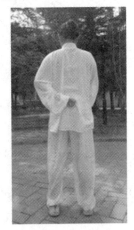

精管等。丹田的气血旺盛是人体轻劲有力的源泉。经过运动和捶打，可振奋元气，通活下焦经络，使气血通畅，提高机体免疫功能，有病可治，无病强身。

第八段：左右叩肩利颈椎

【功法】

1. 右拳掌侧叩左侧肩井穴（位于大椎与肩峰连线中点，肩部筋肉处，主治肩背部疼痛），左拳背侧叩右后背的一斗米穴（位于肩胛骨最下端外侧），同时上半身略向左转。

2. 左拳掌侧叩右侧肩井穴，右拳背侧叩后背的一斗米穴，同时上半身略向右转。以上动作反复26次。

【作用】颈椎是支持头部的主干，宜直不宜弯。颈椎要想保持正直，需要前后左右的肌肉、肌腱、神经、血管的协调，使其保持相对平衡。这种平衡是运动中的平衡，而不是静止不动的平衡。这种平衡要靠经脉疏通，气血通畅。本节不仅能起到这种作用，叩打肩井穴还可以利关节，清头目，降血压。一斗米穴是一个经验奇穴，可利咽喉。

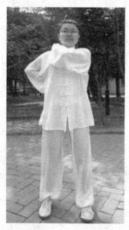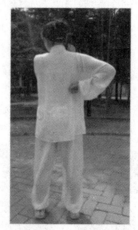

第九段：左右叩背益心肺

【功法】

1. 右手掌叩打左大杼穴（位于第1胸椎棘突下旁开1.5寸）、风门穴（第2胸椎棘突下旁开1.5寸；主治伤风、咳嗽、发热、头痛、项强、胸背痛）、肺俞穴（第3胸椎棘突下旁开1.5寸；主治咳嗽、气喘、吐血、骨蒸、潮热、盗汗、鼻塞）、心俞穴（第5胸椎棘突下旁开1.5寸；主治心痛、惊悸、咳嗽、吐血、失眠、健忘、盗汗、梦遗、癫痫），左手背叩打

右膈俞穴（第 7 胸椎棘突下旁开 1.5 寸；主治胆道病证、胁痛）、至阴穴
（足小趾外侧夹角旁开 0.1 寸；主治头痛、目痛、鼻塞、鼻衄、胎位不正、
难产）及肝俞穴（第 9 胸椎棘突下旁开 1.5 寸；主治黄疸、胁痛、吐血、
目赤、目眩、雀目、乳腺病、癫狂病、脊背痛）、胆俞穴（第 10 胸椎棘突
下旁开 1.5 寸；主治胆道病症）、脾俞穴（第 11 胸椎棘突下旁开 1.5 寸；
主治腹胀、黄疸、呕吐、泄泻、痢疾、便血、水肿、背痛）、胃俞穴（第
12 胸椎棘突下旁开 1.5 寸；主治消化不良、胃病、慢性出血性病证）等。

2. 左手掌叩打右大杼穴、风门穴、肺俞穴、心俞穴，右手背叩打左膈
俞穴、至阴穴、肝俞穴、胆俞穴、脾俞穴、胃俞穴等。以上动作交换叩打
26～29 次。

【作用】通过叩打以上穴位，可增加肺、脾、肝、胆功能，可以保护
心脏，提高抗病能力，预防感冒。

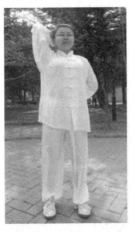 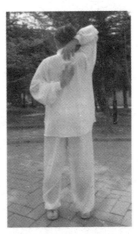

第十段：金鸡独立养神气

【功法】

1. 前 9 个动作完成后，稍事休息，使全身放松。接着右脚站稳，面向
前方看定一个目标，左脚抬起，右手扳住左脚踝，左手扳住左腿膝外下
方，站稳并轻轻叩齿 180～280 次。

2. 接着左脚站稳，面向前方看定一个目标，右脚抬起，左手扳住右脚
踝，右手扳住右腿膝外下方，站稳并轻轻叩齿 180～280 次。

【作用】本节动作简单，但必须精神集中，不能乱视或闭目，非常利
于养神。

第十一段：调理脾胃需单举

【功法】

1. 吸气，随吸气将身体重心放在左腿，右手上举过头，左手下压在左臀外侧，右脚略提起，左膝略弯曲，吸足气后接下一个动作。

2. 呼气，随呼气右手下移至腰部，同时左手上提到腰部，重心仍在左腿。

3. 吸气，重心不变，随吸气右手向右后方伸展，手五指并拢，手腕呈钩势，左手向左上方伸展，手掌伸直，回头目视钩手，待气吸足后接下一个动作。

4. 呼气，重心不变，随呼气左右手都拉回腰部，待气呼够。

5. 吸气，重心转向右腿，右手向右上方伸展，手掌伸直，左手向左后方伸直，手五指并拢，手腕呈钩式，回头目视钩手，待气吸足。

6. 呼气，重心不变，右左手都拉回腰部，待气呼够。

如法换为左，连做6次。

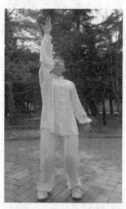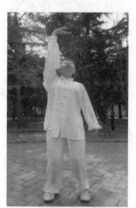

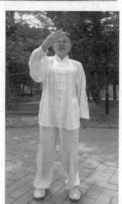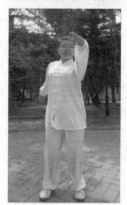

【作用】脾主升，胃主降，上举助脾气上升，下压助胃气下降。转身后瞧钩手可使肝胆舒张，更利于脾升胃降。反复 6 次，以助脾胃升降功能恢复正常。

第十二段：摇头摆尾去心火

【功法】

1. 吸气，随吸气两下肢呈骑马蹲裆式，两手分别压于两大腿前的伏兔穴（在大腿前面，髂前上棘与髌底外侧的连线上，髌底上 6 寸。主治腰痛膝冷、下肢麻痹、疝气、脚气）。

2. 呼气，随呼气头向左摇，臀向右摆，默数 24 个数后起立。

如上法，头向右摇，臀向左摆。反复 2～5 回。

【作用】通过左右摇头摆尾活动，带动上下肢与胸腹部运动，改善全身气血循环，更使上焦之心火下降，可防治口干舌燥、舌红苔黄、便干尿黄、心烦急躁等。

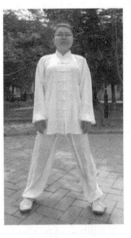 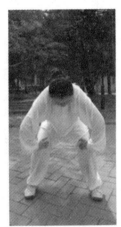 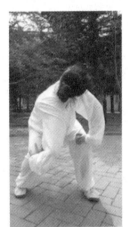

第十三段：双手按腹补元气

【功法】

1. 吸气，随吸气双手按压下腹丹田穴的腹主动脉跳动处。

2. 呼气，随呼气弯腰下蹲，默数 26～56 个数，待气呼尽后接下一个动作。

3. 吸气，慢站起，双臂后展，待气吸足后接下一个动作。

4. 呼气，随呼气意想从任脉下沉丹田直至脚心涌泉穴，待气呼尽后接下一个动作。

5. 吸气，随吸气意想涌泉穴处之清气，沿下肢后侧足太阳膀胱经上升，经过后丹田，继续沿督脉和足太阳膀胱经上升入脑内至百会穴，此时会感到头脑清爽，接下一个动作。

6. 呼气，随呼气意想头脑中沉浊之气沿任脉内侧下降，经内丹田下降至脚心涌泉穴排出。

如此反复 5~6 回。

【作用】在压下腹弯腰下蹲后，可直接压住腹主动脉起到反搏作用，使胸腹腔血液循环加强并改善，有利于保护内脏健康。在活动中经呼吸运气及放松，最有利于大脑的保健。

【注意】心脑血管病早期及动脉硬化程度不高者可行轻缓按压，病情较重者必须在医师指导下进行，内脑有严重病变者必须在医师指导下进行。

【注释】涌泉：在足底部，卷足时足前部凹陷处，约在第二、三趾趾缝纹头端与足跟连线的前 1/3 与后 2/3 交点上。主治头顶痛、头晕、眼花、咽喉痛、舌干、失音、小便不利、大便难、小儿惊风、足心热、癫痫、霍乱转筋、昏厥。

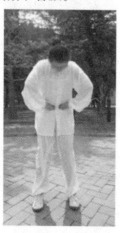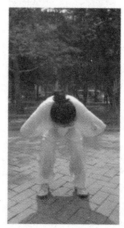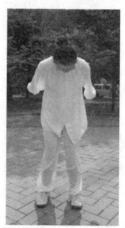

第十四段：双手攀足固肾腰

【功法】

1. 吸气，随吸气两手从前方上升并过头，意想从脚心涌泉穴来的清气经大腿后侧足太阳膀胱经上升，经过后丹田沿督脉上升至头顶百会穴。

2. 呼气，随呼气两手慢慢从前方下降，意想上身及头脑之浊气沿任脉下降经丹田下至脚心涌泉穴排出。

3. 吸气，随吸气两臂后扩，气吸丹田，吸足后接下一个动作。

4. 呼气，随呼气两臂下垂，待气呼够后接下一个动作。

5. 吸气，气吸丹田贯腰及肾，气吸足后接下一个动作。

6. 呼气，随呼气两手下垂攀脚弯腰，腿直。数 26 ~ 56 个数，觉呼气已够时，随呼气两手上举，直腰。

如此反复 2 ~ 6 回。

【作用】通过调息运气，使丹田气足，固护腰肾，特别有利于腰底部健康，可使身体保持轻劲有力，提高免疫能力，以防病治病。

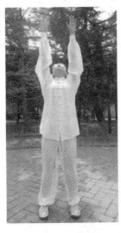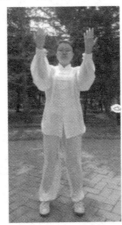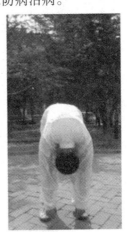

第十五段：左右开弓似射雕

【功法】

1. 两腿站立略弯，右手呈剑指，向右上方弹射，目视剑指；左手呈拉弓势后拉，右手同时进行射拉运动，反复 26 次。

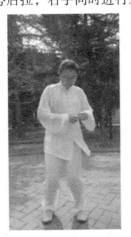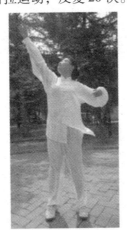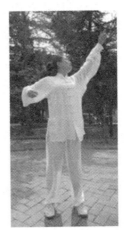

2. 反转身来，左手呈剑指向左上方弹射，目视剑指；右手呈拉弓势后拉，左手同时进行射拉运动，反复 26 次。

【作用】通过左右射拉，运动上肢，下肢及腰、背、腹部都在运动，可促进肢体肌肉健康有力，也有助于保护颈、肩、腰、腿各关节，对颈椎病及肩周炎有良好的恢复作用。

第十六段：捶打膻中益宗气

【功法】

1. 右手攥拳捶打膻中穴，同时左手攥拳捶打至阳穴。

2. 左手攥拳捶打膻中穴，同时右手攥拳捶打至阳穴。

如此反复 5～6 次。

【作用】前膻中穴和后至阳穴之间即是宗气所在地。宗气是后天水谷之气和天源之气交会所生，是人体赖以生存之气。捶打膻中穴和至阳穴可以促进两肺和气管运动，化痰、除痰，保护肺及气管功能。

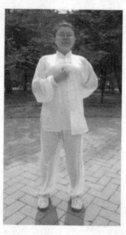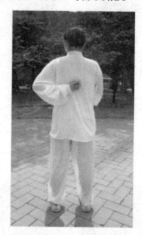

第十七段：全身颤动百病消

【功法】

1. 双腿上下颤动，全身放松，两下肢及两上肢带动全身做有节奏的快速颤动。

2. 单腿上下颤动，身的重心左右移动，重心一侧下肢颤动全身。

各做 1～2 分钟即可。

【作用】通过双下肢和单下肢交替颤动，可使全身放松，人感到轻松，全身各系统、各组织器官功能协调。

第十八段：气收丹田养筋骨

【功法】

1. 回到起始势，站稳后随吸气两手臂环抱。

2. 呼气，随呼气两手交叉，气归下丹田，然后再意守丹田 1 分钟。

【作用】使气归丹田，心情稳定平静，气养筋骨。

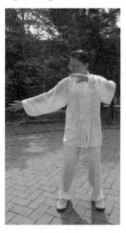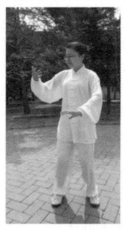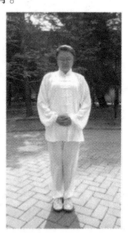

第三节　糖尿病分阶保健操

吕仁和教授根据糖尿病分期辨治的思想，认为针对糖尿病不同阶段，运动治疗方案也应当有所区别。据此，提出糖尿病分阶保健操，强调不同阶段可以分别选用不同的保健操。

一、脾瘅期保健操

脾瘅期根据其特点又分为早、中、后三期。

脾瘅早期的特征：食欲旺盛、精力充沛、形体胖壮、"吃嘛嘛香，干嘛嘛成"，没有认识到运动的重要性，轻易不会抽出时间运动，此期曰"壮"。

脾瘅中期的特征：早期久不运动，渐渐感到精力不足，虽然仍能"吃嘛嘛香"，却"干嘛嘛不成"，常感疲乏，懒得运动或力不从心，此期曰"懒"。

脾瘅后期的特征：体力逐渐下降，"吃嘛嘛不香，干嘛嘛不成"，精神状态不佳，完成任务感到困难，做什么运动也觉得困难，此期曰"难"。

（一）脾瘅早期保健操

针对脾瘅早期的特点，根据多年的临床经验，总结出 5 种锻炼方法。这些方法简便易学，即使工作忙碌，平时抽不出时间运动，也可在办公室轻松尝试。

1. 送气清脑

动作要领：正坐或正立均可，两臂向两侧水平伸出，手心向上，两手心（劳宫穴）开放，随着鼻部吸气，劳宫穴也吸入清凉之气。同时两臂上移至头顶百会穴，五指并拢、掌心空虚，随着呼气将劳宫穴吸入的清凉之气从五指向百会穴送去。此时头脑有一种轻松、清爽的感觉，当呼气尽时，两臂自然放下，反复 2~3 次。

①宫穴：位于手掌心，当第 2、3 掌骨之间偏于第 3 掌骨，握拳屈指时中指尖处。

②百会穴：位于头部，当前发际正中直上 5 寸，或两耳尖连线的中点处。

作用：工作疲劳、头脑不清爽时可做此操，可使头部轻松，神清目明。

2. 头手对抗

动作要领：正坐或正立均可，两臂向两侧水平伸出，五指分开在头顶交叉于头枕部，感到全身放松时，头部轻轻向后用力，两手轻轻向前用力，形成一种轻微、缓慢的对抗，心中默念 1、2、3……100。

作用：伏案、看书 1~2 小时后可做此操，可放松颈部肌肉，改善脑部、五官、颈部、甲状腺、咽喉部的血液循环，防治颈椎病，使百脉流通，气血顺畅。

3. 盘腿摇摆

动作要领：在椅子上坐定后，自然将左腿盘到右腿上，左右腿反复交替，也可有频率地抖动脚踝，也可前后摇摆做弯腰运动。

作用：久坐会影响下肢血液循环和气血的流畅，有的甚至会出现静脉曲张。此操有利于改善下肢和腰背部的血液循环。优点是在椅子上运动，既不影响工作，也简便易行。

4. 伸伸懒腰

动作要领：正坐或正立均可，两臂向两侧自然伸向头顶，两手五指分开在头顶交叉、上翻，眼睛盯着手部，坚持 1~2 分钟，反复数次。

作用：工作紧张、久坐劳累时，全身肌肉紧张，特别是腰背、胸腹部感到沉重、疲劳，此操可使全身各部肌肉放松，消除疲劳感。

5. 下蹲放松

动作要领：双脚自然分开站立，双手搭在大腿上，整体下蹲，坚持 1 分钟后站起，动作宜舒缓，反复 5～10 次。循序渐进，由轻到重、由少到多、由慢到快。注意：若腿部沉重疼痛者，宜先做下肢动静脉检查，是否有血栓形成，有血栓者不宜做。

作用：看似简单、省时、原地就可做的小运动，实际上是一个全身性的大运动，五脏六腑、筋、脉、肌、骨无处不动，既能锻炼四肢肌肉，起到健"脾"功效；还能锻炼全身筋骨和腰膝，有益于肝肾；并能疏肝利胆，通利肠胃，舒畅三焦，防止高脂血症、脂肪肝、动脉硬化、高血压，保护心、脑、肝、肾诸脏。

（二）脾瘅中期保健操

脾瘅中期因于工作繁重、久不运动导致体力逐渐减退，精力常感不足，容易疲乏，干什么事情都觉得力不从心。而运动减少又常常导致精力更加不足，这就形成恶性循环。这个时期更需要进行一项短时间就可以疏通全身经络、使气血流畅、逐渐恢复精力的运动。脾瘅早期的 5 项运动，脾瘅中期仍建议坚持做，另可增加以下 3 种运动。

1. 叩打肩井增气力

动作要领：左手握拳，叩打右侧肩井穴；右手握拳，叩打左侧肩井穴，两侧交替进行，力度由轻到重，速度可快可慢，一般左右各叩打 26 次，以舒适为度。

肩井穴：位于肩上，前直乳中线，当大椎穴与肩峰端连线的中点，也是乳头正上方与肩线交接处，是手少阳三焦经、足少阳胆经、阳维经三经之交会穴。作用：俗话说，"少阳经通一身轻松"。阳维经是阳气维护人体体表的经络，阳维经通耐热也耐冷。因为阳维经除维护肌表外，还能调节肌表，人体遇冷时可使肌表收缩，保暖防冷；遇热时可使肌表疏松散热、出汗，使热外散而防止身热。

《黄帝内经》认为："胆者，中正之官，决断出焉……三焦者，决渎之官，水道出焉。"足少阳胆经通畅，两侧的组织器官轻松。胆主决断的功能正常，可以帮助患者更准确地判断身体的不适；手少阳三焦经通畅，气道通，水道利，一身轻松，有助于缓解疲乏。交替叩打肩井穴就会有这样的作用。

2. 叩打膻中增免疫

动作要领：左手握拳叩打前胸两乳之间的膻中穴，右手握拳叩打与膻中相对应的至阳穴（在背部），左右手交替进行，由轻到重，可快可慢，前后各叩打 26 ~ 52 次。

①膻中穴：位于胸部的前正中线上，平第 4 肋间，两乳头连线的中点。

②至阳穴：位于背部，当后正中线上，第 7 胸椎棘突下凹陷中，两边有膈俞穴和膈关穴。

作用：膻中穴位居人体胸腺的位置。中医认为此处是宗气的发源地（宗气是由先天肾产生的元气，后天脾胃产生的水谷之气，加上肺吸入的天元之气，三气相合而成。此气流于血脉，灌注全身，滋润各组织器官），可见对人体免疫力的提高和促进健康有重要作用。

叩打两穴可宽胸理气、畅通输送宗气的经脉，可提高机体的生机和活力，促进代谢，增加人体免疫力，保护心肺和肝胆。在叩打至阳穴的同时常常要连带上膈俞和膈关二穴，此三穴可使横膈通利，胸背胁部舒畅。针灸大师杨甲三教授说："此三穴合作，有行气活血、通经活络的作用，不仅有利于胸背两胁的疾病治疗，而且有提高全身免疫功能、预防疾病的作用。"

3. 叩打丹田增体力

动作要领：左右手握拳，交替叩打前后丹田穴。前后各叩打 26 ~ 52 次，由轻到重，速度可快可慢。

作用：做此运动可大补元气，通活冲、任、督、带等血脉，促进腰腹部气血流畅，可强壮泌尿生殖、胃肠功能，提高全身免疫力，增加活力，消除疲劳。

（三）脾瘅后期保健操

该期由脾瘅早、中期逐渐发展而来，体力明显下降，故应选用活动强度较小而且缓和的运动方式锻炼。除选用早、中期可做的运动外，以下 3 种运动更有利于体质改善。

1. 搓揉两膝治膝疼

动作要领：正坐位，两膝部可有单衣，最好不隔衣，用两手转着圈搓揉 100 次以上，以有温热感为度。

作用：俗话说：人老腿先老。腿病多在膝，两膝关节是人体足三阳经、阴维、阳维、阴蹻、阳蹻经脉上下通行的关道。劳累、活动后或感受风寒湿邪，最易使关道闭塞不畅，从而影响诸多经脉的通行，不通则痛，即关节有病，轻则酸痛，活动后减轻，重则胀痛、肿痛、变形，影响行走。每日搓揉几次则可祛风散寒利湿，通经活络，行气活血，疏通关道，帮助诸经脉通行，可防治膝关节疼痛以及减轻骨质疏松和增生。

2. 推揉马面经解疲劳

动作要领：正坐，用两手掌推揉马面经（大腿前面和两侧面前形似"马面"），各推揉 100 次以上，以有温热感为度。

作用：马面经正中是足阳明胃经，其内侧是足太阴脾经，再内一点是足厥阴肝经，其外侧是足少阳胆经，前面有阴维、阴蹻脉相伴。人之下肢轻健有力、耐劳，多由此处主宰，若过度劳累得不到休息可致经络不活、气血不畅，所行经脉疲惫，则觉疲乏无力、两下肢沉重、不愿意行动。推揉本经可疏经活血、通经活络，从而供足下肢氧气和养料，清除废气和废料，则可使诸经脉通畅，下肢轻快，消除疲劳。

3. 两腿互助运动利全身

动作要领：取平躺位，两手十指交叉放在枕部，使全身放松。选用委阳、合阳、承山三穴为中心交替揉搓或敲打，分一、二、三节。

第一节：选委阳穴，位于腘横纹外侧，当股二头肌腱内侧。在合阳穴外前方、阳陵泉穴后方、足少阳胆经和足太阳膀胱经中间。主治腹胁胀满、小便不利、大便不畅、腰脊强痛、下肢挛痛。

左腿呈屈膝位，右小腿搭在左膝上，用右小腿上外侧与左膝外上方搓揉 26～120 次，感觉累了；换右腿呈屈膝位，左小腿搭在右膝上，如上法在右膝外上方搓揉 26～120 次，如此交换则可。初做时不能太多，否则容易疲乏，影响以后锻炼的兴趣。

第二节：选合阳穴，位于小腿后面，当委中与承山的连线上，委中下 2 寸。主治脊背腰腿疼痛、下肢痿痹。

左腿呈屈膝位，右小腿搭在左膝上，用右小腿上下运动，轻轻揉搓或敲打左膝顶部，先轻、慢、少，当感觉很好时，可重、快、多，但不能太疼，疼了或累了与对侧交换做，太累了将两腿放平休息。

第三节：选承山穴，位于小腿后面正中，委中与昆仑之间，当伸直小腿或足跟上提时腓肠肌肌腹下出现尖角凹陷处。主治腰背痛、小腿转筋、便秘、腹痛。

左腿呈屈膝位，右小腿搭在左膝上，用右小腿的承山穴在左膝顶部轻轻揉搓或敲打 26～120 次，感觉累了交换做，累了把两腿放平休息。

作用：

第一节做完后，两侧胸胁腹部会感到轻松，有痰可利，有滞能行，有胀可解，甚至同侧眼、耳、口、鼻、头项部病变也能够减轻。

第二节做完后，可使大腿后侧、臀、腰、背、颈、头后部的筋、脉、血脉通行，使其疼痛、酸胀逐渐减轻。

第三节做完后，可使第二节的作用加强，另外对小腿、脚部疼胀都有较好的效果。

最后两腿放平，双手臂自然放下休息，可使全身放松，深呼吸几次，会觉得全身舒服有劲。

二、消渴期保健操

消渴期的患者多在脾瘅期（糖尿病前期）的基础上出现脾热不减、精神紧张、心火亢盛、二阳（手阳明大肠经和足阳明胃经）结滞、饮食旺盛、口渴多饮、疲乏加重、形体渐瘦、大便干结等症，因甘甜之气过满上溢而形成，这正是《内经》所说的"二阳结谓之消""二阳之病发心脾"所致。此期血糖升高，达到糖尿病诊断标准，而症状却千差万别，有的患者可能没有明显症状，仅仅血糖升高，这时候就应该及早治疗，"防患于未然"，不能等症状明显时再防治。西医学证实，血糖持续升高会使人体产生糖毒，这正是《内经》所讲的"陈气"，应"治之以兰，除陈气也"。若"陈气"不除，复加"怒气"则容易转入消瘅期（糖尿病并发症期）。并发症一旦出现，则全身的各组织器官都容易受"陈气"（糖毒）的伤害，进而出现并发症。

当患者处于糖尿病消渴期时，各种并发症还未出现，但随着病情不断加重，并发症逐渐有出现的趋势，为此应积极宣教，加强饮食、运动等方面的防治。运动疗法见效较慢但非常重要，所以应鼓励并敦促患者重视运动疗法，提早学习各种保护肢体和脏器的运动，以辅助防治并发症。介绍几种消渴期适宜的运动疗法。

（一）防治手臂麻疼的上肢运动

经常增加上肢和手指肌肉活动，可疏经活络，行气活血，促进血液循环，使气血流畅，防治手臂麻木疼痛症状。

1. 十指相叩运动

方法简单易行，次数可多可少，力度可轻可重，效果甚佳。双手十指交叉，进行相握、相叩、相拉运动。

手三阴经从胸腹走到手，手三阳经从手走到头。民间素有"十指连心"的说法，十指的运动不仅可以防治手指、上肢的麻疼，还能疏通胸腹、头面的经络，对胸腹和头面部组织器官的相关疾病起到很好的防治作用。生活中不少长寿老人都经常做此运动。十指是络脉的末端，其大络、小络、缠络、孙络是气血流经难行之处，气血不易通行而容易留滞，一旦留滞则疼痛难忍，小滞则麻疼，大滞则胀疼、剧痛，所以经常做此运动对防范指肢病变极有好处。

2. 手背手掌伸屈运动

先用力握拳，再伸直手掌及手指，做握拳、手指平伸的交替运动，以活动指间、掌指关节及肌肉，使其松解。本运动可配合十指相叩以提高疗效。

3. 肩肘关节运动

将手掌向上，两臂平举，迅速握拳及屈曲肘部，努力使拳达肩部，再迅速伸掌和伸肘，然后两臂向两侧平举，如法反复 3～5 次。这样既可活动肘关节、小臂肌肉，也可活动手指、腕关节等。增加上肢和手指肌肉的活动，促进血液循环，可以预防和减轻糖尿病患者手臂麻木疼痛的症状。

4. 按摩三阴三阳经

三阳三阴经是指手臂外侧的手三阳经（手太阳小肠经、手阳明大肠经、手少阳三焦经）和手臂内侧的手三阴经（手少阴心经、手太阴肺经、手厥阴心包经）。

在温度适宜之处，患者可以脱去外套，用双手交替按摩臂内侧和外侧的经脉循行部位。按摩时先按手厥阴心包经，《黄帝内经》有"膻中（心包）者，臣使之官，喜乐出焉"。本经络通畅，可宽胸理气，养心利肺，使心胸开阔、心情舒畅、脘腹气降、饮食改善；再按手少阳三焦经，《黄帝内经》有"三焦者，决渎之官，水道出焉"。人体水道通，小便利，废物清除，病邪外出，一身轻松。有咳嗽气短、痰喘不利者加按手太阴肺经；有头晕失眠、后鼻道胀痛者加按手少阴心经；有大便不畅或溏泄者加按手阳明大肠经；有消化吸收不良者加按手太阳小肠经。加按的经络也可顺经用捏揉手法。

（二）防治腰背疼痛的运动

此操能使胸、背、腰部肌肉紧张松解，对糖尿病患者出现的胸、背、腰部的劳损性疼痛有较好的防治作用。开始练习宜缓、宜慢、宜短、宜少，以胸、腹、腰、背部轻松为度。练习一段时间后，可快、可慢、可缓、可急、可长、可短、可多、可少，以自觉舒适为好。注意此操需要配合呼吸，方能取得良好的效果。

1. 站式运动

（1）靠墙蹲坐运动：背靠墙站立，脚跟距离 30cm，在收紧腹肌的同时缓慢屈膝 45 度左右，向外呼气并心中默数 1、2、3……16 或 26 个数，自觉气已呼尽，正想吸气时，随着吸气缓慢回到站立姿势。如此重复做 5～10次。

（2）脚跟抬放运动：直立，将身体重量均匀地放在双脚上，慢慢地将脚后跟抬起、放下，抬起时吸气，双眼上视，放下时呼气，双眼平视或向下视，头部始终保持正直。重复做 10 次。

（3）后抬腿运动：双手扶椅背，将一侧腿向后上抬起，膝关节不能弯曲，吸气同时头向后转，双眼注视脚跟方向，感觉气已吸够再缓慢返回，同时呼气，头眼转向前方平视。另一侧同理。每侧重复做 3～5 次。

（4）叉腰挺胸运动：双脚稍微分开站立，双手叉腰，双膝平直，以腰部为支点，身体缓慢向后弯曲，同时吸气，双眼向后上方仰视，自觉气已吸够时缓慢复回原位，同时呼气。重复做 3～5 次。

2. 坐式运动

（1）抬腿运动：端坐在椅子上，双腿伸直与地面形成一定角度，吸气的同时尽量抬起一侧腿至齐腰高度，自觉气已吸够时再返回地面，同时呼气。如法做另一侧腿。每侧做 3～5 次。

3. 卧式运动

（1）脚跟滑动运动：仰卧，吸气的同时慢慢屈膝，自觉气已吸够时再伸直，同时呼气。重复 5～10 次。

（2）单膝到胸伸展运动：仰卧屈膝，吸气同时用手放到腘窝，将一侧膝部向胸靠拢，自觉气已吸够，呼气同时放松复位。如法做另一侧腿。每侧重复做 3～5 次。

（3）卧位抬腿运动：俯卧，一侧腿部肌肉收紧，吸气同时抬离地面，保持腿部抬高位数到 10，自觉气已吸够，呼气同时返回地面。如法做另一侧腿。每侧重复做 3 ~ 5 次。

　　至于消瘅期，即糖尿病并发症阶段，常常表现为心、脑、肾、足、眼底等多种并发症并存，或者是一种并发症为主，兼有其他并发症，保健操可以参考脾瘅期、消渴病期进行，同时也应考虑患者的具体病情，具体是哪种并发症为主，尤其还应重视心脏功能等。

第七章　吕仁和教授辨治糖尿病验案

一、益气养阴、清泻结热法治疗代谢综合征案

刘某，男，46岁。住河北省保定市白沟。

初诊日期：2005年12月9日。

主诉：腰痛伴双下肢水肿半年。

现病史：近半年来无明显诱因自觉腰痛，全身乏力，伴口干多饮，小便短少，双下肢轻度浮肿。为求系统诊治而来我院。刻下症：腰酸乏力，下肢浮肿，纳呆，口干多饮，尿频色黄，大便干、2~3日一行。

既往史：高血压病、高脂血症两年。

体格检查：身高182cm，体重125kg，BMI 37.7kg/m^2，血压140/90mmHg，心肺阴性，腹部膨隆，双肾区无叩击痛，双下肢轻度浮肿。舌质红，舌苔黄腻，脉象滑数。

理化检查：空腹血糖16.8mmol/L，血UA 416mmol/L，尿常规无异常。ALT 69IU/L，TG 3.25mmol/L，LDL 4.3mmol/L。肾SECT：左肾18mL/min，右肾30.7mL/min。

西医诊断：代谢综合征（高体重、高血糖、高血压、高脂血症、高尿酸血症）。

中医诊断：脾瘅。

辨证：气阴亏虚，胃肠结热。

治法：益气养阴，清泻结热。

方药：三石汤加减。

处方：生石膏50g，寒水石50g，知母15g，党参30g，葛根30g，天花粉30g，泽泻30g，泽兰30g，车前子30g（另包），女贞子30g，茵陈30g，生甘草15g。14剂。每日1剂，水煎服。

调护：畅情志，戒烟酒，严格控制饮食，少食肉。密切监测尿糖。

二诊：服药后腰酸乏力减轻，大便畅行，舌质淡红，舌苔薄白腻，脉细。

查空腹血糖 12.5mmol/L，UA 491mmol/L，ALT 72IU/L，TG 1.93mmol/L，LDL 4.0mmol/L。效果明显，调整原方案为滋阴清热、活血通络散结，以保肾元。

处方：桑寄生 30g，桑枝 30g，桑叶 10g，夏枯草 10g，牛蒡子 20g，女贞子 20g，车前子 30g（包煎），生甘草 10g，川芎 30g，红花 10g，桃仁 10g，水红花子 10g，丝瓜络 10g，川牛膝 20g，炒苍术 10g，元参 15g。

按：代谢综合征即胰岛素抵抗综合征，近年来日益受到医学界重视。临床常表现为高体重、高血压、高脂血症、高血糖、冠心病、脂肪肝、尿微量白蛋白阳性、高尿酸血症等，实际上皆以肥胖、胰岛素抵抗为发病基础，中医病位以肝、肾、脾胃为主。此例患者即表现为高体重、高血糖、高血压、高脂血症、高尿酸血症，而且已损及肾脏，症状可见腰酸乏力，下肢浮肿，纳呆，口干多饮，尿频色黄，大便干，2~3 日一行，是胃肠结热伤及脾肾气阴，故治以益气养阴、清泻结热为法。

二、补肾滋阴、清热利湿、化瘀通络法治疗代谢综合征案

王某，女，40 岁。住北京市大兴区。

初诊日期：2005 年 12 月 19 日。

主诉：口干、腰酸乏力 6 年。

现病史：6 年前，患者即出现口干、腰酸乏力症状，曾因腹痛就诊，发现尿有酮体，检查血糖 20.0mmol/L，经服药，血糖得以控制。刻下症：双眼昏花，口干，牙龈反复肿痛、出血，纳食控制，二便可，睡眠每日 6 小时，有时心悸。

既往史：高血脂 6 年，高血压 1 年。

个人史：嗜烟酒数年，已戒烟半年。

诊查：血压 140/100mmHg，体重指数 = 24.22kg/m²。舌苔黄腻，舌体胖，脉沉弦。理化检查：血 GLU 7.0mmol/L，TC 9.5mmol/L，TG 27mmol/L。

西医诊断：2 型糖尿病；高脂血症；高血压病。

中医诊断：消渴病（湿热阻络，阴亏血瘀）。

辨证：肾阴亏虚，湿热瘀阻。

治法：补肾滋阴，清热利湿，化瘀通络。

处方：狗脊 10 g，川续断 10g，川牛膝 20g，木瓜 20g，刺猬皮 10g，蜈蚣 3 条，丹参、丹皮各 15g，茵陈 30g，巴戟天 10g，生甘草 10g，车前

子 30g，女贞子 30g。7 剂，每日 1 剂，水煎服。

调护：控制饮食，适当运动，保持心情舒畅。

二诊：服药近月，患者感觉良好，口干、眼花诸症均减，舌苔黄腻，舌体胖，脉沉弦。复查血 GLU 12.9mmol/L，TC 7.00mmol/L，TG 7.40mmol/L（0.48～1.82）。病机如前，原方减车前子、女贞子，加苍术、元参以降血糖。

处方：狗脊 10g，川续断 10g，川牛膝 20g，木瓜 20g，刺猬皮 10g，蜈蚣 3 条，丹参、丹皮各 15g，茵陈 30g，巴戟天 10g，生甘草 10g，苍术 10g，元参 30g。14 剂，每日 1 剂，水煎服。

按：高血糖、高血压、高血脂可谓姊妹病，临床常同时存在，具有共同的发病基础，皆是代谢综合征的重要组成部分。中医学认为，多"数食甘美而多肥"，多见于肥胖之人，嗜食膏粱厚味，可内生湿热，湿热伤阴耗气，可转为消渴，湿热阻滞气血，进一步还可能发生胸痹心痛、中风等多种并发症。所以治疗当重视湿热、瘀血等标实证。此例即高血糖、高血压、高血脂并见者，吕仁和教授在补肾的同时，选用清热利湿、化瘀通络之剂，所以取得了较好疗效。二诊血糖、甘油三酯等生化指标明显降低。

三、滋阴清热、活血通络法治疗糖尿病腰痛案

王某，男，45 岁。住北京市朝阳区三里屯。

初诊日期：2005 年 12 月 27 日。

主诉：口干易饥，伴右侧腰痛反复发作 1 年余。

现病史：1 年前，不明原因出现口干易饥，伴右侧腰部酸痛。尿常规：尿糖（++），潜血（++～+++），平时未予特殊治疗，近期自觉症状转甚，特求诊于我院。刻下症：右侧腰部酸痛，双目昏花，小便色黄，尿频，口干易饥，睡眠差，大便略干、1～2 天 1 次。

既往史：高血压病史 20 余年，平时服洛汀新、拜新同片控制血压，现血压控制在 140～120/95～80mmHg。嗜酒 20 余年。

诊查：体温 36℃，血压 130/80mmHg，心率 80 次/分，呼吸 19 次/分，身高 180cm，体重 100kg，BMI 30.84kg/m²。眼周色黑，口周青黑。舌体淡胖，舌质红，舌苔中部黄腻，偏干。脉数。餐后血糖 16.7mmol/L，尿糖（++++），潜血（+）。

西医诊断：2 型糖尿病；高血压病。

中医诊断：消渴病（阴虚内热，瘀血阻络）。

治法：滋阴清热，活血通络。

处方：肥玉竹 30g，肥知母 10g，黄连 10g，桑枝 30g，葛根 10g，丹皮 15g，丹参 15g，赤芍 15g，白芍 15g，川牛膝 30g，草决明子 30g，三七粉 3g（冲）。14 剂，每日 1 剂，水煎服。

调护：清淡饮食，适当运动，保持心情舒畅。

二诊：腰痛消失，小便调，无明显不适症状。检查 GFR 90mL/min，空腹血糖 7.5mmol/L，餐后血糖 10.7mmol/L。效不更方，继用原方出入。

处方：木香 10g，牛蒡子 10g，肥玉竹 30g，肥知母 10g，黄连 10g，桑枝 30g，葛根 10g，丹皮 15g，丹参 15g，赤芍 15g，白芍 15g，川牛膝 30g，草决明 30g，三七粉 3g（冲）。14 剂，每日 1 剂，水煎服。以巩固疗效。

按：中医病因学自古就非常重视过嗜醇酒厚味的危害。因为醇酒过用可内生湿热，湿热进一步伤阴耗气，成为引起糖尿病的常见病因。此例患者为中年男性，长期嗜好烟酒厚味。内热不仅可以伤阴，更可阻滞气血而为瘀血。所以治疗当谨守病机，应用滋阴清热、活血化瘀中药，配合饮食、运动等基础治疗，取得了理想效果，患者血糖水平较初诊明显控制，症状也大为改善。

四、滋阴益气、益肾养心、行气活血法治疗糖尿病案

赵某，男，55 岁。报社职工。

初诊日期：2006 年 2 月 10 日。

主诉：发现乏力、口渴 10 年。

现病史：1996 年，患者无明显原因发现乏力、口渴，检查发现血糖升高，具体不详。予拜糖平 50mg，1 天 3 次、格华止 0.5g，1 天 3 次，控制血糖，病情时轻时重。刻下症：腰酸乏力，目胀，咽干，有时胸闷疼痛，食欲好，睡眠可，小便调，大便稀。

既往史：高血压病 3 年，服蒙诺 10mg Qd；拜新同 30mg Qd，血压控制满意；有心前区不适病史 1 年，曾在阜外医院就诊，怀疑冠心病。血压 140/80mmHg。舌红暗，苔白腻，脉弦。空腹血糖 6.5mmol/L，糖化血红蛋白 6.5%。

西医诊断：糖尿病 2 型；冠心病？

中医诊断：消渴病（气阴不足，气滞血瘀）。

治法：滋阴益气，益肾养心，行气活血。

处方：山茱萸 15g，枸杞子 10g，红景天 15g，香橼 10g，佛手 10g，牡丹皮 15g，丹参 15g，赤芍 15g，白芍 15g，川芎 20g，牛膝 20g，山楂 10g，甘草 6g，麦门冬 10g，葛根 10g，太子参 20g。14 剂，每日 1 剂，水煎服。

二诊：未至。

按：糖尿病中医辨证以气阴两虚证最为多见，原因是因消渴病内热伤阴耗气使然，以久病入络，或加以情绪波动，兼血瘀气滞者，非常多见。如糖尿病合并冠心病者，血瘀气滞证尤为多见。所以治疗在益气养阴的同时，可配合活血行气治法。吕仁和教授治疗糖尿病合并冠心病非常喜用丹皮和丹参、香橼和佛手、赤芍和白芍等对药，气血同调。

五、补肾疏肝、活血通络法治疗糖尿病（消瘅期）案

刘某，男，50 岁。住哈尔滨市南岗区华山路 19 号。

初诊时间：2005 年 12 月 28 日。

主诉：发现血糖升高 7 年，伴体重减轻 4 年。

现病史：患者 7 年发现血糖升高（具体不详），曾诊为 2 型糖尿病。近 4 年来体重由 98kg 减至 80kg，饮食控制不佳，自服诺和龙、格华止等控制血糖，空腹血糖控制在 10mmol/L 左右，餐后血糖控制在 16 ~ 17mmol/L。刻下症：体形消瘦，易疲乏，视物模糊，睡眠尚可，小便尚调，大便稍稀。

既往史：有高脂血症、脂肪肝病史 10 余年。面色黯淡，口唇紫暗，肝掌。舌质暗，舌苔腻。脉弦。空腹血糖 10mmol/L，餐后血糖 16 ~ 17mmol/L，尿 GLU（++++），尿微量白蛋白（+）。

西医诊断：2 型糖尿病；糖尿病视网膜病变；糖尿病肾病；高脂血症；脂肪肝。

中医诊断：消渴病（消瘅期）。肝肾亏虚，气血郁阻，经脉不通。

治法：补肾疏肝，活血通络。

处方：狗脊 10g，川续断 10g，川牛膝 30g，杜仲 10g，柴胡 10g，赤芍 30g，白芍 30g，丹皮 15g，丹参 15g，生甘草 10g，牛蒡子 10g，葛根 10g。14 剂，每日 1 剂，水煎服。

调护：适量运动；少吃肉和甜食，多吃蔬菜；戒烟酒；调畅情志。

二诊：药后疲劳感减轻，体重未再下降，梦多，舌暗，舌苔白粗，脉象沉弦。考虑仍肝肾不足，虚火扰心，治以调补肝肾，兼宁心安神。原方加珍珠粉宁心安神。

患者坚持服药，病情渐趋平稳。

按： 吕仁和教授论治糖尿病及其并发症主张分期辨证，认为《黄帝内经》对糖尿病不同阶段的临床表现与病机论之甚详。脾瘅相当于西医学的糖尿病前期，即空腹血糖受损和糖耐量受损，消渴期相当于临床糖尿病阶段，消瘅期相当于糖尿病并发症或伴发症阶段。此例糖尿病并发症患者，糖尿病并发视网膜病变、糖尿病肾病等，吕仁和教授谓之消瘅，以其存在肾虚肝郁、血脉瘀阻病机，治以补肾疏肝、活血通络之剂而安。

第八章　糖尿病及其并发症中医药防治现状与前景展望

近年来，随着社会经济发展、人口老龄化或生活方式西方化，糖尿病发病率日益提高。流行病学调查结果显示，中国已经成为全世界糖尿病第一大国，随之而来的心、脑、肾、眼底以及糖尿病足等多种并发症已经成为患者致死、致盲、致残的主要原因。中国是认识糖尿病最早的国家之一，并在糖尿病及其并发症的防治手段方面积累了丰富经验。中华人民共和国成立后，随着中医和中西医结合临床科研工作的不断深入，中医药防治糖尿病及其并发症取得了一系列新成果，初步显示出中医药在糖尿病及其并发症防治方面的特色和独特优势。因此，包括中医药在内的有效防治糖尿病及其并发症的手段已成为医学热点问题。国家"十五""十一五""十二五"科技攻关与支撑计划都把糖尿病及其并发症的中医药防治作为重点研究项目，并取得了一系列成果。

第一节　中医学对糖尿病及其并发症病因病机的认识

中国是认识糖尿病最早的国家之一。早在成书于春秋战国时期的《黄帝内经》就对糖尿病及其并发症的主要表现、病因病机、预后转归等进行了系统论述，重视脾胃，强调胃肠结热。东汉张仲景《金匮要略》设专篇论述，除了强调胃热外，更提出厥阴消渴与肾气丸治疗男子消渴，奠定了从脾胃、肝肾论治糖尿病的理论基础。晋·陈延之的《小品方》提出，消渴病尿甜为肾气不固、精微下流所致。隋代甄立言的《古今录验方》不仅指出消渴病尿甜，而且还对消渴病、消中、肾消进行了鉴别。唐代孙思邈的《千金方》、王焘的《外台秘要方》收载了治疗消渴病及其继发病证的大量医方。其后医家各有发挥，总体评价渐趋深化。近代张锡纯《医学衷中参西录》认为，三消皆源于脾，重视益气养阴。北京"四大名医"之一的施今墨先生认为，应该把健脾助运与滋肾养阴放到同等重要地位。祝谌予教授主张分型辨证，重视血瘀病机。吕仁和教授在继承《内经》"脾瘅""消渴""消瘅"相关论述的基础上，强调分期辨证治疗，并针对糖尿病微血管并发症提出久病入络，"微型癥瘕"形成病机理论，认识日益完善。

一、糖尿病的发病原因

近期研究发现，糖尿病的发病与体质因素、饮食失节、情志失调、劳倦过度、外感邪毒、药石所伤等有关。

1. 体质因素

体质因素是发病的内因，最常见于阳明胃热体质，也可见于少阴阴虚体质、厥阴肝旺体质，以及少阳气郁体质、太阴脾虚体质，东方人普遍易感。

2. 环境因素

环境因素是发病的条件。其中，饮食失节包括过食甘肥醇酒、辛辣、烧烤等。中医学认为，饮食不节可内伤脾胃，内生湿热、痰火，或导致胃肠积热，内热伤阴耗气而发生糖尿病。

3. 情志失调

情志失调包括郁怒、悲伤。中医学认为，郁怒伤肝可导致肝气郁结，内生肝火，郁热伤阴耗气可发生糖尿病。

4. 劳倦过度

劳倦过度包括烦劳过度。气有余便是火，心火伤阴耗气也可发生糖尿病。此外久坐久卧，气血郁滞，痰湿阻滞，化火也可伤阴耗气，从而引发糖尿病。

5. 外感邪毒

外感邪毒多为外感热毒。热毒可直接伤阴耗气，多发为 1 型糖尿病。

6. 药石所伤

药石所伤指过用五石散等燥烈药物，类似于西医学的药物性高血糖。有研究发现，以类固醇激素所致者最为多见。

二、糖尿病的基本病机

关于糖尿病的基本病机，有人说是脾虚，有人说是肾虚，有的认为肝最重要，有的强调阴虚燥热，有的则强调气阴两虚。其实糖尿病乃脾、胃、肝、肾同病，阴虚、气虚、气阴两虚，甚至阴阳俱虚都是热伤气阴的结果。而且热不限于燥热，胃肠结热、肝经郁热、脾胃湿热、痰火、瘀热以及肺热、心火、肝火、胃火等都是热的具体表现，均为邪热，即《黄帝内经》所称的"壮火""壮火食气"。邪热伤阴耗气，可致阴虚、气虚、气阴两虚，阴损及阳，更可致阴阳俱虚。因此，基于《黄帝内经》"壮火食气"的理论，结合临床实践，吕仁和教授提出糖尿病的基本病机为"热伤气阴"，临床应重视清热解毒、益气养阴治法的应用。证候学调查发现，内热证与糖脂代谢及胰岛功能水平密切相关。实验研究证实，"热伤气阴"的实质，即是以糖脂代谢紊乱为病理基础的内生火热之邪耗伤机体正气，导致胰岛 β 细胞功能损伤，进而凋亡。仝小林教授提出，糖尿病发病存在"郁、热、虚、损"的病机，也在强调热的作用。由于糖尿病为慢性病，久病入络，气阴两虚、阴阳俱虚，以及气滞、痰湿、痰火、湿热等均可导致血瘀，特别是全身脏腑器官络脉瘀结，从而成为糖尿病多种并发症发病的基础。吕仁和教授认为，糖尿病微血管并发症是治不得法，热伤气阴，久病入络，在正虚的基础上，痰、热、郁、瘀多种病理产物损害络脉，形成"微型癥瘕"所致。其可认为是祝谌予重视血瘀病机的继承与发展。

第二节　糖尿病及其并发症的辨证方法

一、中医治疗糖尿病及其并发症的理论发展

汉唐以前，中医治疗糖尿病及其继发病证主要是方剂辨证，也就是"辨方证"。宋代以后提出"三消"的概念，金元刘河间所著《三消论》倡导三消辨证。明代王肯堂的《证治准绳》、清代程钟龄的《医学心悟》继承其学说，规范了三消辨证，口渴多饮为上消，治当润肺生津；多食易饥为中消，治当清胃益阴；多尿尿甜为下消，治当滋阴补肾，其影响深远。及至近代，张锡纯重视治脾，强调益气养阴。施今墨重在脾肾同治，实际上已经不再用三消辨证诊治糖尿病了。中华人民共和国成立后，祝谌予等提出了分型辨证的思路，主张阴虚火旺证治以滋阴清热，用一贯煎合白虎加人参汤；气阴两虚证治以益气养阴，用降糖基本方（黄芪、生地黄、苍术、玄参、葛根、丹参）；阴阳两虚证治以滋阴助阳，用肾气丸；血脉瘀阻证治以活血化瘀，用降糖活血方（木香、当归、益母草、赤芍、

川芎、葛根、丹参）、补阳还五汤等。林兰教授也主张分型辨证，主张把糖尿病分为阴虚热盛、气阴两虚和阴阳两虚三型，并认为早期多阴虚热盛，其后气阴两虚增多，最后多阴阳俱虚。吕仁和教授在发掘《黄帝内经》"脾瘅""消渴""消瘅"相关论述的基础上，结合糖尿病及其并发症的临床实际，提出了分期分型辨证的思路，主张糖尿病分为前期、临床期和并发症期三个阶段，在分期的基础上，本着本虚辨证型、标实辨证候的精神，主张分期分型辨证。如糖尿病前期（脾瘅期），分阴虚肝旺型、阴虚阳亢型、气阴两虚型；糖尿病临床期（消渴期）分为阴虚燥热型、肝经郁热型、胃肠结热型、肺胃实热型、湿热困脾型、肺热化毒型、气阴虚损和经脉失养型，重视分期分型的基础上针对性选方用药。糖尿病并发症期（消瘅期）可出现心、脑、肾、眼底、足等多种血管神经并发症，常为多种并发症并存，或以一种并发症为主，同时兼有另一种或几种并发症，治疗当根据具体情况，进一步进行分期分型辨证治疗。这种分期分型辨证模式开放性强，体现了"寓防于治、防治结合"的精神，能够根据糖尿病各期纷繁复杂的证候，针对性地选用不同的治法，其被作为中华中医药学会糖尿病学会标准在行业推广。

二、糖尿病及其并发症的中医辨证

近期研究发现，糖尿病确实存在一个自然病程，胰岛素抵抗伴胰岛素分泌功能减退贯穿糖尿病病程始终。从中医病机分析，热伤气阴实际上也贯穿于糖尿病及其并发症病程始终。从证候特点分析，初病多实，久病多虚实夹杂，总体而言，本虚标实是其证候特点。因此，糖尿病及其并发症的辨证，可以在辨别标本虚实的基础上进行。

就本虚而言，最常见者无外乎阴虚证、气虚证、气阴两虚证、阴阳俱虚证，标实证包括胃肠结热、脾胃湿热、肝经郁热、痰火内扰以及肝阳上亢、气滞、痰湿、血瘀证等。糖尿病肾脏病等并发症中，本虚证可兼见气血亏虚证，标实证还可表现为饮邪内停、水湿内停、湿浊中阻证等。糖尿病及其并发症患者临床常表现为一个本虚证，兼见一个、两个或多个标实证。临床上稳定期标本同治，标本兼顾；急变期治标为主，兼以治本；或先治标，后治本，处理好治本与治标的关系是取得良好疗效的关键。

我们在继承张仲景学术思想的基础上发现，《伤寒论》三阴三阳的实质，实际上古人基于"道生一，一生二，二生三，三生万物"的哲学思想，对人体生理功能所做的不同于五脏五系统的另一层次的划分，即三阴三阳是人体六大生理系统，生理情况下各有各的功能，病理情况下各有各的病变。生理情况下，不同的个体，三阴三阳六系统的功能与气血阴阳盛衰不同，三阴三阳又是人群的六大类体质。体质不同，易受外邪不同，患病后临床表现不同，进一步发展趋势也不同。

所谓六经辨证，应称为三阴三阳辨证，实际上是在辨三阴三阳六系统病变的基础上，参照患者体质类型所进行的方剂辨证，其实也就是辨方证。因为有这种体质，所以容易患这种病，患病后容易表现为这个方证。所以我们将其称为辨体质、辨病、辨证"三位一体"诊疗模式。结合糖尿病及其并发症的临床表现，阳明胃热体质者，如关云长，身体壮实，能吃能睡能干，发病容易出现消谷善饥、大便干，表现为大黄黄连泻心汤、增液承气汤证；少阴阴虚体质，如诸葛亮，思维敏捷，有失眠倾向，发病容易表现为心烦失眠、腰膝酸软、尿频多，出现知柏地黄丸、参芪地黄汤证；厥阴肝旺体质，如张飞，性格暴躁，发病容易出现头晕目眩、心急易怒、糖尿病眼病、高血压等，表现为天麻钩藤饮、建瓴汤证；少阳气郁体质，如林黛玉，性喜忧郁，发病容易出现口苦咽干、胸胁满闷、月经不调等，出现小柴胡汤、丹栀逍遥散证等。因为重视体质，治病求本；因为重视辨病，强调谨守病机；因为强调"有是证用是药"，最能突出中医个体化治疗的优势，所以临床常有卓效。

第三节　中医药治疗糖尿病及其并发症的研究进展

随着人类对生命科学认识的深化以及疾病谱的改变，中医药学理论及其临床实践的优势越发显示出价值。因此近年来，借鉴西医学评价体系中成熟的研究方法与原理，中医药领域开展了大量基础与临床研究。另外，由于循证医学的诞生和快速发展，世界卫生组织（WHO）业已倡导循证的传统医学（evidence - based traditional medicine），强调从基本药物目录的制订到临床研究与实践都按照循证医学的方法进行，以便为占全球80%的传统医疗卫生服务实践提供科学的证据。

中医药治疗糖尿病及其并发症历史悠久，在综合调节糖脂代谢、延缓并发症发生、发展与改善生活质量方面有一定优势。回顾既往中医药文献，重视个案和经验总结虽然也有一些随机对照研究，但大多缺少严格的科研设计或质控缺位，因而科学性较差。近期，随着科研工作的深化，许多中医学者和中西医结合学者开始重视循证医学，针对中医药治疗糖尿病及其并发症的基础研究及临床试验逐步开展，单味中药及有效组分、中药复方等治疗 2 型糖尿病取得了一系列临床和实验证据，从而提示中医药治疗糖尿病不局限于降糖，在糖尿病前期以及糖尿病并发症防治方面具有广阔前景。

一、单味中药及其有效组分治疗糖尿病

单味中药及其有效组分治疗糖尿病研究报告较多，如中药黄连的有效组分小檗碱（又称黄连素）。

于秀辰等研究发现，黄连素作为辅助药物治疗糖尿病，临床疗效较好，并且对于伴有胃肠神经病变出现便秘等症状者，应用黄连素可以使之大便恢复正常，而大便稀薄、次数增多者亦可使之恢复正常。Gu 等研究发现，黄连素可能通过下调高水平的游离脂肪酸发挥其治疗糖尿病的作用。Zhao 等研究发现，黄连素可通过调节肝基因的表达从而达到持久降糖作用。李路丹等研究发现，鬼箭羽在降低 2 型糖尿病大鼠血糖的同时，对大鼠的全血黏度等血液流变学指标也有所改善。李娟娥等研究发现，鬼箭羽可改善 2 型糖尿病大鼠糖脂代谢紊乱，提高胰岛素的敏感性。赵保胜等研究发现，桑叶可有效降低 KKAy 小鼠血糖，并明显降低 TLR2、TLR4 mRNA 表达，提示其降糖作用可能与降低 TLR2、TLR4mRNA 表达，抑制炎症发展有关。费曜等研究发现，栀子各提取物能在一定程度上降低 2 型糖尿病大鼠的高血糖和高血脂，其中栀子水提物为降糖调脂的有效部位，京尼平苷对降低血清胰岛素、提高胰岛素敏感指数和调节血脂都有明显疗效，西红花苷调节血脂的效果较为突出。姚冬冬等研究发现，栀子苷能够有效改善糖尿病模型小鼠的高血糖症状，并增加血浆胰岛素水平，其作用可能与促进胰岛 β 细胞增殖、激活胰岛素受体下游 Akt 通路有关。季峰等研究发现，玉竹多糖对糖尿病小鼠胰岛 β 细胞的破坏有一定的抑制作用，并能改善血脂紊乱，尤其可降低甘油三酯水平。冯劼研究发现，人参皂苷 Rg1 对糖尿病小鼠有降糖作用，并可增强肌肉对葡萄糖的处理能力，使肌糖原合成增加，维持体内糖代谢的稳态。此外有文献报道显示，丹皮多糖、桑叶总黄酮、黄芪总黄酮、罗汉果皂苷、玉竹提取物 A 等均可改善胰岛素敏感性，修复胰岛 β 细胞，从而发挥降糖作用。另外如玄参、葛根、桑白

皮、生地黄、瓜蒌、天花粉、枸杞子、地骨皮、麦冬、天冬、黄精、黄柏、苍术、白术、山药、山茱萸、何首乌、玉米须、茯苓、泽泻、知母、木瓜、乌梅、苦瓜、夏枯草等也显示有一定的降糖作用或调节糖脂代谢作用。

二、中药复方治疗糖尿病

中药复方为治疗糖尿病及其并发症临床常用措施。姜淼将 60 例 2 型糖尿病患者随机分为治疗组和对照组，每组 30 例。两组基础治疗（降糖、降压）相同，治疗组加用三黄安消胶囊（由黄芩、黄连、人参等组成），观察 8 周。结果治疗组血糖明显下降，胰岛素敏感指数和胰岛素抵抗指数有明显改善，提示在基础治疗的同时加用三黄安消胶囊治疗 2 型糖尿病患者，可显著改善胰岛素抵抗，并可调节血糖、血胰岛素水平。

我们完成的国家自然科学基金项目"清热益气对药对 2 型糖尿病胰岛素抵抗作用及其机制研究"课题，应用高脂饮食加小剂量链脲佐菌素诱导的 2 型糖尿病胰岛素抵抗模型，对黄连、人参清热益气对药与胰岛素增敏剂改善胰岛素抵抗的作用进行了对照研究。整体实验结果显示：中药可改善胰岛素抵抗大鼠高血糖、高胰岛素血症、高游离脂肪酸血症和高水平肿瘤坏死因子 α；可以减轻高糖、高脂导致的胰岛 β 细胞损害，提高模型动物胰岛 β 细胞内胰岛素含量。分子生物学研究结果显示：中药能上调肠系膜脂肪组织 PPARγmRNA 和蛋白表达，提示中药可能通过调节脂肪组织基因表达等多方面作用减轻胰岛素抵抗，保护 β 细胞功能。

王世东以盐酸吡格列酮作为阳性对照药，观察了清热、益气中药（黄连、人参）配伍对实验性 2 型糖尿病大鼠糖代谢、脂代谢、胰岛素敏感性、胰腺病理形态学、肿瘤坏死因子 − α（TNF − α）水平等的影响。结果显示，清热、益气中药配伍通过多层次、多靶点改善 2 型糖尿病胰岛素抵抗，保护胰岛 β 细胞功能，从而起到降糖作用。

钱瑾等通过多中心、随机、对照试验，共入组 300 例 2 型糖尿病及糖尿病前期患者，治疗组 200 人，口服中药金糖宁胶囊（由蚕沙、甘草组成）；对照组 100 人，口服阿卡波糖，观察 8 周。结果显示，治疗组空腹血糖、早餐后 2 小时血糖和糖化血红蛋白均有明显改善，尤其是餐后血糖的改善十分明显，与阿卡波糖疗效相当，治疗组降低甘油三酯的作用优于阿卡波糖。实验研究发现，金糖宁对大鼠小肠黏膜 α − 葡萄糖苷酶有显著的抑制作用，提示其降糖机制可能与阿卡波糖相似，即抑制 α-葡萄糖苷酶的活性，从而减少小肠对葡萄糖的吸收以降低血糖。

姜敏采用辨体质调体质法，联合金芪降糖片（由金银花、黄芪、黄连组成）综合干预糖耐量受损（IGT）人群。研究发现，可以降低 IGT 转为糖尿病的发生率。

Ji 等按照多中心、大样本、随机、双盲双模拟、阳性药平行对照试验要求，在 18 家医院共同开展消渴丸循证医学研究，共收集临床病例 800 个。研究证实，消渴丸（葛根、地黄、黄芪、格列苯脲等组成）与西药格列苯脲相比，血糖控制效果相当，但消渴丸能显著降低低血糖的风险并改善症状，使用安全性高。

Lian 等通过多中心、随机、双盲、对照试验，共入组 420 例 IGT 患者，治疗组给予中药天芪降糖胶囊（由黄芪、天花粉、女贞子等组成），对照组给予安慰剂对照，两组均予相同的生活方式干预，观察 12 个月。结果显示，天芪胶囊可以降低 IGT 人群发生糖尿病的风险，并且安全性高。

Xu 等对 187 名 2 型糖尿病患者进行了葛根芩连汤不同剂量组的糖尿病临床疗效评价。菌群研究表明，安慰剂组和低剂量组在 12 周时间里肠道菌群结构没有显著变化，临床症状无改善。随着葛根芩连汤剂量增加，受试者的肠道菌群结构与开始治疗前的菌群结构差异逐渐增大，临床疗效也越来越好，提示菌群变化可能是糖尿病病情改善的原因之一。研究人员还发现一种叫作 Faecalibacterium prausnitzii 的细菌在用药后显著升高，而且与空腹血糖和糖化血红蛋白呈负相关，药量越大，其数量也升得越高。

三、糖尿病及并其发症的中医特色疗法

糖尿病心、肾、视网膜、足并发症研究是中医药治疗糖尿病并发症的热点，国家"九五""十五""十一五""十二五"科技攻关计划项目连续把中医药防治糖尿病微血管并发症作为研究课题，近年来取得了不少临床证据。

心血管并发症方面，魏执真等采用随机、双盲、对照临床研究方法，将 400 例糖尿病性心脏病患者随机分组，对照组给予消心痛，治疗组给予糖心宁（由太子参、麦冬、丹参等组成），两组基础治疗相同。结果显示，糖心宁可改善冠状动脉的供血情况和糖尿病性心脏病心肌内微血管病变，并减轻患者的临床症状。

糖尿病肾病方面，我们承担的"九五"国家科技攻关计划课题"止消通脉宁治疗糖尿病肾病的研究"，通过动物在体实验和细胞培养实验研究显示，中药可减轻糖尿病肾病大鼠肾脏病理，减轻肾小球细胞外基质增生，降低肾小球硬化率。"十五"科技攻关计划"糖尿病肾病肾功能不全优化防治方案研究"项目，采用随机、单盲、平行对照和多中心临床研究方法，将入选的221例糖尿病肾病肾功能不全患者随机分为中医辨证论治方案组、氯沙坦治疗方案组和中医辨证论治加氯沙坦治疗方案组，疗程3个月。研究发现，建立在饮食、降糖、对症治疗基础上的中医辨证论治方案在改善肾功能方面具有较好的疗效和安全性。国家"十一五"科技支撑"中医全程干预糖尿病肾病综合方案研究"项目采用多中心、分层、随机、安慰剂对照研究方法，将315例糖尿病肾病患者随机分为治疗组157例、对照组158例，两组患者均给予基础治疗，治疗组在此基础上辨证给予止消通脉宁颗粒剂（由黄芪、生地黄、夏枯草等组成）、止消温肾宁颗粒剂（由黄芪、鬼箭羽、淫羊藿等组成）、止消保肾宁颗粒剂（由黄芪、山茱萸、姜黄等组成）；对照组在此基础上给予厄贝沙坦片及安慰剂，进行24个月随访观察。结果显示，建立在饮食控制、降糖、降压、调脂等治疗基础上的中医药综合治疗方案可降低糖尿病肾病患者终点事件发生率。

在糖尿病视网膜病变的中医药防治方面，成都中医药大学廖品正、段俊国教授承担了国家"九五""十五""十一五"科技攻关计划项目"糖尿病视网膜病变中医药防治"课题，取得了一系列研究成果。研究发现，中药芪明颗粒（黄芪、枸杞子、生地黄，水蛭、茺蔚子等组成）具有益气生津、补益肝肾、化瘀通络功效，用于非增殖型糖尿病视网膜病变疗效确切。实验研究结果发现，中药能增强糖尿病大鼠抗氧化能力，减轻视网膜的氧化损伤。段俊国等进一步采用多中心、随机、安慰剂对照研究方法，将中度及重度非增生性糖尿病视网膜病变患者333例，随机分为基础病治疗＋虚瘀并治组和基础病治疗＋安慰剂，连续治疗6个月，停药随访18个月。研究发现，中医药可延缓糖尿病视网膜病变致盲进程，降低失明风险，提高生存质量。临床上更有用中药制剂葛根素、灯盏花素、血栓通等治疗糖尿病视网膜病变，也取得了一定疗效。

在糖尿病足中医药治疗方面，上海市中西医结合医院奚九一教授提出了"筋疽"的概念。强调气虚津血无力运达肢末，阴虚津少，足端气血津液不足，筋脉、肌肤濡养不足，本虚加水湿内生、湿趋于下、久蕴化热或外感湿邪、蕴而化热标实，湿热毒邪与气血相搏化为脓血为其病机。临床主张分"二型三期"进行辨治。二型即单纯型和混合型，单纯型即不伴缺血性损害，混合型指既有肌腱变性坏死溃疡，又并有动脉硬化闭塞坏死病灶。三期即急性发作期、好转缓解期、恢复期。治疗主张急则治其标，以驱邪、清解为先；缓则治其本，以益气养阴、清除余邪为法，而且主张内治法与外治法相结合，不可拘于活血之法。急性发作期内服清解湿毒之三黄消炎冲剂（黄连、黄芩、制大黄等）、七花消炎冲剂（七叶一枝花、金银花等）、胡黄连解毒冲剂（胡黄连、苦参、茵陈蒿等），强调局部及早清创，清除腐烂组织，并选用抗真菌、抗厌氧菌的中西药清洗及外敷。好转缓解期、恢复期予以益气养阴，除消养筋，内服清脉健步冲剂（黄芪、何首乌、菝葜等）、益气通脉片等。邢鹏超等用奚氏清消方（茵陈、苦参、黄芩等）及祛腐清筋术治疗 90 例糖尿病足筋疽重症，研究发现，临床保肢成功率较高，截肢致残率明显降低。至于糖尿病足皮肤溃疡未成者，更可以用温经活血通络、清热解毒中药外洗、浸泡、熏蒸，是中医治疗糖尿病足的一大特色。

四、中药降糖研究

中医药治疗糖尿病，尤其是中医辨证论治采用中药复方治疗糖尿病深为患者信任，但对中药能不能降糖许多学者持怀疑态度。近年来，许多临床研究已经取得证据，证明中医药治疗糖尿病有确切疗效。但中药成分复杂，主要通过多途径、多靶点综合作用发挥降糖疗效。研究表明，中药降糖主要成分大致有多糖、生物碱、皂苷、黄酮四大类，可通过促进胰岛素分泌、拮抗升糖激素、促进糖原合成或抑制糖原分解、促进外周组织和/或靶器官对糖的利用、增加胰岛素受体或提高其亲和力、提高对胰岛素的敏感性、保护胰岛 β 细胞等机制降糖。单味中药有效组分如黄连素、栀子苷、玉竹多糖、人参皂苷等研究已经发现有降糖作用，中药复方如三黄安消胶囊、金糖宁、金芪降糖片、消渴丸、天芪胶囊、葛根芩连汤等研究也表明有降糖作用。中医药治疗糖尿病包括中药降糖有很好的前景，尤其是对初期诊断 2 型糖尿病患者，中医药有更大的优势。与中药降糖作用相比，中医药治疗糖尿病并发症方面的优势更为突出，如止消通脉宁等许多临床研究已表明可延缓糖尿病并发症的发生。

五、中药治疗糖尿病及其并发症

糖尿病前期以胰岛素抵抗为主，许多研究已经表明，在生活方式积极干预的基础上，中药单体及中药复方可减轻胰岛素抵抗，降低其发展为临床期的风险。在糖尿病临床期，中药与西药降糖药或胰岛素一起又可发挥协同效应。糖尿病并发症的预防，中药可充分发挥其多靶点、多途径的优势，从而延缓或阻止并发症的发生、发展，降低致死、致残、致盲率。

第四节　中医药防治糖尿病及其并发症的思考与展望

中医药防治糖尿病及其并发症取得了可喜成果，但也存在不少问题。只有正视问题，扎实工作，不断总结经验教训，才能促进中医药学术发展，不断提高中医药防治糖尿病及其并发症的临床疗效。

一、全面继承中医药精粹

糖尿病是一个古老的病证，《黄帝内经》《伤寒杂病论》以及历代医家相关论述特别多，研读经典，深入开展相关文献研究仍然具有重要意义。吕仁和教授分期分型辨证方案就是传承《黄帝内经》"脾瘅""消渴""消瘅"论述的成果，糖尿病及其并发症三阴三阳辨证的临床思维是对张仲景《伤寒杂病论》理法的继承与发挥。应该指出的是，随着读经典、用经方逐渐受到重视，经方治疗糖尿病已取得不少成果。但实际上，历代医家针对糖尿病更是积累了很多针对性更强的方剂。其中，很有可能有《肘后方》足以启发屠呦呦发现青蒿素那样的"青蒿一握绞汁服"之类的珍贵经验，所以更需要我们进一步深入挖掘。要全面继承中医药精粹，我们就必须系统研究历代文献，真正做到"勤求古训"。如果能够建立古代文献数据库，引入数理统计技术等，对文献进行挖掘会有事半功倍之效。

二、系统总结名老中医经验

名老中医或承家技，或秉师传，加之多年临床实践，积累了丰富经验，弥足珍贵。国家"十五""十一五""十二五"科技攻关与支撑计划把老中医药专家经验继承作为重点工作之一，有重大意义。吕仁和教授曾被作为继承对象，通过医案数据库，引入现代数理技术，系统总结其治疗糖尿病、肾脏病临床经验，取得了中华中医药学会科技二等奖 1 项。另外，我们还承担了首都医学基金项目，开展了基于对同一流派专家施今墨、祝谌予、吕仁和教授治疗糖尿病的经验进行总结。在糖尿病诊疗方面，吕仁和、魏执真、丁学屏、张发荣、林兰、南征、栗德林、魏子孝等名老中医学术特色鲜明，系统总结其经验，传承中医特色临床思维，挖掘治疗糖尿病及其并发症有效方药，不仅可传承中医学术与临床经验，甚至对建立糖尿病及其并发症中医药防治规范都具有重要意义。

三、全程干预糖尿病及其并发症，突出中医药特色优势

糖尿病有一个自然病程，糖尿病前期、糖尿病临床期、糖尿病并发症期，这是一个不断进展的过程。中医药防治糖尿病及其并发症必须具有全局观念，立足于早期防治，突出"防治结合，寓防于治，分期辨证，综合治疗"，建立中医药全程干预理念，致力于使糖尿病前期患者不进展到临床糖尿病，糖尿病患者不发生并发症。

应明确中医药优势领域，选好攻关点。如糖尿病前期与初发 2 型糖尿病以胰岛素抵抗为主，胰岛细胞功能减退尚不严重，化学药物治疗可能存在不良反应，或引起低血糖等，此时发挥中医药改善胰岛素抵抗、保护胰岛素分泌功能的优势就很值得研究。临床糖尿病阶段，单纯化学药物或胰岛素具体疗效不满意者，配合中药常可取得良好疗效，体现出中西药降糖的协同作用。而对于中医药独具优势的糖尿病肾脏病、眼病、糖尿病足等多种并发症，在西医降糖降压基础上，采用中医药早期干预、辨证治疗、综合干预手段，以延缓并发症发生发展，降低致死、致盲、致残率也具有重要意义。

四、发挥中医药重视整体调节与综合治疗的特色

中医学是基于天人相应整体观，采用"以外揣内"基本思维模式，应用自然药物与天然手段，对人体疾病进行个体化防治的一门知识体系。其防治疾病的手段，除口服中药外，食疗、八段锦、太极拳、气功锻炼等同样是很有特色的传统疗法。针灸、推拿等扶正祛邪、疏通气血和调节内分泌、调节免疫、改善微循环等作用，对糖尿病多种血管神经并发症有一定的治疗作用。中药外治包括药浴、中药外敷、箍围等可改善糖尿病足的临床症状，促进顽固性皮肤溃疡愈合，所以发挥中医药整体调节与综合防治

优势非常重要。即使中药疗法本身包括单味中药，实际上也是通过整体调节、多靶点作用而取得疗效的。中药复方甚至单味中药往往既有降低胰岛素抵抗作用，又有保护胰岛 β 细胞功能作用，更有一定的促胰岛素分泌作用和类葡萄糖苷酶抑制剂作用，有的还常常兼有调节血脂、抗凝、改善微循环、保护肝肾功能的作用。发挥中医药整体调节糖脂代谢优势，有利于糖尿病及其并发症的防治。

五、重视突出中医药因人制宜个体化治疗的特色

中医学重视辨证论治，实际上就是强调个体化。因为中医学认为，人的体质不同，病因复杂，患病后的临床证候表现必然千差万别，进一步发生何种并发症也存在很大不同。所以治则治法和选方用药也应有所区别。此即所谓的辨证论治，实际上就是个体化治疗的思想。研究糖尿病体质发病的规律性，以期提前了解患者的体质特点，从而给予针对性的防治措施。

关于体质的分类，早在《黄帝内经》就有多种方法。如基于五行学说的木火土金水分类法，基于阴阳多少分类法，包括太阳之人、少阳之人、太阴之人、少阴之人、阴阳和平之人，还有勇怯、刚柔、膏粱之人与藜藿之人，以及肉人、脂人、膏人等。王琦教授更提出九分类法，影响深远。我们临床习用《伤寒论》三阴三阳体质分类法，临床行之，切合实用。若能结合现代分子遗传学以及肠道菌群检测技术等，开展深入研究，必然有利于揭示中医体质学的科学内涵。

六、开展大规模糖尿病及其并发症证候学研究

辨证论治是中医药防治糖尿病及其并发症的优势及特色，而证候学研究则是中医病机学研究、证候规范化研究及相关治疗方案研究的基础。因此，引入临床流行病学研究方法，开展大规模糖尿病及其并发症证候学研究意义重大。通过大规模临床证候学研究，我们可以发现糖尿病及其并发症不同阶段的证候分布特点，可以揭示糖尿病及其并发症的病机演变规律，更可以通过可信的数据论证中医病机的客观存在和证候的物质基础，为进一步建立糖尿病及其并发症的中医辨证规范寻求有效的防治措施创造条件。

七、遵照循证医学思想，科学评价中医药临床优势

众所周知，中医药在糖尿病防治领域有独特优势。具体说有改善糖尿病临床症状的优势，有综合调节糖脂代谢的优势，有有效防治并发症的优势。但如何在临床充分发挥这些优势、科研工作中如何科学评价其优势值得深思。糖尿病临床症状复杂，包括主观症状和客观症状，直接影响糖尿病患者的生存质量。引入生存质量评价量表等，对科学评价中医药改善临床症状的优势具有重要意义。糖尿病心、脑、肾并发症和糖尿病视网膜病变、糖尿病足等目前已成为糖尿病患者致死、致盲和致残的主要原因。由于国际上尚缺少有效的防治措施，所以开展中医药防治糖尿病多种并发症的研究，寻求有效的防治措施具有重要意义。问题是如何进行严格的科研设计，并做好临床试验质控，提高中医药临床试验整体水平，这将会直接影响研究结论的科学性，影响中医药的国际传播。因此，应加大研究经费投入，重视科研设计，优化研究方案，包括开展多中心、随机对照临床试验，参照国外临床试验设计思路，引入终点事件评价疗效，这将有利于中医药防治糖尿病并发症研究水平的提高。

八、重视中医理论创新与中医药作用机制研究

创新是科研工作的灵魂。中医学术发展史就是在继承的基础上不断创新的过程。《黄帝内经》论消渴病重视脾胃，尤其重视胃肠结热；《金匮要略》除重视胃肠结热外，更提出厥阴消渴与肾虚消渴。宋代提出三消辨证，明清重视肺、胃、肾，尤其重视肾，强调阴虚燥热。晚近施今墨先生则提出应该把健脾助运与滋肾养阴放在同等重要的地位；祝谌予教授也重视脾肾，更提出分型辨证，重视活血化瘀；吕仁和教授提出分期分型辨证，针对糖尿病微血管病变更重视散结消聚治法就是在继承基础上的理论创新。随着疾病谱的改变，临床证候学基础也发生了很大变化，时代迫切需要更多的理论创新。至于采用动物实验与分子生物学方法，或借鉴系统生物学方法等，都可以理解为中医科研手段的进步。但应用这些科研手段与新技术也应重视我主人从，重视中医学原创思维特色的发挥。研究中医理论，揭示中医药作用机制，不能停留在验证层面，只有着眼于理论创新，才能促进中医学术进步，提高中医临床疗效。

九、建立和推广糖尿病及其并发症规范化中医辨证论治方案

应该指出的是，各国中医药防治糖尿病及其并发症的水平客观上存在很大差距。世界中医药学会联合会作为国际性中医药学术组织有义务为建立和推广糖尿病及其并发症规范化中医辨证论治方案和成熟技术做出贡献。近年来，中国学者在糖尿病及其并发症中医辨证规范和治疗方案研究方面做了很多工作。早在1993年，中国中药学会消渴病专业委员会吕仁和教授等就在证候学研究的基础上制定了糖尿病中医分期辨证和疗效评定标准，并在行业推广。近期中华中医药学会糖尿病分会更组织专家编写了《中国中医糖尿病防治指南》，目前在全国组织推广。世界中医药学会联合会糖尿病专业委员会第三次国际中医药糖尿病学术交流会基于国家"十五"糖尿病肾病项目研究成果，重点针对糖尿病肾病分期辨证和疗效评定标准进行讨论，初步取得了专家共识。相信相关中医辨证与疗效评定标准和防治指南的制定、推广以及进一步完善，一定会对中药防治糖尿病及其并发症整体水平的提高产生积极的影响。

十、开展国际合作，提高中医药防治糖尿病及其并发症整体水平

糖尿病及其并发症防治是国际医学研究的热点，近年来，中医药防治糖尿病及其并发症已经开始受到国际医学界的关注。因此，开展国际医学合作，共同研究中医药防治糖尿病及其并发症的作用及其机制具有重要意义。中医药防治糖尿病及其并发症中医辨证规范化方案的推广，对各国中医糖尿病专科医生进行培训，利用世界中医药学会联合会学术和专家优势全面开展医疗科研和人才培养国际协作，必然有利于充分发挥各自优势，有利于扩大中医学在广大糖尿病患者中的作用和影响，有利于中医药防治糖尿病及其并发症水平的整体提高。

第九章 糖尿病并发症辨证治疗及其用药经验

第一节 糖尿病肾脏病辨证治疗与用药经验

糖尿病肾脏病，吕仁和教授习惯称之为消渴病肾病。其病因病机乃消渴病失治误治，气虚、阴虚、气阴两虚以致阴阳俱虚。在此基础上，久病入络，痰热郁瘀诸多病理产物，互相胶结，"微型癥瘕"形成，肾体受损，肾用失司。虚损劳衰不断加重，肾元虚衰，湿浊邪毒内生，阻滞气机升降出入，即为关格危候。因糖尿病肾脏病病程长，不同阶段病机与证候特点不同，所以吕仁和教授主张分为早、中、晚三期，早期即尿微量蛋白尿期，中期即临床显性蛋白尿阶段，晚期即肾衰阶段，提出了分期辨证治疗方案，体现了分期辨证、综合治疗精神。早中期糖尿病肾脏病以中医内治为主，或配合中药足浴、穴位注射等，重视益气补肾、化瘀散结治法；晚期中医内治的同时，可配合中药保留灌肠、中药直肠点滴、中药结肠透析、药浴等，重视益气护肾、和胃泄浊解毒治法。

早中期：包括气阴虚血瘀证、阳虚血瘀证、阴阳俱虚血瘀证。气阴虚血瘀证，治以益气养阴、化瘀散结，方用经验方止消通脉宁；阳虚血瘀证，治当益气温阳、化瘀散结，方可用经验方止消温肾宁；阴阳俱虚血瘀证，治当滋阴助阳、益气固肾，方用经验方止消保肾宁。

早期兼夹证（气滞、痰湿、痰热、结热、郁热、湿热证）也当充分重视。气滞证治当理气开郁，方药可用四逆散加减；痰湿证治当化痰除湿，方药可用二陈汤加减；痰热证治当化痰清热，方药可用黄连温胆汤加减；热结证治当清泻结热，方药可用三黄丸加减；郁热证治当清解郁热，方药可用小柴胡汤、丹栀逍遥散化裁；湿热证治当清热化湿，方药可用四妙丸、茵陈蒿汤等方化裁。

对中期常见水湿证、停饮证也当重视。水湿证治当利水除湿，方药可用五苓散、五皮饮等化裁；停饮证治当通阳化饮，方药可用苓桂术甘汤、葶苈大枣泻肺汤等。

晚期：包括气阴虚血瘀湿浊证、阳虚血瘀湿浊证、气血阴阳俱虚血瘀湿浊证。气阴虚血瘀湿浊证，治当益气养血、滋阴补肾、化瘀散结、泄浊解毒，方药可用经验方止消通脉宁配合当归补血汤、升降散等；阳虚血瘀湿浊证，治当益气养血、温阳补肾、泄浊解毒，方药可用经验方止消温肾宁配合大黄附子汤等；气血阴阳俱虚血瘀湿浊证，治当益气养血、滋阴助阳、补肾培元、活血化瘀、泄浊解毒，方药可用经验方止消保肾宁配合右归丸、大黄甘草汤等。对于晚期变证，如动风、动血、伤神等证，更当积极救治。动风证：治当解痉熄风，方药可用芍药甘草汤、桂枝加龙骨牡蛎汤等；动血证：治当凉血宁血，方药可用犀角地黄汤、大黄黄连泻心汤等；伤神证：治当化浊醒神，方药可用菖蒲郁金汤等方化裁。临床除积极采取透析疗法外，也可给予清开灵、醒脑静注射液静点。

糖尿病肾脏病（Diabetic kidney disease，DKD）是糖尿病继发的肾脏损害，可表现为微量白蛋白排泄增加与肾小球滤过率降低。既往临床习惯多称之为糖尿病肾病（Diabetic nephropathy，DN），是糖尿病主要微血管并发症之一，在世界范围内现已成为导致终末期肾衰的首要原因。2007 年美国肾脏病基金会（National Kidney Foundation，NKF）制定了《肾脏病生存质量指导指南》。该指南建议用 DKD 取代 DN。指出 DKD 属于临床诊断，糖尿病肾小球病硬化症（Diabetic glomerulopathy，DG）则是经过肾脏穿刺所证实的病理诊断。DKD 属于中医学"消渴病"继发的"水肿""胀满""肾劳""关格"等，临床表现与中医古籍文献记载"肾消""消肾"密切相关。吕仁和教授习惯统称之为"消渴病肾病"。该病名可提示本病继发于消渴病，中心病位在肾，护肾培元思想应该贯穿其防治始终。

一、病因病机与发病机理

（一）西医对发病机理的认识

关于 DKD 的发生发展机制尚未完全明了。目前认为，在遗传因素影响下，由胰岛素分泌或（和）作用缺陷导致的长期高血糖是 DKD 发生的始动因素。高血糖导致的肾脏血流动力学变化及代谢异常是造成肾损害的基础，众多细胞因子活及炎症介质的释放在 DKD 发病过程中也发挥重要作用。DKD 在高血糖、游离脂肪酸、肥胖等代谢异常的基础上，诱导激活

PKC 等多种信号通路，产生大量细胞因子，这些细胞因子一方面可以直接损害肾脏，另一方面可以激活下游信号通路，从而产生连锁反应，间接损害肾脏。

DKD 是以肾小球病变为主，可以合并肾小管间质病变。TGF－β 是 DKD 发病的重要因素。研究证实，出现 DKD 时，TGF－β 在系膜细胞的表达增强，通过调节 ECM 基因表达，增加 ECM 蛋白积聚，从而促进 DKD 发生、发展。足突间的滤过裂孔是构成肾小球滤过屏障的结构之一，在生理状态下，足细胞不仅构成滤过屏障，对血浆蛋白发挥选择性滤过作用，而且还参与 GBM 的更新和修复。糖尿病状态下高糖、非酶糖基化反应引起足细胞裂孔膜蛋白 nephrin 表达下调，导致足细胞足突消失；另一方面肾小球高压、高灌注、高滤过造成的机械牵张力进一步影响足细胞功能，削弱足细胞与 GBM 的附着，加速足细胞凋亡。在高糖环境下，活性氧簇产物过度表达，氧化－抗氧化平衡遭破坏，也能诱导足细胞结构和功能损伤。足细胞损伤会导致患者出现大量蛋白尿，而大量蛋白尿又会进一步加重足细胞损伤，形成恶性循环，最终导致肾小球硬化。此外，在糖尿病及其并发症中，内皮损伤被认为是多种血管病变发生的重要机制。导致糖尿病血管内皮损伤的因素包括高血糖、血脂异常、氧化应激反应、炎症因子及 AngⅡ活化等，尤其是炎症因子。内皮损伤可表现为内皮细胞通透性增加、舒缩功能障碍及黏附分子表达上调等。近期研究发现，免疫失调和炎症反应与 DKD 的发生、发展有密切关系。

（二）中医病因病机

DKD 是消渴病日久、失治误治、病情发展的结果，属于"消渴病"之"消瘅期"，即糖尿病并发症阶段。其发病原因与体质因素（禀赋不足、素体肾虚）、饮食失节（过食肥甘厚味、醇酒辛辣之品，或偏食豆制品，或嗜咸味）、情志失调（郁怒不解，思虑过度）等密切相关。

1. 病因

（1）体质因素：《灵枢·五变》云："五脏皆柔弱者，善病消瘅……肾脆则善病消瘅易伤。"指出不仅消渴病发病有体质因素，转归也会受到体质因素影响。如果素体"肾脆"，易继发肾脏病变。

（2）饮食失节：《素问·通评虚实论》云："凡治消瘅仆击，偏枯痿厥，气满发逆，甘肥贵人则高粱之疾也。"指出过食肥甘厚腻，饮食不节，伤及脾胃，旁及他脏，可发生消瘅。因为醇酒厚味，可内生湿热、痰湿、痰热，阻滞气血，导致络脉瘀结；而过嗜咸味，更可直接伤肾，影响肾脏发病。

（3）情志因素：《灵枢·五变》云："怒则气上逆，胸中蓄积，血气逆留，腹皮充肌，血脉不行……故为消瘅。"指出消瘅发病与急躁易怒相关，病机主要为"血脉不行"。郁怒等不良情绪刺激可以导致气郁、气滞、气结，或变生郁热、痰阻，或气滞血瘀，引发消渴病络脉病变。

（4）失治误治：消渴病久病不已，或失治、误治，肾气受伤，或久病入络，即可继发多种络脉病证。

2. 病机

DKD 的中心病位在肾，络脉瘀结，尤其是"微型癥瘕"形成，是其核心病机。证候特点是本虚标实。《外台秘要》引《古今录验》指出："渴而饮水不能多，但腿肿，足先瘦小，阴痿弱，数小便者，此肾消病也。"此肾消病实际上就属于包括 DKD 等多种糖尿病并发症并存的情况。《太平圣惠方·三消论》云："三消者，一名消渴，二名消中，三名消肾……斯皆五脏精液枯竭。经络血涩。荣卫不行，热气留滞。遂成斯疾也。"指出消肾的病性为本虚标实，本虚为五脏精液枯竭，标实为血脉瘀结，热气留滞。《圣济总录·消渴门》云："肾消，以渴而复利，肾燥不能制约言之。此久不愈，能为水肿痈疽之病。"指出肾消可因肾失固摄、封藏失职所致。又指出："消渴病，肾气受伤，肾主水，肾气虚衰，气化失常，开阖不利，水液聚于体内而出现水肿。"提示消渴病日久伤肾，肾虚气化不行，可以导致水肿。《景岳全书·杂证谟·三消干渴》云："下消者，下焦病也，小便如膏如脂，面黑耳焦，日渐消瘦，其病在肾，故又名肾消也。"明确指出肾消病位在肾。

吕仁和教授提出 DKD"微型癥瘕"病理学说，认为消渴病日久，体质因素加情志、饮食失调等，在内热或伤阴，或耗气，或气阴两伤，或阴损及阳，久病致虚的基础上，久病入络，气虚血瘀，痰郁热瘀互相胶结，在肾之络脉形成"微型癥瘕"，使肾体受损，肾用失司。"聚者，聚也，聚散而无常也""瘕者，假也，假物以成形也""积者，积也，积久而成形也""癥者，征也，有形而可征也"。意思是说，癥瘕为病，初为瘕聚，有聚散无常、假物成形的特点，易治；终为癥积，有积久成形、有形可征的特点。DKD 发生发展的过程，实际上就是肾之络脉病变，微型"瘕聚"渐成"癥积"的过程。肾主藏精，肾气不固，精微外泄，则可见尿蛋白或夜尿频多等。肾主水，肾气不化，或阴损及阳，阳不化气，水湿气化不利，水液滞留，溢于肌肤，故可见浮肿胀满。病情继续发展，肾体劳损，肾元虚衰，气血俱伤，气化不行，浊毒内留，则诸症蜂起，终成肾元衰败，五脏俱病，升降失常，三焦阻滞，水湿浊毒泛滥，一身气机升降出入俱废，则为关格危证，出现胀满、尿少、呕逆不能食、二便不畅、神昏厥逆等。

总之，DKD 病位以肾为中心，常涉及肝、脾诸脏，后期还会涉及心、肺，导致五脏俱病。病性多虚实夹杂，基本病机为肾体受损，肾用失司。早中期普遍存在肾气虚，肾之络脉瘀结，肾精不固，病情进一步发展至晚期，气阴两虚进展为气血阴阳俱虚，肾元虚衰，湿浊内留，三焦闭塞，五脏受累，气机逆乱。

二、临床表现

（一）临床表现

DKD 早期临床症状不典型，可表现为咽干口燥，乏力倦怠，腰膝酸软，夜尿频多；临床期可表现为颜面肢体水肿，甚则胸水腹水；晚期可表现为眼睑苍白，面色萎黄或黧黑，唇甲色淡，口中异味，皮肤瘙痒，恶心呕逆，腿脚抽筋，甚者出现心悸气短，胸闷喘憋不能平卧，少尿或无尿，神昏厥逆，常可兼见头晕耳鸣，视物模糊，肢体麻木疼痛，肌肤甲错，腰酸背痛。男子可见阳痿早泄，女子可见月经量少，甚至闭经。

（二）实验室及辅助检查

1. 微量白蛋白尿检测

微量白蛋白尿是 DKD 早期的临床表现，也是诊断 DKD 的主要依据。其评价指标为尿白蛋白排泄率（UAE）或尿白蛋白/尿肌酐（ACR）。因尿白蛋白排泄受影响因素较多，需在 3~6 个月内复查，3 次结果中至少 2 次超过临界值，并且排除影响因素如 24 小时内剧烈运动、感染、发热、充血性心力衰竭、明显高血糖、怀孕、明显高血压、尿路感染，可做出尿白蛋白排泄异常诊断。微量白蛋白尿的筛查有 3 种方法：①留取任何时间点的尿液，测定白蛋白和肌酐比值。②留取 24 小时尿液，测定 24 小时尿白蛋白量。③留取一段时间内的尿液（4 小时或过夜），测定尿白蛋白排泄率。第一种方法留尿方便，结果也较准确，适用于患者就诊当天检查。目前，ACR 检测日益受到重视。尿白蛋白排泄异常的定义见表 9-1。

表9-1 尿白蛋白排泄异常的定义

尿白蛋白排泄	单次样本	24 小时样本	某时段样本
	ACR（mg/g）	24 UAE（mg/24h）	UAE（μg/min）
正常白蛋白尿	<30	<30	<20
微量白蛋白尿	30~300	30~300	20~200
大量白蛋白尿	>300	>300	>200

2. 眼底检查

糖尿病视网膜病变常早于 DKD 发生，大部分 DKD 患者患有糖尿病视网膜病变，但在透析的 DKD 患者中，糖尿病视网膜病变的发病率反而减少，糖尿病视网膜病变被 NKF/KDOQI 指南作为 2 型糖尿病患者 DKD 的诊断依据之一。

3. 肾功能评价

肾功能改变是 DKD 的重要表现，肾功能指标既往重视血肌酐、内生肌酐清除率等，目前主要是肾小球滤过率（GFR）。根据 GFR 和其他肾脏损伤证据可进行慢性肾脏病（CKD）的分期。具体见表9-2。

表9-2 慢性肾脏病的肾功能分期

分期	特征	GFR
1	肾脏损害，GFR 正常或升高	≥90
2	肾脏损害，GFR 轻度降低	60~89
3a	GFR 轻中度降低	45~59
3b	GFR 中重度降低	30~44
4	GFR 重度降低	15~29
5	肾衰竭	<15

三、诊断与鉴别诊断

（一）西医诊断、分期标准及鉴别诊断

1. 糖尿病肾脏病的诊断要点

根据中华医学会糖尿病学分会微血管并发症学组起草糖尿病肾病防治专家共识（2014 年版），DKD 的诊断分为病理诊断和临床诊断。肾脏病理被认为是诊断金标准。糖尿病主要引起肾小球病变，表现为肾小球系膜增生、基底膜增厚和 K - W（Kimmelstiel - Wilson）结节等，是病理诊断的主要依据。目前 DKD 临床诊断的依据有尿白蛋白和糖尿病视网膜病变，临床诊断标准见表 9 - 3。

表 9 - 3　DKD 临床诊断标准

	在大部分糖尿病患者中，出现以下任何 1 条考虑肾脏损伤是糖尿病引起的：
美国肾脏病基金会肾脏病预后质量倡议（NKF/KDOQI）指南标准	1. 大量蛋白尿 2. 糖尿病视网膜病变伴微量白蛋白尿 3. 在 10 年以上糖尿病病程的 1 型糖尿病中出现微量白蛋白尿
中华医学会糖尿病分会微血管并发症学组工作建议	1. 大量白蛋白尿 2. 糖尿病视网膜病变伴任何一期慢性肾脏病 3. 在 10 年以上糖尿病病程的 1 型糖尿病中出现微量白蛋白尿

2. 糖尿病肾脏病的分期

糖尿病肾脏病的分期主要参考目前国际上影响最大的丹麦学者 Mogensen 提出的 DN 分期方案。该分期方案虽然是基于 1 型糖尿病提出，但目前专家认为 2 型糖尿病也可以参照此分期方案。

Ⅰ期：肾小球滤过率增高，肾体积增大，尿无白蛋白，无病理组织学损害。肾血流量、肾小球毛细血管灌注及内压均增高，其初期改变为可逆性。

Ⅱ期：正常白蛋白尿期。尿白蛋白排泄率（UAE）正常。GBM 增厚，系膜基质增加，GFR 多高于正常。

Ⅲ期：早期 DKD。尿白蛋白排泄率（UAE）持续在 20～200μg/min 或 30～300mg/24h。GBM 增厚，系膜基质增加明显，出现肾小球结节型和弥漫型病变及小动脉玻璃样变，肾小球荒废开始出现。

Ⅳ期：临床 DKD 或显性 DKD。UAE 持续 200μg/min 或尿蛋白 >0.5g/24h，血压增高，水肿出现。肾小球荒废明显，GFR 开始下降。

Ⅴ期：终末期肾功能衰竭。GFR <10mL/min。肾小球广泛荒废，血肌酐、尿素氮增高，伴严重高血压、低蛋白血症和水。

3. 鉴别诊断

DKD 临床上应与多种原发性、继发性肾小球疾病及心衰、高血压病等所引起的肾脏损害相鉴别。

（1）糖尿病合并泌尿系感染：糖尿病合并泌尿系感染，尤其是合并肾盂肾炎时，常有尿糖、尿蛋白阳性，与 DKD 相似。但前者有尿频、尿急、尿痛、腰痛、少腹拘急等症状，尿检有白细胞，甚至大量脓球。其中有慢性肾盂肾炎病史者，还可见肾脏体积缩小。而 DKD 患者无尿频尿急等膀胱刺激征，尿中无白细胞，尿培养阴性，肾脏不缩小，早期甚至可增大，眼底检查常有糖尿病视网膜病变，常并发有其他糖尿病慢性血管神经并发症。

（2）糖尿病合并原发性肾小球疾病：糖尿病合并慢性肾炎可发生于糖尿病病程较短的患者，可出现持续性蛋白尿、镜下血尿，甚至肉眼血尿，尿红细胞形态学检查可证实为肾小球性血尿，或伴有红细胞管型。于各种感染后，旋即引起蛋白尿、血尿、水肿加重，或迅速出现肾功能减退，眼底检查无糖尿病视网膜病变。DKD 则发生于糖尿病发病后多年，持续性蛋白尿，血尿少见，与感染关系不大，眼底检查常伴有糖尿病视网膜病变。肾活检病理检查则有助于最后确诊。

（3）糖尿病合并高血压性肾损害：糖尿病合并高血压性肾损害，可发生于糖尿病病程较短，而有长期高血压病史的患者，可出现较少量的蛋白尿，一般无血尿，可伴有水肿，肾功能减退，眼底检查多呈动脉硬化眼底，无糖尿病视网膜病变，若有眼底出血，多呈火焰状出血。临床还常伴有高血压性心脏病、动脉硬化闭塞症等。

（4）其他：目前，随着高尿酸血症发病率的提高，痛风性肾病发病率也在提高，所以也应该注意鉴别。其他如糖尿病合并其他继发性肾小球疾病，如狼疮性肾病、乙型肝炎相关性肾炎，糖尿病合并充血性心力衰竭、糖尿病合并肝硬化、肝肾综合征等也可表现为蛋白尿、肾功能损害等，应与 DKD 相鉴别。

需要注意的是，糖尿病患者出现蛋白尿或肾小球滤过率降低，存在下列状况时应考虑肾脏的病因非糖尿病所致。

①无糖尿病视网膜病变。②GFR 较低或迅速下降。③蛋白尿急剧增多或有肾病综合征。④顽固性高血压。⑤尿沉渣活动表现。⑥其他系统性疾病的症状或体征。⑦血管紧张素转换酶抑制剂（ACEI）或血管紧张素Ⅱ受体拮抗剂（ARB）类药物开始治疗后 2~3 个月内肾小球滤过率下降超过30%。

四、西医治疗

针对 DKD 的防治，西医学主要着眼于控制蛋白质摄入与降糖降压等。因 DKD 不同阶段临床表现不同，具体方案也应有所区别。

早期患者，应控制血糖，合理运用口服降糖药物，如瑞格列奈、格列喹酮、阿卡波糖等，或胰岛素等。同时，充分使用 ACEI/ARB 药物，如贝那普利、厄贝沙坦等降血压药。国外研究发现：RAS 阻断剂可以降低血压，更可减轻肾脏高滤过，延缓 DKD 病理进展。

临床期患者，治疗应着眼于肾功能保护，重视延缓肾功能不全的发生或进展，积极防治并发症。DKD 的西医治疗以控制血糖、控制血压、调脂为基础，但此时降糖药物选择应该谨慎。目前一般主张应用瑞格列奈和胰岛素治疗。对于口服降糖药与胰岛素的用法用量，应注意根据 GFR 水平进行调整。应注意避免因药物体内蓄积，增加低血糖事件的发生。降压药方面，目前一般认为中重度肾功能损伤者应慎用 ACEI/ARB 药物控制血压，以避免高血钾，或减少肾脏灌注可能。同时，应注意抗贫血、纠正电解质紊乱与酸碱平衡失调等，以延缓肾衰进展，延迟透析时间，提高生活质量。并发冠心病或存在心衰者，还需要改善冠脉供血，积极给予抗心衰治疗。如果确诊肾衰竭者，必要时可考虑肾脏替代治疗。观察发现，DKA 引起的肾衰竭，透析时间往往较非糖尿病所致肾衰竭为早。

五、中医治疗

（一）治疗原则

"防治结合，寓防于治，分期辨证，综合治疗"是 DKD 治疗的总原则。因为 DKD 不同阶段，证候特点不同，核心病机有别，所以必须在明确分期的基础上进一步辨证治疗。根据国家中医药管理局医政司 2011 年发布的《消渴病肾病早中期临床路径与诊疗方案》《消渴病肾病晚期临床路径与诊疗方案》，DKD 分为早、中、晚三期，早期为尿微量白蛋白尿期，中期为临床显性蛋白尿阶段，晚期为肾衰阶段，并提出了分期辨证治疗方案，体现了分期辨证、综合治疗的精神。早中期 DKD 以中医内治为主，或配合中药足浴、穴位注射等，应重视益气补肾、化瘀散结法；晚期在中医内治的同时，可以配合中药保留灌肠、中药直肠点滴、中药结肠透析、药浴等，重视益气护肾，和胃泄浊解毒。

（二）辨证治疗

1. 早期（包括气阴虚血瘀证、阳虚血瘀证、阴阳俱虚血瘀证）

（1）气阴虚血瘀证（气虚证、阴虚证、血瘀证同见）

症状：乏力体倦，气短，动则尤甚，自汗易感，咽干，或双目干涩，手足心热，或五心烦热，或腰膝酸软，盗汗，或怕热汗出，大腰痛固定，夜间加重，肢体麻痛，或偏瘫，肌肤甲错，或口唇紫暗，便偏干，小便黄，舌体瘦，舌质暗红，舌苔少，或有瘀斑，或舌下络脉色紫怒张脉细，或细数。

治法：益气养阴，化瘀散结。

方药：止消通脉宁（吕仁和经验方）。

组成：黄芪、葛根、玄参、生地黄、夏枯草、山楂、枳实、丹参、桃仁、大黄。

方解：方中黄芪补脾肺之气；葛根鼓舞脾胃之气，生津止渴；生地黄、玄参滋阴清热；夏枯草清热散结消肿；丹参、桃仁活血化瘀；枳实理气化痰；大黄既能凉血活血又能通腑泻浊。诸药合用，可起到益气养阴、化瘀散结的作用。临床上也可以选用参芪地黄汤（《沈氏尊生书》）、金锁固精丸（《医方集解》）、清心莲子饮（《太平惠民合剂局方》）等方化裁。

临床应用：止消通脉宁方主要适用于 DKD 早中期气阴两虚血瘀证。

肺肾阴虚者，配合麦味地黄丸；心肾阴虚者，配合天王补心丹；肝肾阴虚者，配合杞菊地黄丸；肝阳上亢病机突出者，可配合镇肝熄风汤、建瓴汤，或加用磁石、黄芩、夏枯草、怀牛膝、钩藤等；兼胃肠结热、大便干结者，治当清泄热结，可配合增液承气汤、三黄丸加味，或加用生大黄等；兼肝经郁热、视物模糊者，治当解郁清热，可配合小柴胡汤，或加用柴胡、黄芩、草决明等；兼血脉瘀阻突出，手足麻木疼痛，肌肤甲错，舌质紫暗，脉弦，或涩者，治当活血化瘀，可配合桃红四物汤，或加用山楂、大黄、姜黄、水蛭粉、三七粉等。

（2）阳虚血瘀证（气虚证、阳虚证、血瘀证同见）

症状：乏力体倦，气短动则尤甚，自汗易感，畏寒肢冷，或腰膝酸冷，或腰膝冷痛，男子阳痿，女子性欲淡漠，食少纳呆，腹胀，或大便稀溏，小便清长，或夜尿频多，舌体胖，舌质紫暗或有瘀斑，舌苔白，或舌下络脉色紫怒张，脉沉细。

治法：益气温阳，化瘀散结。

方药：止消温肾宁（吕仁和经验方）。

组成：黄芪、当归、川芎、淫羊藿、鬼箭羽、瓦楞子、熟大黄。

方解：吕仁和教授认为，DKD乃消渴病治不得法，日久伤阴耗气、阴损及阳，在虚的基础上久病入络，痰浊、邪热、血瘀、气郁互相胶结，形成"微型癥瘕"，使肾体受损、肾用失司所致。因气虚进一步发展可导致阳虚，或患者素体阳虚，表现为脾肾阳虚。因此，DKD临床期阳气虚证，治疗当在重视益气温阳的基础上重视化瘀散结，以保护肾功能为要务，以黄芪益气扶正，当归、川芎活血化瘀，淫羊藿温补肾阳，鬼箭羽、瓦楞子祛瘀化痰散结，大黄活血消癥，推陈致新。临床上也可用黄芪汤（《太平惠民合剂局方》）、参苓白术散（《太平惠民合剂局方》）、水陆二仙丹（《洪氏集验方》）、补阳还五汤（《医林改错》）等方化裁。

临床应用：止消温肾宁方在补气的基础上温阳补肾，常用于久病肾虚、阳虚血瘀者。肾阳虚突出，畏寒，男子阳痿，妇女带下清稀，治当补肾壮阳，方可用五子衍宗丸、玄菟丸，药可加用菟丝子、沙苑子、枸杞子、仙茅、淫羊藿加鹿茸片、露蜂房、九香虫等；兼脾虚湿停、脘腹胀满者，可健脾化湿，药可重用苍术、白术加莲子、陈皮、半夏、砂仁等；久病入络、手足麻木疼痛、舌质紫暗、脉弦或涩者，治当活血化瘀，可配合桃红四物汤，或加用水蛭、地龙、姜黄、三七粉等活血通络。

（3）阴阳俱虚血瘀证（气虚证、阴虚证、阳虚证、血瘀证同见）

症状：乏力体倦，气短动则尤甚，自汗易感，咽干，或双目干涩，头晕眼花，易寒易热，手足心热，或五心烦热，或腰膝酸冷，肢体麻痛，或偏瘫，肌肤甲错，或口唇紫暗，男子阳痿，女子性欲淡漠，大便时干时稀，夜尿频多，舌体胖，舌质紫暗或有瘀斑，或舌下络脉色紫怒张，舌苔或白或薄黄，脉沉细无力。

治法：滋阴助阳，益气固肾。

方药：止消保肾宁（吕仁和经验方）。

组成：黄芪、当归、川芎、山茱萸、鬼箭羽、姜黄、熟大黄。

方解：吕仁和教授认为，DKD乃消渴病治不得法，日久伤阴耗气、阴损及阳，所以阴阳俱虚证比较多见。因此，在DKD临床期阴阳俱虚证，治疗当在重视益气补肾的基础上，阴阳两补。基于"微型癥瘕"形成的病机，当重视化瘀散结，时刻注意保护肾功能，故以黄芪益气扶正；当归、川芎活血化瘀；山茱萸补肾固摄，阴阳双补；姜黄化瘀行气散结；大黄活血消癥，推陈致新。临床上也可用黄芪汤（《太平惠民合剂局方》）、肾气丸（《金匮要略》）、右归丸（《景岳全书》）、二仙汤（验方）、玄菟丸（《太平惠民合剂局方》）、五子衍宗丸（《摄生众妙方》）等方化裁。

临床应用：止消保肾宁方滋阴助阳，益气补肾，在滋阴补气的基础上温阳，常用于 DKD 素体肾虚，或久病及肾，阴阳俱虚者。偏重于阴虚者，可加用黄柏、知母、生熟地黄等滋肾清热；阳虚突出，畏寒，男子阳痿者，治当补肾壮阳，可加用仙茅、巴戟天，甚至肉桂、炮附子等；若兼胃肠结滞、大便干结者，可加熟大黄等；兼脾虚湿停、脘腹胀满者，可加苍术、白术、苏梗、香附、陈皮等；兼脾肾阳虚、脘腹胀痛、泄泻，甚至完谷不化者，可配用附子理中丸，药加炮附子、人参、苍术、白术、干姜、黄连等；络脉瘀结，出现多种并发症，见胸痛、胁痛、肢体偏瘫，手足麻木疼痛，肌肤甲错，舌质紫暗，脉弦或涩，可加水蛭、僵蚕、地龙、姜黄、三七、鬼箭羽等活血通络。

（4）兼夹证（气滞证、痰湿证、痰热证、结热证、郁热证、湿热证）

①气滞证：治当理气开郁，方药可用四逆散（《伤寒论》）、大七气汤（《寿世保元》）、五磨饮子（《五磨饮子》）、柴胡疏肝散（《医学统旨》）等方化裁。参考用药：柴胡、白芍、陈皮、苏梗、香附、乌药、香橼、佛手、大腹皮、荔枝核等。

吕仁和教授常用加减四逆散（吕仁和经验方）。

组成：银柴胡、枳实、枳壳、赤芍、白芍、香橼、佛手、香附、乌药。吕仁和教授将柴胡改为银柴胡，既能清虚热，又可疏泄，特别防止久用柴胡伤肾的危险。若气郁化火，症见急躁易怒、头晕目眩或双目干涩、口苦咽干者，可加黄芩、菊花、枸杞子、密蒙花、龙胆草，以加强清肝明目的作用；若手足寒冷，脉沉细等兼有肾阳不足证者，方中加入鹿角片、淫羊藿、巴戟天、九香虫等温补肾阳，活血通脉；若肝胃失和、多食、肥胖、便干者，加玉竹、酒大黄，玉竹养阴益气，使人少吃而不甚饥，体重减而不甚乏力；若湿热内盛体重重者，加茵陈、炒栀子清利湿热。

②痰湿证：治当化痰除湿，方药可用二陈汤（《太平惠民合剂局方》）、指迷茯苓丸（《全生指迷方》）、白金丸（《本事方》）等化裁。参考用药：陈皮、清半夏、茯苓、苍术、白术、茵陈、石菖蒲、荷叶、泽泻、桑白皮、僵蚕、海藻、薏苡仁、红曲、文蛤、牡蛎等。化痰除湿治法主要适用于 DKD 体型肥胖属痰湿阻滞证候者，多见于太阴脾虚、少阳气郁体质者。

太阴脾虚体质、气虚胃寒、胃胀便溏者，治当重视健脾益气，方可用六君子汤，药加木香、砂仁等；少阳气郁体质气郁痰阻者，当重视舒肝解郁，药可加柴胡、枳壳、荔枝核等；若痰湿中阻、心胸烦闷、失眠多梦症状突出者，应重用清半夏12～15g，即《内经》半夏秫米汤和《金匮要略》栝楼薤白半夏汤之意；痰湿中阻、气机痞塞、脘腹胀满、恶心呕吐者，可加用苏叶、藿香、佩兰、灶心土等。

③痰热证：治当化痰清热，方药可用黄连温胆汤（《六因条辨》）、小陷胸汤（《伤寒论》）等方化裁。参考用药：黄连、黄芩、瓜蒌、陈皮、清半夏、茯苓、竹茹、茵陈、泽泻、桑白皮、僵蚕、海藻、夏枯草、薏苡仁、文蛤等。化痰清热治法，主要适用于DKD兼夹痰热内阻证候者。脾虚体质、气虚突出者，治当重视健脾益气，方可用六君子汤，药可用苍术、白术等；少阳气郁体质气郁痰阻者，当重视舒肝解郁，药可加柴胡、枳壳、姜黄、荔枝核等；痰火扰心，心胸烦闷，头晕沉重，失眠多梦，四肢沉重，口干黏腻，大便不通，舌红，苔腻而黄，脉象滑数，或弦滑而数者，可用礞石滚痰丸。

④结热证：治当清泻结热，方药可用三黄丸（《千金翼方》）、黄连解毒汤（《外台秘要》）、增液承气汤（《温病条辨》）、凉膈散（《太平惠民合剂局方》）等方化裁。参考用药：生大黄、黄连、黄芩、草决明、栀子等。清泻结热法主要适用于DKD见胃肠结热证候者。若热毒壅盛，有疮疖、皮肤瘙痒、灼热，便干尿黄，舌质红，苔黄，脉数者，治当清热解毒，方可用野菊花、金银花、蛇莓、地肤子、猫爪草、倒扣草等；若兼肝经郁热，口苦咽干，胸胁脘腹胀满者，治当清泻肝胃郁热，方可用柴胡、黄芩、大黄、赤芍、白芍、枳壳等；肾阴虚兼胃肠结热，则当重视补肾阴，可加用女贞子、旱莲草、枸杞子、黄精等。

⑤郁热证：治当清解郁热，方药可用小柴胡汤（《伤寒论》）、丹栀逍遥散（《内科摘要》）化裁。参考用药：柴胡、黄芩、山栀、夏枯草、丹皮、枳壳、茵陈、草决明、薄荷等。清解郁热治法，适用于DKD见肝经郁热证候者。兼胃肠热结、大便干结者，治可清泄胃热，可加用黄连、知母、姜黄、大黄等；兼肾阴亏虚、腰膝酸软者，当重视滋阴补肾，可加用枸杞子、生地黄、玄参、知母、女贞子、旱莲草等。

⑥湿热证：治当清热化湿，方药可用三仁汤（《温病条辨》）、四妙丸（《成方便读》）、茵陈蒿汤（《伤寒论》）等方化裁。参考用药：苍术、白

术、茯苓、黄连、黄芩、黄柏、薏苡仁、陈皮、半夏、茵陈、土茯苓、石韦、萆薢、半枝莲、白花蛇舌草等。清热化湿治法，适用于 DKD 湿热内蕴证候者。湿热在中焦，黄连平胃散为主；湿热下注，四妙散为主；湿热影响三焦，可用三仁汤化裁。脾虚湿热邪内困，脘腹胀满，食欲不振，口渴不欲饮，恶心，四肢沉重，头晕头沉，舌苔白腻，脉象濡缓者，治当化湿醒脾，可加苍术、白术、茯苓、陈皮、藿香、佩兰、菖蒲、草果、苏梗等，甚至用参苓白术散、七味白术散加苍术、黄连等；胃热夹湿，大便干结、数日一行，舌质红，苔黄厚，脉滑数者，治当清泄，可加生大黄、黄连、莱菔子等。

2. 中期（包括气阴虚血瘀证、阳虚血瘀证、阴阳俱虚血瘀证，共三型）

具体分型与早期 DKD 相同。

兼夹证：除了 DKD 早中期普遍存在的血瘀证以及兼夹证气滞、痰湿、结热、郁热、湿热证外，还可见水湿证、停饮证。

①水湿证：面目及肢体浮肿，或小便量少，四肢沉重，舌体胖大有齿痕，苔水滑，脉弦滑，或沉。治当利水除湿，方药可用五苓散（《伤寒论》）、五皮饮（《中藏经》）、导水茯苓汤（《普济方》）等方化裁。参考用药：猪苓、茯苓、陈皮、桑白皮、大腹皮、白术、苍术、泽泻、车前子、冬瓜皮、薏苡仁、土茯苓、石韦等。行气利水治法，可加用当归、川芎、丹参、牡蛎等化瘀散结，适用于 DKD 中期水肿症突出者。脾气虚突出者，可重用黄芪等；腹胀甚、恶心、呕吐清水气滞水停者，可加重行气药用量，或加用炒莱菔子、木香、槟榔、砂仁等；恶心、呕吐症状突出者，治当和胃降逆，可加清半夏、苏叶、生姜等；胸闷气喘、咳逆倚息不得平卧者，可加葶苈子、车前子等，泻肺利水；畏寒肢冷、背寒，或脘腹冷凉、痞满者，可加桂枝、生姜等。

②停饮证：背部恶寒，咳逆倚息不得卧，或胸膺部饱满，咳嗽引痛，或心下痞坚，腹胀叩之有水声，舌苔水滑，脉沉弦或滑。治当通阳化饮，方药可用苓桂术甘汤（《伤寒论》）、茯苓甘草汤（《伤寒论》）、木防己汤（《金匮要略》）、葶苈大枣泻肺汤（《金匮要略》）等方。参考药物：猪苓、茯苓、白术、桂枝、泽泻、桑白皮、炒葶苈子、车前子、石韦、土茯苓等。通阳化饮治法，遵照《金匮要略》"病痰饮者，当以温药和之"之旨，于淡渗利水诸药中加入了桂枝通阳。车前子、石韦、炒葶苈子等有泻肺利

水作用，对于心衰所致的肺水肿有一定疗效。若气短、胸闷、心慌，气虚症状突出，治当重视益气养心，吕仁和教授常用当归补血汤、生脉散配合泻肺利水、活血化瘀之药治疗。药如黄芪、太子参、车前子、石韦、猪苓、茯苓、泽泻、泽兰、桑白皮、当归、川芎、丹参、桃仁、红花等；若胸闷、腹满、气滞水停者，当重视理气行水，可加枳壳、大腹皮、木香、槟榔等。

3. 晚期（包括气阴虚血瘀湿浊证、阳虚血瘀湿浊证、气血阴阳俱虚血瘀湿浊证三型）

（1）阴虚型（气阴虚血瘀湿浊证，气虚证、血虚证、阴虚证、血瘀证、湿浊证同见）

症状：神疲乏力，面色苍黄，口燥咽干，双目干涩，头晕心悸，腰膝酸软，五心烦热，失眠，多饮尿频，皮肤瘙痒、灼热干燥，或小腿抽筋，爪甲色淡，舌暗红或暗淡，舌体瘦，苔薄黄腻，脉沉细或数。

治法：益气养血、滋阴补肾、化瘀散结、泄浊解毒。

方药：止消通脉宁（吕仁和教授经验方）配合当归补血汤（《内外伤辨惑论》）、八珍汤（《正体类要》）、六味地黄汤（《小儿药证直诀》）、麦味地黄汤（《寿世保元》）、归芍地黄汤（《北京市中药成方选集》）等方化裁。

参考用药：黄芪、黄精、生地黄、山茱萸、当归、川芎、鬼箭羽、茯苓、丹参、陈皮、法半夏、赤芍、白芍、石韦、夏枯草、熟大黄等。

临床应用：止消通脉宁方加减主要适用于 DKD 晚期气血不足、肾阴虚、血瘀湿浊证。因该期有湿浊内留病机，所以方中应重用大黄泄浊解毒；恶心呕吐症状突出者，重用陈皮、法半夏、黄连等和胃降逆药。肺肾阴虚患者，可配合麦味地黄丸；心肾阴虚患者，可配合天王补心丹；肝肾阴虚患者，可配合杞菊地黄丸。

（2）阳虚型（阳虚血瘀湿浊证，气虚证、血虚证、阳虚证、血瘀证、湿浊证同见）

症状：神疲乏力，面色苍白无华，体倦懒言，畏寒肢冷，头晕心悸，视物模糊，腰膝冷痛，腹胀喜暖，恶心、呕吐清水，大便稀溏，嗜卧，夜尿频多，小便清长，爪甲色淡，舌胖大，舌质淡暗，舌苔白腻，或灰腻，脉沉细无力。

治法：益气养血，温阳补肾，化瘀散结，泄浊解毒。

方药：止消温肾宁（吕仁和教授经验方）配合当归补血汤（《内外伤辨惑论》）、十全大补汤（《太平惠民和剂局方》）、济生肾气丸（《严氏济生方》）、人参汤（《伤寒论》）、温脾汤（《备急千金要方》）、大黄附子汤（《金匮要略》）等方化裁。

参考用药：黄芪、苍术、白术、茯苓、猪苓、淫羊藿、枸杞子、当归、川芎、丹参、刘寄奴、苏梗、砂仁、陈皮、法半夏、瓦楞子、熟大黄等。

临床应用：止消温肾宁加减方主要适用于DKD晚期气血不足、肾阳虚、血瘀湿浊证。因有湿浊内留，所以可用熟大黄泄浊解毒。如大便偏稀，可用熟大黄，更可配干姜、砂仁等；恶心，呕吐清水症状突出者，可加用苏叶、生姜、吴茱萸温中和胃；肾阳虚症状突出者，可配合肾气丸；小便不利者，可配合济生肾气丸；畏寒肢冷，恶心，呕吐清涎，大便不通者，可配合大黄附子汤加味；阳虚突出，畏寒，男子阳痿，妇女带下清稀，治当补肾壮阳，方可用五子衍宗丸、玄菟丸，药可加用菟丝子、沙苑子、枸杞子、仙茅、淫羊藿加鹿茸片、露蜂房等。

（3）阴阳俱虚型（气血阴阳俱虚血瘀湿浊证，气虚证、血虚证、阴虚证、阳虚证、血瘀证、湿浊证同见）

症状：神疲乏力，表情淡漠，面色黧黑，头晕耳鸣，视物模糊，心悸气短，咽干口燥，口中尿味，嗜睡，或心烦失眠，腰膝酸冷，手足心热而手足背寒，自汗盗汗，夜尿频多，大便时干时稀，爪甲色淡，舌体胖大，暗淡有齿痕，舌苔黄腻，或白腻，或灰腻，脉沉细或沉细而数。

治法：益气养血，滋阴助阳，补肾培元，活血化瘀，泄浊解毒。

方药：止消保肾宁（吕仁和教授经验方）配合当归补血汤（《内外伤辨惑论》）、人参养荣汤（《太平惠民和剂局方》）、金匮肾气丸（《金匮要略》）、右归丸（《景岳全书》）、大补元煎（《景岳全书》）等方化裁。

参考用药：黄芪、生地黄、熟地黄、山茱萸、山药、当归、川芎、白术、茯苓、猪苓、黄精、鹿角片、枸杞子、姜黄、三七粉、陈皮、半夏、淫羊藿、熟大黄等。

临床应用：止消保肾宁加减方可滋阴助阳，益气养血，补肾培元，活血化瘀，泄浊解毒，主要适用于DKD晚期尿毒症气血阴阳俱虚之人。兼胃肠结滞、大便干结者，可加用生大黄、蝉衣、僵蚕、姜黄等；兼脾虚湿停、脘腹胀满、食欲不振者，可加用苍术、白术、苏叶、香橼、佛手、藿香、佩兰等；兼脘腹胀痛、泄泻者，可加用苍术、白术、干姜、黄连、砂仁等；阳虚水饮内停，呕吐痰涎、清水，背寒，或水肿者，可配用五苓散，加用猪苓、泽泻、桂枝、白术、冬瓜皮、玉米须、石韦、土茯苓等。临床上吕仁和教授常用加减龟鹿二仙胶经验方（常用药如鹿角胶、龟板胶、黄芪、当归、川芎、丹参、水红花子、猪苓、茯苓、灵芝、红景天）。龟鹿二仙胶出自《医便》，由鹿角胶、龟板胶、枸杞子、人参组成，具有滋阴填精、益气壮阳之功效，主治真元虚损，精血不足证，配合加入黄芪、当归、川芎、丹参等益气活血养血之品，可用于治疗 DKD 晚期肾元亏虚、气血阴阳俱虚者。兼气滞湿阻者，当重视理气，可加用枳壳、苏梗、香橼、佛手等；湿浊痰火相兼，心胸烦闷，脘腹痞满，口干黏腻，舌红苔腻而黄，脉象滑数者，可用温胆汤加味；寒热错杂，心下痞满，呕恶心烦，舌苔黄白相间者，治当辛开苦降，可用半夏泻心汤、黄连汤化裁；寒湿内结，大便不通，畏寒，脉沉弦者，可用大黄附子汤加味；食谷则呕者，可用吴茱萸汤，散寒降逆。

吕仁和教授治疗慢性肾衰竭晚期更有保肾泄浊方。

药物组成：黄芪、当归、赤芍、牡丹皮、丹参、川芎、水红花子、猪苓、茯苓、熟大黄、炒枳实。

吕仁和教授认为，气血两虚、瘀阻脉络、湿浊内停为 DKD 晚期慢性肾功能衰竭的重要病机，故益气养血、活血化瘀、利湿泄浊为重要治法。方中黄芪、当归为当归补血汤，益气养血，以后天之气血充养先天之肾元；赤芍、牡丹皮、丹参、水红花子凉血活血，使血脉畅通，改善肾脏硬化；炒枳实、熟大黄通腑泄浊，给邪以出路；猪苓、茯苓利湿健脾，以祛湿浊。诸药合用，标本兼治，扶正祛邪，临床常获卓效。

（4）兼夹证（包括早中期常见的气滞、痰湿、痰火、结热、湿热、郁热、水湿、饮停证，晚期 DKD 还可表现为动风证、动血证、伤神证）。

①动风证：肢体抽搐，甚则角弓反张，或手足震颤，小腿抽筋，全身骨骼酸痛、乏力，舌淡，脉细弱，或弦细。治当解痉息风，方用芍药甘草汤（《伤寒论》）、驯龙汤（《医醇剩义》）、桂枝加龙骨牡蛎汤（《金匮要略》）等方化裁。

参考用药：白芍、川牛膝、怀牛膝、木瓜、珍珠母、钩藤、生薏米、生龙骨、生牡蛎、甘草等。观察发现，该药对 DKD 肾衰低血钙症肢体抽筋有良好疗效。肢体畏寒、骨骼疼痛者，可加入桂枝等温经通络；或用川乌、草乌、白芷、细辛等水煎外洗，以引火下行。

②动血证：牙龈出血，皮下紫癜，呕血，咯血，吐血，便血。治当凉血宁血，方药可用犀角地黄汤（《备急千金要方》）、大黄黄连泻心汤（《伤寒论》）等方化裁。参考用药：生地、白芍、大黄、三七粉、黄芩、侧柏叶、桑叶、生地榆、槐花、生龙骨、生牡蛎、仙鹤草。此法主要适用于 DKD 晚期浊毒内留、毒邪伤血证候。"入血尤恐耗血动血，直须凉血散血"，故用生地黄、白芍、大黄、三七粉等凉血、活血、止血之品。若表现为呕血者，可加用白及；若为皮下出血，可加用紫草、茜草根等；咯血加桑叶、桑白皮；尿血加白茅根、生地榆、大小蓟等。

③伤神证：表情淡漠，或躁扰不宁，嗜睡，甚则意识不清，昏不知人，神昏谵语。治当化浊醒神，方药可用大黄甘草饮子（《医方考》）、菖蒲郁金汤（《温病全书》）等方化裁。参考用药：陈皮、法半夏、茯苓、石菖蒲、郁金、大黄、藿香、佩兰、荷叶等。因湿浊之邪蒙闭清窍，可表现为神识异常，所以治当除湿浊，泄下解毒，醒脑开窍。石菖蒲、郁金可化湿醒神；藿香、佩兰、荷叶可醒脾化湿，升发清阳。适用于 DKD 晚期尿毒症脑病神识异常者。临床除积极采取透析外，也可给予清开灵注射液、醒脑静注射液静脉滴注。恶心呕吐症状突出者可暂用玉枢丹内服。

（三）外治法

1. 糖尿病肾脏病晚期肾衰灌肠方

一般可选用清热泄下、活血解毒、收敛固涩之剂。可用生大黄 15 ~ 30g，丹参 15 ~ 30g，蒲公英 15 ~ 30g，煅牡蛎 30g 等。腹满畏寒者，可酌加温中散寒之剂，大黄附子汤加味，上方加炮附子 9 ~ 12g，肉桂 9 ~ 12g。水煎浓缩至 100 ~ 200mL，高位保留灌肠，每日 1 次。

2. 药浴疗法与中药离子导入疗法

药浴方可用升散透达之剂，如荆芥、防风、麻黄、桂枝、地肤子等，以利于排泄浊毒。适用于慢性肾衰皮肤瘙痒者。中药离子导入技术药选桂枝、小茴香、乌药、陈皮、枳壳、桃仁、红花等透达温通、理气导滞、活血化瘀之品，适用于 DKD 患者腰痛、腹胀症状突出者。

（四）其他特色疗法

1. 中药注射剂静点

可酌情选用补气或活血化瘀的中药注射液静脉滴注。如黄芪注射液、川芎嗪注射液、肾康注射液、丹红注射液、舒血宁注射液等。

2. 针灸疗法

选脾肾、肾俞、气海、中脘、足三里、关元、三阴交等穴，适用于 DKD 症状以小便频、量多，尿多泡沫，腰酸乏力，舌质淡，苔白，脉沉，辨证属脾肾两虚者。采用补法，得气后留针 30 分钟。

3. 养生功法

DKD 早期可采用太极拳、五禽戏、八段锦等传统锻炼功法，适量活动，不宜做剧烈运动；DKD 肾功能衰竭者，活动量不宜过大，不可过劳，可选用内养功等静功法，以平衡人体阴阳、调和气血、通畅经络为目的，对病体康复有一定辅助作用。

4. 饮食疗法

糖尿病肾脏病早中期以低盐低脂、优质低蛋白饮食为原则，蛋白摄入量为 0.8g/kg/d（根据患者的理想体重计算）。蛋白摄入应以高生物价的优质蛋白为主，如牛奶、鸡蛋白、鱼、瘦肉等，减少植物蛋白摄入，一般要求少吃豆类食品，控制主食。适当增加碳水化合物（低糖指数食物为主），如魔芋、山药等，以保证热量供给。水肿、高血压患者，尤应强调低盐饮食。晚期则应严格控制蛋白摄入总量，控制主食，一般要求不吃豆类食品。优质蛋白应占蛋白质摄入总量的 50% 以上，以牛奶和鸡蛋白为最好；脂肪一般在 25~40g/d，视 BMI 水平增减。多吃富含碳水化合物食物，血糖高者调整胰岛素用量。同时注意应低盐、高钙、低磷饮食，禁食动物内脏、肉汤、瓜子等；血钾高者，应注意不吃高钾食物，如橘子、香蕉等。

5. 情志疗法

针对性开展糖尿病肾脏病（DKD）科学知识宣教，要求患者定期监测 ACR 以及血肌酐、肾小球滤过率等，教育早期患者认识 DKD 病情不断进展的规律，指导其良好控制血糖、血压，及早采用中医药措施积极治疗，以防治病情进行性加重。针对晚期患者注意讲解积极治疗的意义，多列举成功案例，提高患者自信心，减轻患者心理负担，稳定患者情绪，以提高生存质量，延长生存时间。

六、病案举例

病案 1

朱某，男，57 岁。初诊时间：2013 年 4 月 2 日。

发现血糖升高 17 年，尿蛋白（++）8 个月来诊。

患者 17 年前体检发现血糖 12.0mmol/L，诊断为 2 型糖尿病，间断服用二甲双胍、拜糖平、格列美脲等控制血糖，效果不佳，遂改用胰岛素控制。目前应用诺和灵 30R 早 28U，晚 22U，空腹血糖波动在 7～8mmol/L，餐后血糖波动在 8～9mmol/L。体重 80kg（标准体重 65kg）。

刻下症：视物模糊，急躁易怒，纳眠可，大便偏干，小便有泡沫，腰酸痛，双下肢无水肿。舌尖红，舌质暗，苔薄黄，脉沉。尿蛋白（++），尿微量白蛋白 700mg/L。

西医诊断：2 型糖尿病；糖尿病肾脏病；糖尿病视网膜病变。

中医诊断：消渴病肾病消瘅期。

辨证：肝肾亏虚，心肝火旺，瘀热内生。

治法：养肝益肾，清心肝火，凉血活血。

嘱诺和灵 30R 改为早 26U，晚 20U 皮下注射，监测血糖。

处方：菊花 10g，枸杞子 10g，川牛膝 30g，鬼箭羽 15g，丹参 30g，丹皮 25g，赤芍 25g，龙胆草 10g，黄连 10g，川芎 15g，白芍 20g。

5 月 10 日二诊：服上方后，腰酸疼较前减轻，尚感乏力，口中异味，舌红，苔黄腻，脉沉滑。空腹血糖 6～8mmol/L，餐后血糖 8～10mmol/L，尿蛋白（++），尿微量白蛋白 668mg/L。嘱诺和灵 30R 改为早 24U，晚 18U 皮下注射。4 月 2 日方加太子参 30g，茵陈 30g，炒栀子 10g。

6 月 21 日三诊：服上方后，口中已无异味，尚乏力明显，舌质暗红，苔薄白，脉沉。空腹血糖 4～8mmol/L，餐后血糖 8～11mmol/L，尿蛋白（++），尿微量白蛋白 518mg/L。嘱诺和灵 30R 改为早 22U，晚 16U 皮下注射。4 月 2 日方加生黄芪 30g，当归 10g，太子参 20g。

8 月 2 日四诊：服上方后乏力改善，偶尔头晕，舌红，苔黄腻，脉沉滑。空腹血糖 7～8mmol/L，餐后血糖 9～10mmol/L，尿蛋白（±），尿微量白蛋白 121mg/L。诺和灵 30R 改为早 20U，晚 14U 皮下注射。4 月 2 日方加太子参 30g，茵陈 30g，炒栀子 10g。

9 月 6 日五诊：服上方后头晕、乏力好转，近日着凉，左下腹冷痛，胸闷，腹胀，偶尔恶心，舌体胖大，苔白腻，脉弦细。空腹血糖 6～7mmol/L，餐后血糖 8～9mmol/L，尿蛋白（±），尿微量白蛋白 124mg/L。诺和灵 30R 改为早 18U，晚 12U 皮下注射。

处方：香附 10g，乌药 10g，香橼 10g，佛手 10g，陈皮 10g，姜半夏

10g，九香虫 10g，猪苓 20g，茯苓 20g 。其后病情长期稳定。

按：糖尿病中医称之为消渴病，吕仁和教授基于《黄帝内经》"脾瘅""消渴""消瘅"的论述，提出分期辨证消渴病。其中"脾瘅"相当于糖尿病前期，"消渴"相当于糖尿病临床期，"消瘅"相当于糖尿病并发症期，DKD 属于消瘅期。《灵枢·五变》云："怒则气上逆，胸中蓄积，血气逆留，臗皮充肌，血脉不行，转而为热，热则消肌肤，故为消瘅。"明确指出消瘅期的病机为血脉不行。祝谌予教授在 20 世纪 70 年代率先提出应用活血化瘀治法治疗糖尿病及其并发症，疗效显著，影响较大。吕仁和教授师从祝谌予教授，临床重视活血化瘀法治疗 DKD，并在整理挖掘古代文献的基础上，参照西医学 DKD 相关认识，结合自己的临床实践，提出糖尿病肾脏病"微型癥瘕"病理学说，认为 DKD 的发生、发展，实质上是消渴病治不得法，迁延不愈，伤阴耗气，痰、郁、热、瘀互相胶结，积聚于肾之络脉，形成"微型癥瘕"，由瘕聚渐成癥积的过程。因此，吕仁和教授提出化瘀散结法治疗 DKD，可以说是对活血化瘀治法的进一步发展。

本案为消渴病肾病，属消瘅期。消瘅期的病机特点为虚实夹杂，结合本患者，"腰为肾之府"，肾虚故见腰酸乏力。肝开窍于目，肝肾亏虚，目窍失养故见视物模糊；肝主疏泄，肝气郁结化火故急躁易怒；舌尖红为心火上炎所致，舌质暗为血瘀之象。综合舌脉，辨证为肝肾亏虚，心肝火旺，瘀热内生，病性为本虚标实，肝肾亏虚为本，瘀热、心肝火旺为标，治以养肝益肾，清心肝火，凉血活血，故一诊以枸杞子、牛膝、菊花以补肝肾，龙胆草、黄连以清心肝之火，赤白芍、丹参、丹皮、川芎凉血活血，鬼箭羽化瘀散结。诸药合用，扶正祛邪，标本兼治。二诊、四诊加入茵陈、炒栀子清利湿热，以舌苔黄腻、体胖为辨证要点。三诊加黄芪、当归、太子参益气养阴以扶正。五诊患者受寒致寒凝气滞。《金匮要略》云："夫病痼疾加以卒病，当先治其卒病，后乃治其痼疾也。"故以香附、乌药、香橼、佛手疏肝理气，陈皮、半夏燥湿化痰，九香虫散寒和胃，兼以解郁，猪苓、茯苓利湿健脾，提高免疫力。吕仁和教授认为，胰岛素的用量不仅要关注血糖变化，尚应重视体重情况。体重超标者，在控制饮食的基础上，胰岛素用量应逐渐减少；体重不达标者，胰岛素用量可以适当增大，最终使其体重达到标准。只有这样，才有利于把血糖控制平稳，减轻动脉硬化程度，延缓糖尿病并发症的发生。本患者体重严重超标，故在控制饮食的基础上，逐渐减少胰岛素用量。服用中药一方面可缓解症状，另一方面可改善胰岛素抵抗和肾脏血流，减轻肾小球高滤过率，延缓肾小球硬化进程，故尿微量白蛋白逐渐减少，取得了较好疗效。

病案 2

宋某，男，67 岁。初诊时间：1990 年 5 月 1 日。

5 年前因膀胱癌手术发现血糖升高，诊断为糖尿病。现查尿蛋白（++），血肌酐 150μmol/L，血尿素氮 8mmol/L，血压高。心电图示：ST－T 改变。膀胱癌术后放疗 5 年，病情较稳定。西医诊断为 DKD，给予降糖、降压药物治疗，血糖、血压控制尚可。刻下症：胸闷，腰痛腿酸，寐少梦多，大便常干，舌胖质暗，脉沉弦滑。

西医诊断：①2 型糖尿病；②糖尿病肾脏病；③膀胱癌术；④冠心病？

中医诊断：消渴病肾脏病消瘅期。

辨证：心肾虚劳，血脉不活。

治法：补益心肾，通活血脉。

处方：太子参 20g，狗脊 10g，川续断 10g，川牛膝 30g，杜仲 10g，生地黄 20g，丹参 30g，川芎 15g，莪术 10g，鬼箭羽 20g，山楂 10g，全瓜蒌 30g，元明粉 6g。14 剂，每日 1 剂，水煎服。告知其饮食、活动和心态调整的方法，嘱依照执行。

5 月 16 日二诊：服药 14 剂后，自觉诸症均改善。宗初诊方，14 剂。

8 月 16 日三诊：上方服用两个月，精神、饮食俱佳。复查尿蛋白（+ ~ ++），肌酐 145μmol/L，尿素氮 7.5mmol/L。宗初诊方，14 剂。

10 月 15 日四诊：上方隔日服 1 剂，一般情况尚可。宗初诊方，14 剂。

2000 年 2 月 5 日五诊：间断服药后，大便干、胸闷、腰腿酸痛服药几日则缓解。嘱依照原方间断服药。

2003 年 5 月 5 日六诊：时而转筋、恶心，小便欠畅，大便常干。舌胖暗，脉沉弦。查：尿蛋白（++），血肌酐 250μmol/L，尿素氮 10mmol/L。提示病情在缓慢发展，所以应加强治疗。用胰岛素、降压药控制血糖和血压，服用碳酸钙、活性维生素 D3 治疗转筋。嘱忌鸡、鸭、鱼各种肉食和海鲜，每日饮用牛奶 0.5kg，活动宜轻、缓、少，勿疲劳；保证睡眠好，不要着急生气。

处方：初诊方加熟大黄 10g，石韦 30g 以利谷道和水道，加猪苓 30g，白花蛇舌草 30g。14 剂。

2004 年 5 月 6 日七诊：时年 81 岁，仍能自行来诊。间断服药，饮食、睡眠、二便尚好，然近来皮肤时时瘙痒难耐。查：尿蛋白（＋～＋＋），继续随诊。六诊方加白蒺藜10g、白鲜皮20g祛风止痒，有效的话可间断服药。

2005年5月16日八诊：时年82岁，自行来诊。间断服药，饮食、睡眠、二便尚可，皮肤瘙痒消失。查血肌酐450μmol/L，尿素氮20mmol/L，尿蛋白（＋＋）。嘱其继续宗原方案治疗。

按： 患者初诊之时，尿蛋白（＋＋），肾功能不全代偿期，血肌酐轻度升高，结合病史及眼底检查等，诊断为消瘅期，消渴病肾病虚劳期。根据腰痛腿酸、寐少梦多、胸闷、舌胖暗、脉沉弦滑已知血气瘀阻、血脉不活、微小癥结已成，损心伤肾。方中太子参补气养心；生地黄补肾益精；狗脊、川续断、川牛膝、杜仲既可补益肝肾、强壮腰膝，又能通活督、任、冲、带脉和足太阳膀胱经、足少阴肾经、足太阴脾经等周身血脉，川续断、川牛膝兼有活血化瘀之功；鬼箭羽，有"鬼箭、神箭"之称，破血通经，配合莪术破气化结消癥；川芎、丹参益气活血；山楂酸甘化阴，消积活血；全瓜蒌、元明粉宽胸化痰，利肺养心，增水行舟，通腑泄浊保肾。此方从1990年用至2000年，10年间，患者病情稳定，血脉通活，肾功能尚可维持。至2003年，病情进展，原方加熟大黄、石韦通利谷道和水道；皮肤瘙痒加白鲜皮、白蒺藜对症治疗。现患者82岁，肾病进入虚衰期，间断服药，一般情况尚可，生活尚能自理，带病延年。

病案3

王某，女，60岁。初诊时间：2013年7月30日。

主因发现血糖升高16年，蛋白尿6年。患者于1996年因外阴瘙痒就诊于当地医院，查空腹血糖12mmol/L，诊断为2型糖尿病，予二甲双胍口服治疗（具体剂量不详），血糖控制不佳。2007年发现尿中有泡沫，在当地医院查尿蛋白（＋），服用多种药物（具体不详），症状未见改善。目前应用诺和灵30R早18U、晚16U控制血糖。既往高血压病史20年。刻下症：乏力，腰酸腿疼，口干，口黏，纳眠可，小便有泡沫，夜尿3次，双下肢水肿，大便可，舌质暗，苔黄腻，脉弦数。查尿蛋白（＋＋＋＋），随机血糖9.9mmol/L，血肌酐113μmol/L，尿素氮7.08mmol/L。

西医诊断：①慢性肾功能不全（代偿期）；②糖尿病肾脏病；③糖尿病视网膜病变；④高血压病。

中医诊断：慢性肾功能衰竭。

辨证：气血两虚，血脉不和，湿热内阻。

治法：益气养血，活血化瘀，清热利湿。

处方：生黄芪50g，当归10g，丹参30g，茵陈30g，栀子15g，炒苍术10g，白术10g，茯苓30g，猪苓30g，白芍30g，泽兰30g，川牛膝30g，甘草10g。嘱胰岛素用量早晚各减2U。

8月13日二诊：口干口黏、双下肢水肿好转，尚腰酸腿疼，小便多泡沫，舌质暗，苔黄腻，脉弦数。查尿蛋白（++++），血肌酐89.4μmol/L，尿素氮5.16mmol/L。

处方：狗脊10g，川续断10g，川牛膝30g，丹参30g，川芎15g，赤芍10g，丹皮10g，枳实10g，熟大黄10g，土茯苓30g，泽兰30g，猪苓30g，茵陈30g，栀子10g。

9月6日三诊：服上方后腰酸腿疼好转，小便尚多泡沫，大便稀、每日2~3次，尿蛋白（++）。

上方加减服至今日，血肌酐维持在80μmol/L左右。

按：慢性肾功能衰竭随病情发展，虚损劳衰不断加重，气血两虚、瘀阻脉络、浊毒内停为重要病机，故益气养血、活血化瘀、泄浊解毒为吕仁和教授治疗本病的常用方法。临床灵活变通运用，可保护肾功能，降低血肌酐，延缓肾衰进一步发展。

吕仁和教授认为，DKD是消渴病久治不愈，久病及肾，久病入络，络脉瘀结，形成"微型癥瘕"，使肾体受损，肾用失司所致。肾元既虚，湿浊邪毒内生，更伤肾元，耗伤气血，败坏脏腑，阻滞气机升降，进而形成关格危候，所以临床治疗不仅要重视补肾，同时要重视活血化瘀散结，狗脊、川续断、川牛膝、杜仲是吕仁和教授临床常用药串，可以补肾通督，配合当归补血汤可以益气养血，大黄、土茯苓可以泄浊排毒。本患者属DKD导致血肌酐升高早期，辨证属气血两虚，血脉不和，湿热内阻，治以当归补血汤益气养血。丹参活血化瘀，茵陈、栀子、茯苓、猪苓、泽兰清热利湿消肿，苍、白术健脾化湿，芍药甘草汤缓急止痛，川牛膝补肝肾。二诊水肿减轻，尚有腰酸痛，小便多沫，加用狗脊、川续断补肝肾，土茯苓利湿浊，大黄、炒枳实泄浊毒。纵观全方，标本兼治，虚实同调，故取得较好疗效。

七、研究进展

（一）临床研究

基于吕仁和教授提出的 DKD "微型癥瘕" 学说，我们先后承担了国家 "十五" "十一五" "十二五" 科技攻关与支撑计划项目，提出了 "防治结合，寓防于治，分期辨证，综合治疗" 的思路，在明确分期的基础上，根据辨证论治的思路，分别应用吕仁和教授止消通脉宁、止消温肾宁、止消保肾宁颗粒剂，采用多中心、前瞻性随机对照研究。结果发现，建立在降糖降压基础上的中医辨证论治方案可显著延缓 DKD 病程进展，降低早期糖尿病肾病发展到临床期，临床期糖尿病肾病发展到肾衰竭尿毒症或血肌酐翻倍的危险性疗效优于 ARB 药物厄贝沙坦。针对 DKD 肾衰竭患者研究发现，建立在降糖降压基础上的中医辨证论治方案，不仅可改善症状、提高生存质量，而且可明显降低血肌酐等肾功能指标，疗效优于对照组氯沙坦，初步显示出中医药在防治 DKD 方面的优势，相关成果获中华中医药学会科技进步二等奖 3 项。

（二）实验研究

我们通过建立多种糖尿病肾病动物模型，包括链脲佐菌素诱导加单侧肾切除、链脲佐菌素诱导加 3/4 肾切除、自发性糖尿病大鼠加单侧肾切除等模型，并通过细胞培养、分子生物学技术，对中医药包括止消通脉宁、复方芪卫颗粒等治疗糖尿病肾病的作用机制开展了深入研究。研究发现，中药具有抑制蛋白非酶糖基化、抑制醛糖还原酶活性、改善肾血流动力学、降低肾脏高滤过、抑制肾脏肥大、抑制细胞外基质的增加、对细胞因子表达的调控、抗脂质过氧化、纠正脂质代谢紊乱、改善微循环等多方面作用。

如通过检测肾组织 NO 及分析 NO 聚合酶 mRNA 表达观察了止消通脉宁对糖尿病肾病大鼠肾血流动力学异常的影响。结果发现，止消通脉宁可以降低糖尿病大鼠血浆及肾组织匀浆中 NO 水平，通过抑制 NO 合成而改善肾血流动力学异常，降低肾小球高滤过。观察止消通脉宁对糖尿病肾病大鼠肾脏胶原非酶糖基化机制的影响，结果发现，止消通脉宁能显著降低糖尿病肾病大鼠肾脏皮质胶原含量及糖基化中间产物 5 - HMF 含量及糖基化的终产物 AGEs 含量，提示中药可通过抑制糖尿病大鼠肾脏组织蛋白非酶糖基化，从而阻止糖尿病肾病的发生与发展。采用 RTPCR 技术研究还显示，中药对糖化终产物受体（RAGE）基因表达有调控作用。针对改善多元醇通路的研究结果显示，止消通脉宁可影响醛糖还原酶（AR）活性，提高山梨醇脱氢酶（SDH）活性，并可显著降低糖尿病肾病大鼠肾组织山梨醇含量，增加肌醇含量，提高 $Na^+ - K^+ - ATP$ 酶活性，表明止消通脉宁可通过改善糖尿病肾病大鼠肾组织多元醇代谢，阻止糖尿病肾病发生发展。研究还发现，通过 STZ 诱导的糖尿病大鼠模型观察止消通脉宁对肾小球细胞外基质影响。结果表明，止消通脉宁可明显抑制Ⅳ胶原合成，抑制系膜基质增加，明显减轻肾小球基底膜增厚。进一步采用血清药理学方法观察止消通脉宁对高糖培养的系膜细胞增殖及分泌细胞因子 IL-1、IL-6、TNFα 和细胞外基质 FN、LN、Ⅳ型胶原的影响。结果表明，止消通脉宁可抑制高糖培养的系膜细胞增殖及分泌 IL-1、IL-6、TNFα、FN、LN、Ⅳ型胶原的作用。止消通脉宁对糖尿病肾病大鼠肾功能、肾脏病理、肾小球基底膜及系膜基质增生、Ⅳ型胶原沉积、Ⅳ型胶原 mRNA 表达的影响的研究发现，中药止消通脉宁可显著改善糖尿病肾病大鼠肾功能，减轻肾小球系膜基质增生，降低肾小球硬化率，减少肾小球细胞外基质中Ⅳ型胶原沉积，并对肾组织Ⅳ型胶原 mRNA 表达有调控作用。

有关离体高糖环境系膜细胞培养和分子生物学研究，我们在离体细胞培养实验研究方面，建立了类似人类糖尿病环境的体外高糖培养的系膜细胞模型，利用血清药理学的方法，观察了止消通脉宁药物血清对高糖培养的系膜细胞增殖、胶原合成、细胞外基质（Ⅳ型胶原、LN、FN）及相关细胞因子（IL-6、IL-1、TNF 等）的影响。研究结果显示，止消通脉宁可抑制高糖培养的系膜细胞及其细胞外基质增殖及分泌 IL-6、IL-1、TNFα、LN、FN，抑制细胞外基质中Ⅳ型胶原、转化生长因子（TGF-β）mRNA 表达。其实，糖尿病肾病发生发展过程中，肾组织糖基化产物的形成、山梨醇的增多、细胞外基质的增殖、Ⅳ型胶原、LN、FN 的积聚均可理解为"微型癥瘕"形成病机的不同方面，其由聚散无常、可逆，发展到固定不变、不可逆，实质上就是瘕聚不断发展、终成癥积的过程，所以应对化瘀散结法给予充分重视。这些研究都从不同侧面对吕仁和教授糖尿病肾病"微型癥瘕"形成学说的科学内涵进行了初步阐释，并从不同层次揭示了中医药防治糖尿病肾病的作用机制。

附：糖尿病肾脏病中医辨证标准

（一）中医临床分期

DKD 不同阶段，证候表现与病机特点不同，所以中医辨证应该在明确临床分期的基础上进行。早期 DKD 即 Mogensen 分期 III 期，主要表现为 UACR 异常升高；中期 DKD，包括部分 Mogensen 分期 IV 期，慢性肾脏病肾功能分期 1 期、2 期患者；晚期 DKD 包括部分 Mogensen 分期 IV 期、Mogensen 分期 V 期患者及慢性肾脏病肾功能分期 3 期、4 期和 5 期患者。

DKD 证候学研究发现，早期普遍存在气虚血瘀证，同时可兼有阴虚、阳虚，或阴阳两虚，辨证可分为气阴虚血瘀证、阳虚血瘀证、阴阳俱虚血瘀证，其中气阴虚血瘀证最为多见。兼夹证可见气滞、痰湿、热结、郁热、湿热证等。DKD 中期与早期一样，气虚血瘀证普遍存在，兼夹证还常表现为水湿、停饮证等，气虚血瘀水停证多见。DKD 晚期肾元虚衰、湿浊内生，普遍存在气血亏虚血瘀湿浊证，本虚证可兼有阴虚、阳虚，甚或气血阴阳俱虚，辨证可分为气阴虚血瘀湿浊证、阳虚血瘀湿浊证、气血阴阳血瘀湿浊证。临床上还可表现为除早中期八证外，肝风内动、浊毒动血、浊毒伤神等变证。

（二）中医分期辨证标准

参照"1992 年山东明水中华中医药学会糖尿病分会第三次大会"通过的《消渴病中医分期辨证与疗效评定标准——消渴病辨证诊断参考标准》与《糖尿病及其并发症中西医诊治学（第 2 版）》，依托科技部国家科技重大专项——《创新药物研究开发技术平台建设》子项目——中药新药治疗糖尿病肾病疾病临床试验示范性研究课题，通过多轮专家问卷与咨询论证制定，并于 2016 年 9 月云南昆明会议，并经世界中医药学会联合会糖尿病专业委员会专家讨论通过。

1. 早期糖尿病肾脏病中医辨证标准

（1）气阴虚血瘀证（气虚证、阴虚证、血瘀证同见）

气虚证：①乏力；②气短则尤甚；③自汗易感；④食少纳呆，腹胀，或大便稀溏；⑤舌体胖；⑥脉弱。具备①②③④任 1 项，加⑤⑥任 1 项，即可判定气虚证。

阴虚证：①咽干，或双目干涩；②手足心热，或五心烦热，或腰膝酸软；③盗汗，或怕热汗出；④大便干；⑤舌体瘦，舌质红，舌苔少；⑥脉细，或细数。具备①②③④任2项，或任1项加④⑤任1项，即可判定阴虚证。

血瘀证：①定位刺痛，夜间加重；②肢体麻痛，或偏瘫；③肌肤甲错，或口唇紫暗；④舌质紫暗，或有瘀斑，或舌下络脉色紫怒张。具备①②③④任1项即可判定血瘀证。

（2）阳虚血瘀证（气虚证、阳虚证、血瘀证同见）

气虚证：①乏力；②气短，动则尤甚；③自汗，易感；④食少纳呆，腹胀，或大便稀溏；⑤舌体胖；⑥脉弱。具备①②③④任1项，加⑤⑥任1项，即可判定气虚证。

阳虚证：①畏寒肢冷，或腰膝酸冷，或腰膝冷痛；②小便清长，或夜尿频多，或大便稀；③男子阳痿，女子性欲淡漠；④舌体胖，舌苔白；⑤脉沉细。具备①②③任2项，或任1项加④⑤任1项即可判定阳虚证。

血瘀证：①定位刺痛，夜间加重；②肢体麻痛，或偏瘫；③肌肤甲错，或口唇紫暗；④舌质紫暗，或有瘀斑，或舌下络脉色紫怒张。具备①②③④任1项即可判定血瘀证。

（3）阴阳俱虚血瘀证（气虚证、阴虚证、阳虚证、血瘀证同见）

气虚证：①乏力；②气短，动则尤甚；③自汗，易感；④食少纳呆，腹胀，或大便稀溏；⑤舌体胖；⑥脉弱。具备①②③④任1项，加⑤⑥任1项，即可判定气虚证。

阴虚证：①咽干，或双目干涩；②手足心热，或五心烦热，或腰膝酸软；③盗汗，或怕热汗出；④大便干；⑤舌体瘦，舌质红，舌苔少；⑥脉细，或细数。具备①②③④任2项，或任1项加④⑤任1项，即可判定阴虚证。

阳虚证：①畏寒肢冷，或腰膝酸冷，或腰膝冷痛；②小便清长，或夜尿频多，或大便稀；③男子阳痿，女子性欲淡漠；④舌体胖，舌苔白；⑤脉沉细。具备①②③任2项，或任1项加④⑤任1项即可判别阳虚证。

血瘀证：①定位刺痛，夜间加重；②肢体麻痛，或偏瘫；③肌肤甲错，或口唇紫暗；④舌质紫暗，或有瘀斑，或舌下络脉色紫怒张。具备①②③④任1项即可判定血瘀证。

（4）兼夹证：包括气滞证、痰湿证、痰热证、结热证、郁热证、湿热证等。

气滞证：①善太息，或胸胁、脘腹满闷，或少腹胀满，或乳房胀痛，或善太息，或嗳气，或恶心食少，或咽中窒闷不舒，或妇女月经不调；②心情忧郁；③舌苔薄白、边多浊沫；④脉弦，或弦细。具备①②2项，或任1项加③④任1项即可判定气滞证。

痰湿证：①胸闷，或伴脘腹痞闷，或咽中窒闷，或咳痰不利，或呕恶痰多；②形体肥胖；③头晕头沉，或肢体困重；④舌苔白腻；⑤脉滑，或濡滑。具备①②2项，或任1项加③④⑤任1项即可判定痰湿证。

痰热证：①胸闷，或伴脘腹痞闷，或咽中窒闷，或咳痰不利，或呕恶痰多，或形体肥胖，或头晕目眩，或头痛头沉，或肢体困重；②心烦失眠，或多梦，或如狂发狂；③舌尖红，舌苔黄腻；④脉滑数。具备①②③④任2项即可判定痰热证。

热结证：①大便干结，甚至数日一行；②多食易饥，或口干，或口臭，或牙龈红肿、疼痛；③畏热喜凉饮；④舌质红，舌苔黄，或黄干；⑤脉滑，或脉滑数。具备①②③任2项，或任1项加④⑤1项，即可判定结热证。

郁热证：①头晕目眩，或耳鸣、耳聋，或胸胁、脘腹满闷，或少腹胀满，或乳房胀痛，或善太息，或嗳气，或恶心，或妇女月经不调；②心情忧郁、心烦，或多梦、睡眠差；③口苦，或伴咽干；④舌质红，舌苔黄、边多浊沫；⑤脉弦，或弦数。具备①②③任2项，或任1项加④⑤1项，即可判定郁热证。

湿热证：①大便干结，甚至数日一行；②多食易饥，或口干，或口臭，或牙龈红肿、疼痛；③畏热喜凉饮；④舌质红，舌苔黄，或黄干；⑤脉滑，或脉滑数。具备①②③任2项，或任1项加④⑤1项，即可判定湿热证。

2. 中期糖尿病肾脏病中医辨证标准

（1）气阴虚血瘀证（气虚证、阴虚证、血瘀证同见）。

（2）阳虚血瘀证（气虚证、阳虚证、血瘀证同见）。

（3）阴阳俱虚血瘀证（气虚证、阴虚证、阳虚证、血瘀证同见）。

（4）兼夹证：包括气滞证、痰湿证、痰热证、热结证、郁热证、湿热证以及水湿证、饮停证等。

水湿证：①眼睑、足踝，颜面、肢体甚至全身浮肿，或伴胸水、腹水；②少尿无尿；③舌苔水滑；④脉沉。具备①项即可判定。

饮停证：①头晕目眩，伴心下痞满，呕吐痰涎，或胸胁满闷、疼痛，咳嗽引痛，或咳逆依息不得平卧，伴尿少、轻度浮肿；②舌苔水滑；③脉弦，或沉紧。具备①项即可判定。

3. 晚期糖尿病肾脏病中医辨证标准

（1）气阴虚血瘀湿浊证（气虚证、阴虚证、血瘀证、湿浊证同见）

气虚证：①乏力；②气短，动则尤甚；③自汗易感；④食少纳呆，腹胀，或大便稀溏；⑤舌体胖；⑥脉弱。具备①②③④任1项，加⑤⑥任1项，即可判定气虚证。

阴虚证：①咽干，或双目干涩；②手足心热，或五心烦热，或腰膝酸软；③盗汗，或怕热汗出；④大便干；⑤舌体瘦，舌质红，舌苔少；⑥脉细，或细数。具备①②③④任2项，或任1项加④⑤任1项，即可判定阴虚证。

血瘀证：①定位刺痛，夜间加重；②肢体麻痛，或偏瘫；③肌肤甲错，或口唇紫暗；④舌质紫暗，或有瘀斑，或舌下络脉色紫怒张。具备①②③④任1项即可判定血瘀证。

湿浊证：①食少纳呆，或伴恶心呕吐，或伴脘腹痞满，或表情淡漠，或烦躁不安，或皮肤瘙痒；②口中黏腻，口有尿味；③大便不畅，甚或数日不行，伴夜尿频多，或尿少；④舌苔腻。具备①②③④任2项即可判定湿浊证。

（2）阳虚血瘀湿浊证（气虚证、阳虚证、血瘀证、湿浊证同见）

气虚证：①乏力；②气短，动则尤甚；③自汗易感；④食少纳呆，腹胀，或大便稀溏；⑤舌体胖；⑥脉弱。具备①②③④任1项，加⑤⑥任1项，即可判定气虚证。

阳虚证：①畏寒肢冷，或腰膝酸冷，或腰膝冷痛；②小便清长，或夜尿频多，或大便稀；③男子阳痿，女子性欲淡漠；④舌体胖，舌苔白；⑤脉沉细。具备①②③任2项，或任1项加④⑤任1项即可判定阳虚证。

血瘀证：①定位刺痛，夜间加重；②肢体麻痛，或偏瘫；③肌肤甲错，或口唇紫暗；④舌质紫暗，或有瘀斑，或舌下络脉色紫怒张。具备①②③④任1项即可判定血瘀证。

湿浊证：①食少纳呆，或伴恶心呕吐，或伴脘腹痞满，或表情淡漠，或烦躁不安，或皮肤瘙痒；②口中黏腻，口有尿味；③大便不畅，甚或数日不行，伴夜尿频多，或尿少；④舌苔腻。具备①②③④任 2 项即可判定湿浊证。

（3）气血阴阳俱虚血瘀湿浊证（气虚证、血虚证、阴虚证、阳虚证、血瘀证、湿浊证同见）

气虚证：①乏力；②气短，动则尤甚；③自汗易感；④食少纳呆，腹胀，或大便稀溏；⑤舌体胖；⑥脉弱。具备①②③④任 1 项，加⑤⑥任 1项，即可判定气虚证。

血虚证：①面色无华，或唇甲色淡，或经少色淡；②头晕目眩，或心悸，或失眠健忘；③舌质淡；④脉细。具备①或②③④任 2 项，即可判定血虚证。

阴虚证：①咽干，或双目干涩；②手足心热，或五心烦热，或腰膝酸软；③盗汗，或怕热汗出；④大便干；⑤舌体瘦，舌质红，舌苔少；⑥脉细，或细数。具备①②③④任 2 项，或任 1 项加④⑤任 1 项，即可判定阴虚证。

阳虚证：①畏寒肢冷，或腰膝酸冷，或腰膝冷痛；②小便清长，或夜尿频多，或大便稀；③男子阳痿，女子性欲淡漠；④舌体胖，舌苔白；⑤脉沉细。具备①②③任 2 项，或任 1 项加④⑤任 1 项即可判定阳虚证。

血瘀证：①定位刺痛，夜间加重；②肢体麻痛，或偏瘫；③肌肤甲错，或口唇紫暗；④舌质紫暗，或有瘀斑，或舌下络脉色紫怒张。具备①②③④任 1 项即可判定血瘀证。

湿浊证：①食少纳呆，或伴恶心呕吐，或伴脘腹痞满，或表情淡漠，或烦躁不安，或皮肤瘙痒；②口中黏腻，口有尿味；③大便不畅，甚或数日不行，伴夜尿频多，或尿少；④舌苔腻。具备①②③④任 2 项即可判定湿浊证。

（4）兼夹证：包括气滞证、痰湿证、痰热证、热结证、郁热证、湿热证、水湿证、饮停证等，还会表现为肝风内动（动风）、浊毒伤血（动血）、浊蒙清窍（伤神）等变证。

第二节　糖尿病性视网膜病变辨证治疗与用药经验

糖尿病视网膜病变相当于中医学消渴病继发的视瞻昏渺。其发病是消渴病久病不已，气阴两虚、因虚致瘀、目络阻滞所致。其证候特点是本虚标实，虚实夹杂，本虚多表现为肝肾阴虚、气阴两虚或阴阳俱虚，标实最常见的是瘀血阻络，或兼有肝气郁结、肝经郁热或兼有痰湿阻滞。非增殖期多表现为气阴两虚，增殖期多表现为阴阳俱虚。标实证包括肝气郁结、肝经郁热、痰湿阻滞、血络瘀滞等，其中血瘀证普遍存在。糖尿病性视网膜病变的中医药治疗强调全身辨证与局部辨证相结合。肝肾阴虚、瘀阻目络多见于非增殖期糖尿病视网膜病变，治当滋补肝肾，活血通络，方药可用杞菊地黄丸、犀角地黄汤等化裁；气阴两虚、瘀阻目络多见于非增殖期糖尿病视网膜病变，治当益气养阴，活血通络，方药可用参芪地黄丸加减；阴阳两虚、瘀阻目络多见于增殖期糖尿病视网膜病变，治当滋阴温阳，活血散结，方药可用归脾汤合金匮肾气丸，或右归饮加减。糖尿病视网膜病变晚期，阴阳俱虚血瘀者多见，治当养阴助阳，活血通络，软坚散结，如兼肝经郁热上炎或风火上冲，可加夏枯草、柴胡、黄芩、草决明、茺蔚子等。胃肠结热、多食、烦热、大便偏干者，可配合大黄黄连泻心汤清热凉血。眼底出血久不吸收，当活血止血；眼底新鲜出血，当凉血止血，或用云南白药治疗；絮状渗出，利水渗湿，硬性渗出或眼底增殖性改变者，当化痰散结；眼底出血后机化的物质或陈旧性玻璃体积血，当化瘀散结。临床上配合中药离子导入及针灸治疗等也有一定的疗效。

糖尿病视网膜病变（Diabeticretinitis，DR）属糖尿病眼病范畴。糖尿病眼病除糖尿病视网膜病变以外，还包括白内障、青光眼、视网膜中央静脉闭塞、视网膜中央动脉闭塞和新生血管性青光眼等。其中，较为常见、危害较大的是糖尿病性视网膜病变。

糖尿病性视网膜病变作为一种血管病变，以眼底出血、脂质渗出、新生血管形成和结缔组织增生病变为主要特征，是糖尿病患者致盲的主要原因。糖尿病视网膜的患病率与糖尿病病程、血糖的控制有关，常出现于长期血糖控制差者。据统计，糖尿病病程5年以上，约30%并发眼病；糖尿病发病20年，超过60%的2型糖尿病患者会发生糖尿病视网膜病变。糖尿病患者双目失明的发生率比非糖尿病者高出25倍。西医学认为，血液黏稠、瘀滞、血脂、血胆固醇增高，以及糖、脂、蛋白质、水盐代谢紊乱皆可导致血管硬化，特别是小血管及毛细血管的内皮增生、基膜增厚等均参与糖尿病性视网膜病变发生机制。临床治疗原则：内科药物控制血糖，眼科局部滴白内停、卡他林、麝珠明目液等眼药水；口服维生素类药物、止血药等，以延缓病情发展，阻止并发症的发生。

糖尿病性视网膜病变在古代中医文献中没有明确的称谓，根据证候可归属于"云雾移睛""血灌瞳神""视瞻昏渺"等，最新版全国统编《中医眼科学》教材把糖尿病性视网膜病变的中医病名定为"消渴病目病"。

一、病因病机与发病机理

（一）西医对发病机理的认识

长期慢性的高血糖症是本病的发病基础。糖尿病视网膜病变的基本病理改变是微血管病变。早期表现为视网膜毛细血管周细胞丧失，微血管瘤形成，毛细血管内皮细胞基底膜增厚；随后内皮细胞屏障功能损害，血液成分渗出，造成视网膜水肿、渗出、出血。日久视网膜毛细血管闭塞，形成无灌注区，视网膜缺血。广泛的视网膜缺血缺氧导致新生血管形成，新生血管破裂造成视网膜或玻璃体积血。新生血管周围伴有纤维组织的增生，逐渐形成纤维膜，由于膜的收缩可造成牵拉性视网膜脱离。

（二）中医病因病机

中医对糖尿病并发眼病失明早有记载。《河间六书》云："夫消渴者，多变聋盲目疾。"中医眼部辨证多将出血、微血管瘤归为瘀血所致；渗出、水肿、棉絮斑归为痰湿所致；新生血管、纤维增殖为痰瘀互结，认为"血积既久，亦能化为痰水"。痰湿停滞，加重血液瘀滞，导致痰瘀互结。从整体辨证分析，糖尿病的发病过程是先由阴虚到气阴两虚，最终导致阴阳两虚。因此，近年许多医家从阴阳气血论述其病机，认为糖尿病视网膜病变的发生发展，呈现由阴虚发展至气阴两虚终至阴阳俱虚的演变过程，血瘀证贯穿病程始终。

1. 气阴两虚

消渴病日久，精血亏虚，不能充养五脏，气失之化生基础，日久必虚；阴虚内热，耗气伤阴，日久可致肝肾心脾之虚。气虚化生无权，则阴精亏虚更甚，终至气阴两虚。

2. 阴阳两虚

阴阳互根，消渴病阴虚日久使阳气化生不足，而精血津液有赖于阳气之温煦、固摄和推动方能上输于目，滋养目窍。因此阴损及阳，阳气亏虚必加重目窍失养，使糖尿病视网膜病变病情进一步发展。

3. 瘀血阻络

消渴病阴虚内热，津亏液少，不能循经载血运行；或过食厚味，痰湿阻滞，阻碍气血运行；或情志郁结，气机郁结，日久致气滞血瘀；情志郁结，郁而化热，上熏于目，灼伤目络，络破血溢则为瘀血；或阴损及气，气阴两虚，气虚无力推血运行；或阴损及阳，阳虚寒凝等均可形成血瘀。久病入络，瘀血阻滞目络，气血津液不能上荣于目，则目窍失养日甚。

综上所述，气阴两虚、因虚致瘀、目络阻滞是糖尿病视网膜病变发生的基本病机。临床观察发现，本虚标实、虚实夹杂是糖尿病视网膜病变的证候特点。本虚多表现为肝肾阴虚、气阴两虚或阴阳俱虚，标实最常见瘀血阻络，或兼有肝气郁结、肝经郁热或兼有痰湿阻滞。

二、临床表现

（一）临床表现

眼部以不同程度的视力障碍为主要表现。在非增殖期，黄斑水肿、渗出、出血是导致视力下降的主要原因；在增殖期，眼底新生血管并发玻璃体积血、牵拉性视网膜脱离可造成视力严重下降，甚至失明。视网膜水肿引起光散射可出现闪光感；玻璃体积血、混浊可出现眼前黑影飘动。糖尿病视网膜病变早期可无眼部自觉症状。

（二）相关检查

1. 非增殖型糖尿病性视网膜病变

（1）微血管瘤：微血管瘤为糖尿病视网膜病变检眼镜下最早可见的体征，表现为针尖大小的小红点，有的可大至1/2血管直径。按我国现行DR分期标准，微血管瘤在Ⅰ－Ⅵ期均出现，早期大多可数，多分布在黄斑周围或散在分布在视网膜后极部；病变发展，微血管瘤数目增多，在毛细血管异常的区域，如扩张的毛细血管、毛细血管无灌注区周围亦可见到。微血管瘤数目的多少可反映病情的轻重，微血管瘤数量增加，表示病情加重。反之，表示病情减轻。视网膜微血管瘤并非仅见于糖尿病视网膜病变，视网膜静脉阻塞、低灌注视网膜病变等亦可出现，但在糖尿病视网膜病变中微血管瘤出现最早、最为多见。

（2）出血：早期出血多位于视网膜深层，呈点状或斑点状出血，新旧出血可同时存在。随着病情发展，可有浅层条状或火焰状出血，甚至视网膜前出血，表现为半月形出血，上方可见液面。

（3）水肿和硬性渗出：血管内体液渗出，造成视网膜局限或弥漫、浅层或深层水肿。长期黄斑区弥漫水肿常导致黄斑囊样水肿形成，严重影响视力。水肿后常有硬性渗出，多位于黄斑区和后极部，呈黄白色，边界清楚，可点状散在分布或呈星芒状、环行沉积，严重者可相互融合呈大斑片状。硬性渗出经过较长时间可以逐渐吸收，视网膜上新旧渗出亦可同时存在。新鲜渗出饱满，边缘圆钝，陈旧渗出边缘呈锯齿状。

（4）棉绒斑：棉绒斑为边界不清的灰白色斑，直径 1/4～1/3DD，仅在前小动脉和毛细血管闭塞时出现，FFA 表现为小片毛细血管无灌注区。单纯毛细血管闭塞 FFA 表现为无灌注区，但不出现棉绒斑。棉绒斑亦可以消退，但消退缓慢，陈旧棉绒斑色淡边界较清。大量棉绒斑出现，提示病情迅速进展。

（5）视网膜血管病变

①视网膜动脉和静脉：视网膜动、静脉异常，主要以静脉扩张为主，视网膜动脉可略变细。病变早期，视网膜静脉呈均一性扩张、色暗红；病情发展可呈串珠状或腊肠状扩张，并可扭曲呈袢状。串珠状的静脉改变是糖尿病视网膜病变的典型表现。视网膜静脉管径异常提示病情较重，出现两个及两个以上象限静脉串珠样改变时被认为是重度 NPDR，提示疾病向增殖期发展。

②视网膜毛细血管：主要表现为毛细血管闭塞，在检眼镜下不易观察，但 FFA 则不难发现。早期毛细血管闭塞形成岛状无灌注区，无灌注区周围的毛细血管扩张，有微血管瘤形成。晚期大量毛细血管闭塞，甚至前小动脉、小动脉闭塞形成大片无灌注区，预示病变将进入增殖期，此时需积极治疗，控制病情发展。

2. 增殖型糖尿病性视网膜病变（proliferative diabetic retinopathy，PDR）

PDR 除具有微血管瘤、视网膜出血、硬性渗出、棉绒斑等 NPDR 病变外，最重要的临床特征是眼底新生血管的生成。当视网膜或视盘表面出现新生血管时，标志糖尿病性视网膜病变进入增殖期。

（1）新生血管：临床上将视盘上及其附近 1DD 范围的新生血管称为视盘新生血管，其他视网膜任何部位的新生血管称为视网膜新生血管。视网膜新生血管早期位于视网膜平面内非常细小，检眼镜不易发现，以后可穿过内界膜，位于视网膜和玻璃体后界面之间，呈海贝状或扭曲成不规则线团状，多数分布在视网膜中周部，即距视盘 4～6 个 DD 的范围内，以沿四支大血管分布最多。严重者新生血管也可长入玻璃体。合并视盘新生血管者表明增殖病变严重，常导致视力丧失。视盘新生血管早期呈卷丝状位于视盘表面，随病情加重逐渐长大，可超出视盘 1～3DD 不等。新生血管内皮细胞的紧密联接结构不良，管壁容易渗漏，且易于破裂，造成视网膜、玻璃体积血。新生血管是造成视力损害的主要原因之一。美国糖尿病视网膜病变研究组（DRS）将视盘上或距视盘 1DD 以内有中度或重度新生血管、视盘上或距视盘 1DD 以内有轻度新生血管并有新出血、距视盘 1DD 以外有中度或重度新生血管并有新出血这三种情况归为增殖期高危险征。这些危险因素的存在，使视力丧失的发生率增高，故需立即做全视网膜光凝，防止视力进一步损害。

（2）纤维增生：早期伴随新生血管生长的纤维组织很薄，观察不到；随着新生血管不断生长，纤维组织也不断增厚，逐渐形成可观察到的半透明纤维膜，伴随新生血管在玻璃体内生长者，形成增生性玻璃体视网膜病变；晚期纤维血管膜上的新生血管逐渐退化，纤维膜愈来愈厚。纤维膜收缩可牵拉新生血管破裂，还可导致牵拉性视网膜脱离。由于伴随新生血管生长的纤维膜，以血管内皮细胞为主，来自视盘及视网膜大血管，因此糖尿病性视网膜病变纤维增生常见于视盘及其附近和大血管上，呈黄白色或白色条带状。

三、诊断与鉴别诊断

（一）诊断依据

1. 糖尿病患者。

2. 双眼视网膜出现微动脉瘤、出血、硬性渗出、棉绒斑等改变。

3. FFA 协助诊断。

（二）分型分期标准

1. 我国现行的糖尿病性视网膜病变分期标准，1984 年由全国眼底病学术会议确定。见表 9－4。

表 9－4　我国糖尿病性视网膜病变分期标准

型别	分期	视网膜病变	
单纯型	I	有微血管瘤或并有小出血点	（＋）较少易数，（＋＋）较多不易数
	II	有黄白色"硬性渗出"或并有出血斑	（＋）较少易数，（＋＋）较多不易数
	III	有白色"软性渗出"或并有出血斑	（＋）较少易数，（＋＋）较多不易数

（续表）

型别	分期	视网膜病变
	Ⅳ	眼底有新生血管或并有玻璃体积血
增殖型	Ⅴ	眼底有新生血管和纤维增生
	Ⅵ	眼底有新生血管和纤维增生，并发视网膜脱离

该分期标准是根据检眼镜所见划分，不包括 FFA 表现。因此，临床上需参照 FFA 征象，修正该分期标准：FFA 见微血管瘤而眼底检查正常者归为Ⅰ期；FFA 见毛细血管无灌注区而眼底未发现"软性渗出"者归为Ⅲ期；FFA 见新生血管而眼底未发现者归为Ⅳ期。

2. 其他分型标准

为了更好地把握视网膜激光光凝治疗的最佳时机，有学者提出了增生前期糖尿病性视网膜病变（PPDR）为严重的非增生期糖尿病性视网膜病变，表现为严重的视网膜出血见于 4 个象限；静脉串珠样改变有两个象限；中等严重的视网膜内微血管异常出现在 1 个或更多象限。FFA 表现为大片毛细血管无灌注区出现。此期是行视网膜激光光凝治疗的最佳时期。

（三）鉴别诊断

1. 与视网膜中央静脉阻塞鉴别

共同点：眼底均可见视网膜出血、硬性渗出、棉绒斑、微血管瘤、毛细血管闭塞区、新生血管、黄斑水肿；治疗上两者均有视网膜激光光凝治疗或玻璃体手术的适应证。

不同点：视网膜中央静脉阻塞多单眼发病，高血压、动脉硬化、颈动脉疾病、糖尿病均可导致该病发生。视网膜出血以浅层火焰状出血为主，分布在后极部居多，静脉高度扩张迂曲。糖尿病性视网膜病变为双眼发病，糖尿病是其基础疾病。视网膜出血类型多样，在视网膜散在分布，病变后期静脉可扩张迂曲，但不如静脉阻塞明显。糖尿病视网膜病变可合并视网膜静脉阻塞，表现为双眼病变不对称，眼出血量多，视力损害重。

2. 与高血压性视网膜病变的鉴别

共同点：均为双眼发病，眼底均可见视网膜出血、硬性渗出、棉绒斑、微血管瘤。

不同点：高血压性视网膜病变，高血压是其基础疾病。以视网膜动脉改变为主，表现为视网膜动脉变细、动脉硬化。虽可见微血管瘤，但为数很少。视网膜出血以围绕视盘的浅层线状出血为主。急进性高血压性视网膜病变在视网膜后级部可见灰白色棉绒斑。糖尿病性视网膜病变为双眼发病，糖尿病是其基础疾病。视网膜出血类型多样，在视网膜散在分布，微血管瘤出现早、数量多。糖尿病患者合并高血压患者，眼底可兼有视网膜动脉硬化表现。

四、西医治疗

1. 基础治疗

在饮食、运动、心理调理的基础上，注意控制血糖、血压，调整血脂等。

2. 药物治疗

导升明：2, 5 二羟基苯磺酸钙，为一种血管保护剂。作用为防止视网膜毛细血管基底膜增厚、加强毛细血管壁强度、减少渗漏等，用于预防和治疗早期 DR。

多贝斯胶囊：为国产 2, 5 二羟基苯磺酸钙，可用于糖尿病性视网膜病变早期治疗。

递法明：内含欧洲越橘果提取物，β - 胡萝卜素，能增加静脉张力，保护血管。

阿司匹林：能抑制前列腺素合成酶和环氧化酶，防止异常血小板凝集及血栓形成，有利于视网膜微循环及全身微循环。

弥可保：甲基维生素 B_{12}。在神经组织中迅速达到并维持较高的浓度，可明显改善视网膜电图 a、b 波波幅。

3. 激光光凝治疗

视网膜激光光凝治疗是目前治疗 DR 最有效的方法。治疗前（最好两周内）行 FFA，以了解视网膜病变程度、毛细血管无灌注区范围及新生血管的部位等。部分患者治疗后有轻微的眼痛，一般可自行缓解。

激光治疗的原理是将缺血区、视网膜中周部需氧量最高的外层视网膜灼伤成斑痕，使后极部及内层得到较多氧的供应，防止因缺氧而产生血管内皮生长因子。

（1）适应证：①非增殖期 DR，发生黄斑水肿者。②增殖前期 DR。③增殖期 DR 及伴有局限性继发视网膜脱离者。④虹膜出现新生血管。

（2）治疗种类：①增殖期及增殖前期病变采用全视网膜激光光凝：分

4 次完成，每次间隔约 1 周。激光治疗后 1～2 月应复查 FFA，了解是否需要补打激光。②非增殖期病变根据病变范围和黄斑水肿情况采用局部光凝，格栅样光凝。③继发新生血管性青光眼者行超全视网膜激光光凝，急诊处理。

4. 玻璃体切割术

适应证：3 个月至半年不吸收的严重玻璃体积血；视盘或其周围视网膜受到牵拉；牵拉性视网膜脱离；进行性纤维血管增生。

五、中医治疗

糖尿病性视网膜病变的中医药治疗强调全身辨证与局部辨证相结合。糖尿病性视网膜病变是糖尿病的眼部并发症，患者全身症状较为明显，故根据全身证候进行整体辨证实属必要。随着病程发展，证候主要表现为气阴两虚、阴阳两虚，并兼血瘀。糖尿病性视网膜病变眼部表现多样，如新旧出血、渗出、纤维增生等常同时存在，故还需根据眼底局部情况或止血活血或活血化瘀或化痰软坚，随症加减用药。

（一）辨证论治

1. 肝肾阴虚，瘀阻目络

临床表现：视物昏花，目睛干涩，头晕头痛，腰膝酸软，口干舌燥，五心烦热。或兼见口渴喜饮，大便干结，尿少色黄，舌淡红，或有瘀斑，少苔，脉沉细或弦细。

多见于非增殖期糖尿病视网膜病变。

治法：滋补肝肾，活血通络。

方药：杞菊地黄丸、犀角地黄汤等化裁。

典型处方：生地黄 25g，沙参 15g，石斛 15g，玄参 25g，枸杞子 15g，菊花 12g，当归 12g，夏枯草 15g，白芍 25g，赤芍 12g，丹皮 12g，柴胡 9g，黄芩 6g，草决明 15g，葛根 25g，丹参 15g，蒲黄 9g，地锦草 15g，防风 6g，三七粉 6g（分冲）。每日 1 剂，水煎服。

临床应用：糖尿病视网膜病变，郁热伤阴，风火上熏目络，络破血溢，络脉血瘀者较多见，治当养阴清热，凉血止血，活血通络。因眼病多以肝经郁热上炎或风火上冲为诱因，所以治疗在选用杞菊地黄丸、犀角地黄汤的基础上，可加夏枯草、柴胡、黄芩、草决明之类。可用葛根、丹参、蒲黄、地锦草、三七粉凉血活血止血；大便偏干加大黄清热凉血，活血止血，或用土大黄，兼有清热解毒、凉血止血之用。选防风者，是基于"目病多瘀"理论，更有引药上行之意，临床观察发现，该类药应用不可忽略。

2. 气阴两虚，瘀阻目络

临床表现：视物昏花，目睛干涩，倦怠乏力，气短懒言，五心烦热，口干舌燥。或口渴喜饮，心悸失眠，溲赤便秘，舌体胖大，舌红少津，脉细数。

多见于非增殖期糖尿病视网膜病变。

治法：益气养阴，活血通络。

方剂：参芪地黄丸加减。

典型处方：生黄芪30g，生地黄25g，沙参15g，石斛15g，玄参25g，枸杞子15g，菊花12g，当归12g，夏枯草15g，白芍25g，柴胡9g，黄芩6g，草决明15g，牡蛎25g（先煎），浙贝母9g，茺蔚子9g，葛根25g，丹参15g，蒲黄9g，地锦草15g，防风6g，三七粉6g（分冲）。每日1剂，水煎服。

临床应用：糖尿病视网膜病变气阴两虚血瘀者多见，治当益气养阴，活血通络。临床观察发现，眼病多为肝经郁热上炎或风火上冲，故治疗在选用生脉散、杞菊地黄汤、石斛夜光丸的基础上，可加用夏枯草、柴胡、黄芩、草决明、茺蔚子之类。可用葛根、丹参、蒲黄、地锦草、三七粉凉血活血止血；大便偏干者，加大黄清热凉血；用牡蛎、浙贝母软坚散结。眼底检查渗出多者，可配合白术泽泻汤，或加茯苓、泽泻、苍术、白术、生薏米、车前子等祛湿之品。

3. 阴阳两虚，瘀阻目络

临床表现：视物昏花，目睛干涩，腰膝酸软，手足冷凉麻痛，或肌肤甲错，或兼口干不欲饮，大便秘结，尿频色淡，男子阳痿，女子性冷淡，舌淡红或紫暗，苔薄白，脉沉细或涩。

多见于增殖期糖尿病视网膜病变。

治法：滋阴温阳，活血散结。

方药：归脾汤合金匮肾气丸，或右归饮加减。

典型处方：生黄芪30g，生地黄12g，熟地黄12g，肉桂3g，仙灵脾12g，石斛15g，玄参25g，枸杞子15g，菟丝子12g，车前子15g（包煎），鹿角片12g，当归12g，夏枯草15g，白芍25g，牡蛎25g（先煎），浙贝母

9g，茺蔚子 9g，葛根 25g，丹参 15g，防风 6g。每日 1 剂，水煎服。

临床应用：糖尿病视网膜病变晚期阴阳俱虚血瘀者多见，治当养阴助阳，活血通络，软坚散结，如兼肝经郁热上炎或风火上冲，可加夏枯草、柴胡、黄芩、草决明、茺蔚子之类。胃肠结热、多食、烦热、大便偏干者，可配合大黄黄连泻心汤清热凉血。需要指出的是：糖尿病视网膜病变用药必须参考眼底检查的结果，重视微观辨证。眼底出血久不吸收，可用三七、丹参活血止血；眼底新鲜出血，可用丹皮、槐米、生蒲黄、黄芩、三七、大黄等凉血止血，或云南白药；絮状渗出可用车前子、茯苓、泽泻利水渗湿；硬性渗出，或眼底增殖性改变加海藻、昆布、浙贝母、牡蛎化痰散结；眼底出血后机化的物质或陈旧性玻璃体积血，可用海藻、浙贝母、山楂、山慈姑，甚至三棱、莪术、鬼箭羽化瘀散结。

（二）其他治疗

1. 中药离子导入

玻璃体积血者，可予血栓通注射液（主要成分三七皂苷）离子导入，以改善眼局部微循环，帮助出血吸收。

2. 针灸治疗

合并糖尿病视神经病变、糖尿病眼肌麻痹者可配合局部取穴、远端取穴治疗。

六、病案举例

蔡某，男，62 岁。消渴病史 16 年，近两年视物模糊，时觉眼前有黑点闪烁，口苦咽干，烦躁易怒。舌质略暗，苔薄白而干，脉弦细。

眼科会诊示：糖尿病眼底改变并有新鲜出血点。

诊断：糖尿病视网膜病变。

辨证：肝火上炎，气机郁滞。

治法：加味四逆散为主。

处方：醋柴胡 6g，赤芍 20g，白芍 20g，枳壳 6g，枳实 6g，甘草 3g，栀子 10g，生地黄 12g，牡丹皮 10g，枸杞子 15g，石斛 10g，谷精草 12g，青葙子 10g，葛根 10g，天花粉 20g。7 剂，水煎服。药后症状大减。

再服药 20 剂，症状基本消失，复查眼底出血基本吸收。

按：消渴病是一种慢性疾病，病程长、变化多，病久不仅夹瘀且多气郁。肝开窍于目，肝主气。本例患者素来烦躁易怒，肝气不舒，郁而化热，肝火上炎，血为热迫，溢于脉外。吕仁和教授常用四逆散加减治疗，习用醋柴胡，因醋炒可加速入肝；赤芍、白芍同用，既可柔肝，又可凉血活血；枳壳、枳实同用，使瘀滞之气从上而降，以免单用枳实下气破结而中上焦之气不能下降，形成下虚上实。本案为加味四逆散，药用醋柴胡6~10g，赤芍、白芍各15~30g，枳壳、枳实各3~10g，炙甘草3~6g。体弱便溏者用较小量，体壮便干者用较大量。

七、研究进展

（一）临床研究

糖尿病视网膜病变（DR）是糖尿病后期的严重并发症之一，严重影响患者的生活质量。因此，眼科学术界从多角度对其进行研究，以期能提高临床疗效。

DR 的诊断有赖于检眼镜检查及荧光素眼底血管造影检查所见，按是否发生新生血管将 DR 分为非增殖型糖尿病视网膜病变（NPDR）和增殖型糖尿病视网膜病变（PDR）两类。为了更好地把握眼底激光治疗的时机，学者们又提出了增殖前期糖尿病性视网膜病变。在糖尿病性视网膜病变非增殖期和不伴玻璃体积血的增殖期中，糖尿病黄斑病变被认为是影响视力的主要原因。糖尿病黄斑病变的发生、发展与 DR 的发展变化相关，但并不完全一致，因而近年来国内外许多眼科学者提出应对糖尿病黄斑病变进行单独分型分期：如缺血型黄斑病变、水肿型黄斑病变（局限水肿型、弥漫水肿型、黄斑囊样水肿型）、增殖型黄斑病变，以弥补目前 DR 分期指导治疗的不足。就治疗而言，由于 DR 的发病机制至今尚未完全阐明，且尚无特效的治疗方法，故在肯定激光光凝治疗的同时，积极探索中西医结合的综合治疗方案成为研究的热点。首先 DR 的筛查必须成为综合治疗方案的一部分，所有的糖尿病患者都应每年至少检查 1 次视力和眼底。同时研究发现，糖尿病患者积极控制血压、血脂可以延缓视网膜病变的进展；长期控制稳定的血糖能减缓 DR 的发生和发展，但是短时间快速降低血糖可能会加重 DR。药物治疗方面，目前尚无一种药物能有效控制 DR 的发展，但随着对 DR 发病机制研究的不断深入，治疗 DR 的新药不断面世，为 DR 预防和治疗开创了更广阔的途径。目前治疗 DR 的药物主要分两大类：改善视网膜微循环的药物和针对病因的药物。已经推向市场的临床药物如导升明、递法明等均属于改善视网膜微循环的药物，但仅用于预防和治疗早期糖尿病性视网膜病变。多种针对病因、发病机制治疗的药物尚在实验研究阶段，研究主要集中在糖基化终末产物（AGEs）抑制剂、多元醇通路抑制剂（醛糖还原酶抑制剂）、甘油二酯－蛋白激酶C抑制剂、血管生长因子抑制剂和抑制因子促进剂、抗氧化剂、黏附分子及其单克隆抗体等。

糖尿病视网膜病变中医辨证论治方面，成都中医药大学段俊国教授等曾针对以糖尿病视网膜病变为代表的糖尿病微血管病变之中医证候特征进行前瞻性临床研究，利用多中心临床试验方法，结合流行病学研究手段，全面收集糖尿病微血管病变不同病程阶段中医证候信息、微血管病理特征、血糖控制、风险因子、肾损害等生物学信息，建立MCD数据库，并用聚类分析、相关分析、logistic回归模型等统计学方法，研究糖尿病微血管病变症状和证候的频率、聚类、序列发现、影响因子等规律，以探明糖尿病微血管病变的主要证候特点、不同病程阶段中医证候分布规律及病变进程中中医证候演变规律。共收集糖尿病视网膜病变病例603例，其中临床前期166例（27.5%），非增殖期296例（49.1%），增殖期141例（23.4%）；男性269例（44.6%），女性334例（55.4%）。研究发现，糖尿病微血管病变各期均具有气虚、阴虚和阳虚的特征，但随着病情的发展，阴虚渐重，燥热亢盛，阳气渐衰，阴损及阳，阴阳俱虚。晚期并发症为失明和肾衰，证候方面表现为气血阴阳俱虚。结果表明，虚实夹杂是DR的主要证候特点，气阴两虚是糖尿病视网膜病变的基本病机，为致病之本，而血瘀肝郁是重要兼证，为致病之标，为糖尿病视网膜病变虚瘀并治提供了基础。国家"十五"科技攻关计划课题新药芪明颗粒，便体现了虚瘀并治的思路。该药由黄芪、枸杞子、生地黄、水蛭、茺蔚子等中药组成，具有益气生津、补益肝肾、化瘀通络的功用，治疗非增殖型DR疗效确切、安全。

姚沛雨等曾针对糖尿病视网膜病变非增殖期患者应用益气养阴、清热明目、化瘀止血的降糖明目片（生黄芪、蒲黄、地黄、丹参、旱莲草、女贞子、黄芩炭、赤芍、丹皮、茺蔚子、菊花、草决明、车前子等）的临床效果进行研究，对照组用市售和血明目片，治疗8周，总有效率90%。对照组为70%，二者差异显著。提示在有效控制血糖的前提下，中药对糖尿病视网膜病变非增殖期患者有较好的防治作用。其他中药制剂如葛根素、灯盏花素、血栓通等，用于DR治疗疗效也得到了肯定。

对于 NPDR、PDR 及糖尿病黄斑水肿，视网膜激光光凝是首选的治疗方法。但是激光光凝作为治疗手段的同时，本身也是一种病理损害过程。多数学者认为，光凝配合中医药治疗，疗效较单纯的光凝或中药治疗好。李晟等报道在光凝的同时，根据辨证论治分型采用中药进行治疗，气阴两虚型以黄芪、生地黄、山茱萸、山药、枸杞子、茯苓、葛根、茺蔚子、草决明、丹参、生三七粉为主方进行化裁，阴阳两虚型以淫羊藿、黄芪、山药、枸杞子、生地黄、葛根、海藻、昆布、瓦楞子、丹参、三七粉为主方进行化裁，结果光凝结合中药治疗组患者视力提高优于中药组和光凝组，眼底出血、水肿、渗出吸收时间缩短，新生血管退缩较完全。中医药治疗既可以改善视网膜微循环，亦可以减轻激光对视网膜细胞的损伤，促进视力的保存和恢复。

（二）实验研究

就 DR 发病机制而言，目前的研究多集中在多元醇代谢通路的异常、蛋白质非酶糖基化产物的堆积、蛋白激酶 C 激活、氧化应激学说、血流动力学异常、细胞因子的作用等方面。针对 DR 的发病机制，学者们就中药的防治作用机理也进行了一定研究。李瑞荃等经过滋养肝肾、活血化瘀复方（干地黄、枸杞子、丹参、生蒲黄、葛根等）治疗实验性糖尿病大鼠的观察发现，其视网膜病理损害较轻，提示该制剂对早期糖尿病性视网膜病变具有较好的防治作用，且中药高剂量组糖尿病大鼠视网膜病理损害明显轻于达美康对照组，表明滋养肝肾、活血化瘀中药防治 DR 的作用机制有可能通过改善微循环、抑制山梨醇通路活性和改善肌醇代谢等多种途径而起到防治作用。

马丽等利用灯盏花素治疗糖尿病大鼠的实验室研究表明，灯盏花素能明显改善糖尿病大鼠的视网膜血流动力学，增加血流量和灌流量。接传红等进行中药密蒙花抗血管内皮细胞增生作用的研究，结果表明，密蒙花对血管内皮的增生有抑制作用，从而为临床治疗视网膜血管增生性病变提供了实验依据。刘爱琴等研究芪明颗粒在糖尿病大鼠视网膜抗氧化发应中的作用，结果表明，芪明颗粒能增强糖尿病大鼠的抗氧化能力，减轻视网膜的氧化损伤。邓辉等研究红参对糖尿病视网膜神经节细胞的神经保护作用，结果证实，红参能减少糖尿病大鼠视网膜神经节细胞的凋亡，保持其生理功能，在糖尿病早期应用人参是防治糖尿病视网膜神经节细胞损害的一种有效治法。

第三节 糖尿病周围神经病变辨证
治疗与用药经验

糖尿病周围神经病变（Diabetic neuropathy，DN）吕仁和教授习惯统称之为"消渴病痹痿"。其发病乃消渴病日久，内热伤阴耗气，阴虚、气虚、气阴两虚甚至阴阳俱虚所致。气虚帅血无力而血瘀，阴虚脉络不荣而血瘀，阳虚温通无力而血瘀，或气滞、痰湿、湿热阻痹而血瘀，经络痹阻，气血不能濡养四肢，阳气不能布达四末，故导致糖尿病周围神经病变的发生。络脉痹阻是糖尿病周围神经病变的典型病变。吕仁和教授主张分为早、中、晚三期，在明确分期的基础上进行辨证论治。早期治疗以益气养阴、活血通络为重点；中期治疗以补益肝肾、破血逐瘀为重点；晚期治疗以温补脾肾、化痰消瘀通络为主。基于对疾病分型辨证论治的思路，可分为三证，根据病情的轻重和证候进行加减用药。气阴两虚、风湿痹阻证，治当益气养阴，祛风除湿，方用生脉散加味；肝肾阴虚、血脉瘀阻证，治当补益肝肾，破血逐瘀，搜剔经络，方用丝瓜汤加味；脾肾阳虚、痰瘀阻络证，治当温补脾肾，化痰消瘀通络，方用肾气丸加益气活血通络之药。另外，配合中药外治溻渍及针灸等也有一定疗效。

糖尿病神经病变最常见的类型就是糖尿病周围神经病变。其典型表现为肢体麻木、疼痛，并可伴有四肢冷凉、皮肤蚁行感，晚期患者肢体肌肉可发生萎缩，导致功能废用。糖尿病神经病变与糖尿病肾病、眼病习惯上被人们称为"三联病症"，其中糖尿病周围神经病变在糖尿病神经病变中最为常见，发病率为30%～90%。1980年上海地区调查发现，糖尿病新发病例中神经病变者占90%，其中周围神经病变者占85%，植物神经病变者占56%，还有30%～40%无症状。可见，糖尿病神经病变，特别是周围神经病变确实是糖尿病最为常见的并发症之一。本病性别差异不大，患病年龄可小可大，但随着年龄增长有上升趋势，高峰年龄为50～60岁。患病率与病程关系不明显，约20%的2型糖尿病患者在糖尿病症状出现以前就存在神经病变。与糖尿病病情严重程度关系也不明显，但高血糖长期控制不良者，患病率可明显增加。

糖尿病周围神经病变相关论述早在《内经》时代就有论述。《素问·通评虚实论》曾将消瘅与痿、厥、仆击、偏枯等并称。《古今录验方》更明确指出肾消病"但腿肿，脚先瘦小"，这些皆为糖尿病周围神经病变的有关记载。综观古今所论，本症当属消渴病继发麻木、痿证、厥证等病证，吕仁和教授习惯统称之为"消渴病痹痿"。

一、病因病机与发病机理

（一）西医对发病机理的认识

1. 代谢异常

（1）山梨醇——肌醇代谢异常：周围神经组织山梨醇、果糖堆积，肌醇含量和 Na、K－ATP 酶活性降低，轴流运输及轴突生长障碍，神经传导速度减慢，高血糖竞争性地抑制一种特异的钠依赖载体（此载体可调控肌醇运输系统），使细胞摄取肌醇减少，Na、K－ATP 酶功能缺损又使钠依赖载体活性下降，进一步减少肌醇摄取，从而形成恶性循环。另外，依赖 Na^+ 梯度的其他生命活动也发生障碍，Na、K－ATP 酶活性降低，引起许多生化和生理学异常，这些异常影响所有底物和代谢产物通过细胞膜。后期代谢和电解质不平衡最终导致周围神经结构改变，发生临床糖尿病神经病变。雪旺细胞与有髓鞘及无髓鞘的神经轴突有密切的解剖学关系，它可促使髓磷脂合成，对郎飞氏结的质量供应还有作用，因此雪旺细胞损害会导致脱髓鞘，减慢神经的传导速度和轴索毁坏。

（2）脂质代谢障碍：脂肪酸合成途径的第一阶段是辅酶 A 的乙酰化。乙酰化需要醋硫激酶，其酶的活性在糖尿病时是低下的，约降低 30%，而在雪旺细胞内积存着过量的脂质，反映了雪旺细胞内脂质代谢异常也是引起神经损害的因素。

2. 血管障碍学说

糖尿病患者的微血管病变几乎可发生于所有脏器，微血管病变与血糖控制水平相关，提示血糖控制不良是糖尿病神经病变发生的病理基础，微血管病变可能是糖尿病神经病变恶化的重要原因。WoLfman 等强调血管硬化为糖尿病神经障碍的原因，患者中毛细血管基膜增厚，动脉和细动脉硬化，毛细血管基膜增厚伴缺血性因素存在。这些病变可引起毛细血管的通透性异常和某些物质中渗漏至血管周围（正常情况下，完整的血管——神经障碍可防止这种渗漏）。渗漏的物质中毒性化学物进入神经内膜间隙，使神经元和雪旺细胞与毒性化学的接触，损害了后者的结构与机能的完整性，导致脱髓鞘与神经元中止，Gasser 指出由于缺血可能出现蚁走感觉等。

3. 蛋白非酶糖基化

节段性脱髓鞘的严重程度和范围与高血糖的水平和持续时间相关，高血糖状态可引起蛋白质糖基化，神经髓鞘蛋白及其所致异常交联可能影响微管依赖性神经结构与功能。如细胞支架作用、轴流转运和神经递质的分泌，从而参与糖尿病神经病变。

4. 免疫因素

Brownlee 等观察到：糖尿病患者周围神经髓鞘蛋白结合的 IgG 和 IgM 分别为非糖尿病患者的 4 倍和 14 倍，血浆蛋白长期不断蓄积于血管壁，可以逐渐使鞘管闭塞而加重神经损害。

5. 维生素缺乏学说

杜氏总结外国专家研究结果认为，糖尿病神经病变的多发性神经炎，有类似维生素 B_1 缺乏时的表现，从血中维生素 B_1 浓度低，尿中维生素 B_1 排泄量少等，有时也考虑维生素 B_1 代谢障碍为其原因。日本学者鬼头昭三认为，维生素 B_1 缺乏的人易患糖尿病。

6. 静脉血气变化

糖尿病周围神经病变患者中 2、3 - 二磷酸甘油酸（2、3 - DPG）降低，足背静脉血氧分压（PVO_2）及氧饱和度（SVO_2）增高，二氧化碳（$PVCO_2$）下降。其机理可能为：糖尿病周围神经病变患者常伴随植物神经损害，当支配末梢组织微循环的高感神经受损害和/或功能异常时，可导致血管舒缩功能失调。加之微血栓形成，微循环瘀血或动脉硬化，均可使动静脉短路，从而引起上述结果。动静脉短路可使末梢组织与血液间的物质交换减少，组织摄氧减少，导致血氧亲和力增高，红细胞向血组织释氧减少；引起血流动力学异常，引起神经疼痛，水肿和骨关节病。组织缺氧和红细胞释氧异常可致组织慢性缺氧，促成或加重大小血管损害，使周围神经病变进一步恶化。

另外，糖尿病合并末梢神经炎者血清硼和锰水平较无合并者显著增高。而锰能抑制神经末梢的突触释放神经介质，并可抑制 ATP 酶。而 ATP 酶能直接参与突触中儿茶酚胺的贮存和释放，这些酶的改变有可能妨碍组织代谢，引起神经组织变性及突触介质功能紊乱，由此推断锰的升高与糖尿病末梢神经炎有一定关系。硼酸参与儿茶酚胺及肾上腺素结合，并阻止其氧化过程。

总而言之，糖尿病周围神经病变发病与糖尿病患者代谢异常、微血管障碍、神经髓鞘蛋白非酶性糖基化、免疫因素、维生素 B 族缺乏、静脉血气变化、微量元素变化（如锰水平增高）等多方面有关。目前比较受重视的发病机制有两种观点：一种认为与多元醇代谢的激活和糖尿病神经病变的发生发展有密切关系。由于血糖长期升高，激活了多元醇代谢途径，使细胞内山梨醇增多，抑制了肌醇摄取，导致 $Na^+ - K^+ - ATP$ 酶活性下降，神经细胞水肿、坏死，神经纤维脱髓鞘，轴索变性及神经传导速度减慢。另一种认为，高血糖可引起神经周围滋养血管的管壁狭窄、基膜增厚，血管内皮细胞肿胀导致循环障碍。另外，糖尿病患者的血液呈高黏状态及血小板高聚集，易形成血栓，这可引起神经内膜缺血缺氧从而影响神经功能。糖尿病周围神经病变的病理改变主要表现在神经组织和神经滋养血管两方面，神经组织病变特征是节段性脱髓鞘、雪旺细胞损害及不同程度的轴突变性，髓鞘再生，可形成葱皮分层样结构。

（二）中医病因病机

糖尿病周围神经病变的发病机理乃消渴病日久，内热伤阴耗气，阴虚、气虚、气阴两虚甚至阴阳俱虚所致。气虚行血无力而血瘀，阴虚脉络不荣而血瘀，阳虚温通无力而血瘀，或气滞、痰湿、湿热阻痹而血瘀，经络痹阻，气血不能濡养四肢，阳气不能布达四末，故导致糖尿病周围神经病变的发生，且常常与消渴病日久损伤肝肾、肝肾亏虚、筋骨失养有关。络脉痹阻是糖尿病周围神经病变的典型病变。该病临床也常有表现为风寒湿邪留滞、阻痹经脉气血、加重糖尿病周围神经病变的症状，或气血不能布达四肢，导致经脉拘挛者。中医学有"久病入络"之说，糖尿病日久，在正虚的基础上，痰湿瘀血等病理产物聚集于肢体络脉，导致气血不能达于四末，这也是糖尿病周围神经病变发生的重要机制。

二、临床表现

糖尿病周围神经病变是指周围神经功能障碍，包括脊神经、颅神经及植物神经病变，其中以远端对称性多发性神经病变最具代表性。

1. 远端对称性多发性神经病变

临床表现为双侧肢体疼痛、麻木、感觉异常等。

2. 近端运动神经病变

一侧下肢近端严重疼痛多见，可与双侧远端运动神经同时受累，伴迅速进展的肌无力和肌萎缩。

3. 局灶性单神经病变（或称单神经病变）

可累及单颅神经或脊神经。颅神经损伤以上睑下垂（动眼神经）最常见，其次为面瘫（面神经）、眼球固定（外展神经）、面部疼痛（三叉神经）及听力损害（听神经）。

4. 非对称性的多发局灶性神经病变

同时累及多个单神经的神经病变称为多灶性单神经病变或非对称性多神经病变，可出现麻木或疼痛。

5. 多发神经根病变

最常见的是腰段多发神经根病变，主要为 L2、L3 和 L4 等高腰段的神经根病变引起的一系列单侧下肢近端麻木、疼痛等症状。

6. 自主神经病变

可累及心血管、消化、呼吸、泌尿生殖等系统，还可出现体温调节、泌汗异常及神经内分泌障碍。

三、诊断与鉴别诊断

（一）诊断标准

参照钱荣立教授 2000 年主编的《糖尿病临床指南》（北京医科大学出版社），糖尿病周围神经病变的诊断要点有三：明确的糖尿病病史、具备周围神经病变的症状与体征、肌电图神经传导速度检查等有阳性发现，除外其他引起周围神经病变的原因。

糖尿病周围神经病变的具体表现有两种情况多见。其中，远端原发性感觉神经病变为最常见类型，症状以感觉障碍为主，多从下肢开始，由足趾向上发展，上肢累及较晚。短袜及手套形分布的感觉障碍为典型表现。对称性运动神经病变，症状以下肢远端对称性无力为常见，相当于消渴病继发痿证，与远端原发性感觉神经病变表现不同。

关于糖尿病周围神经病变的临床分期，吕仁和教授提出以下意见：

早期：可以症状不明显，肢体麻木，疼痛范围较局限，一般不影响工作和生活能力，肌电图检查感觉和运动速度可稍减慢。

中期：表现为典型的肢体麻木、疼痛症状，疼痛可为闪电痛、刺痛、烧灼痛，并可伴有四肢冷凉、皮肤蚁行感、袜套感，但肌肉一般无萎缩，工作生活能力常受到影响，神经传导速度检查常提示神经元受损。

晚期：上下肢均可出现麻木、疼痛等症状，肌肉可发生萎缩，以致肢体废用，丧失工作和生活能力，神经传导速度常提示神经元严重受损，肌电图也提示有明显异常。

为了给临床治疗和随访提供定量判断依据，国外学者提出了 Toronto 临床评分系统。该系统分症状分、反射分和感觉试验分三项。

症状分：足部疼痛、发麻、针刺感、无力，共济失调，上肢症状，出现一项记 1 分，无症状为 0 分。

反射分：膝反射、踝反射，出现一侧反射消失记 2 分，减退 1 分，正常 0 分，最高分 4 分。

感觉实验分：每出现一次异常记 1 分，无异常 0 分。

患者得分越高，提示神经功能损害越严重，总分最高 19 分。

相关理化检查包括电生理检查、震颤量阈值测定、皮肤温度感觉测定等。

电生理学检查：采用肌电图测定糖尿病患者的运动和感觉神经传导速度，以便早期检出是否存在周围神经病变。运动和感觉神经传导速度减慢是糖尿病周围神经病变的早期特征，下肢较上肢更明显，远端较近端更明显。

震颤量阈值测定：震颤量阈值测定通常采用 C128 音叉，用被检查的特定部位感到振动的阈值与检查者手所感觉的余振时间的差值进行判定。由于准确度不高，故最好采用电气 C128 音叉变更振幅的半定量方法进行测定。震颤觉异常并非单一神经障碍，而是大神经和小神经两者混合性障碍，可敏感反映代谢异常引起的血糖值变化，对血糖的控制较神经传导速度有良好的相关性。血糖控制两周，可见大幅度改善。

皮肤温度感觉测定：采用皮肤温度感觉测定仪检测患者皮肤对寒热温度的感知能力，以判断周围神经病变是否存在。

（二）鉴别诊断

糖尿病周围神经病变首先应与糖尿病周围血管病变鉴别。二者皆可表现为肢体麻木、冷凉、疼痛等，但糖尿病周围神经病变可见肢体麻木和疼痛，疼痛多为闪电痛、刺痛、烧灼痛，并可伴有四肢冷凉、皮肤蚁行感、袜套感，晚期肌肉可发生萎缩，以致肢体废用，丧失工作和生活能力。神经传导速度常提示神经元受损，肌电图提示异常。

糖尿病周围血管病变的典型表现为间歇性跛行，疼痛症状较为突出，可表现为夜间静息痛，抬高肢体时加重，下垂时肢体疼痛减轻，可伴肢端皮肤颜色改变，桡动脉或足背动脉搏动微弱甚或无脉，血管彩色多普勒检查、下肢血流图检查等提示动脉粥样硬化斑块形成、血管狭窄、血流量不足。另外，糖尿病脑血管病变也可表现为肢体麻木，甚至肢体冷凉、疼痛、肌肉萎缩，但多为单侧肢体麻木，脑 CT 检查和经颅彩色多普勒检查有利于确诊。

四、西医治疗

（一）控制血糖

国外大量研究提示，血糖控制不佳是疼痛性 DPN 的主要病因。S. O. Oyibo 等以 24 小时持续血糖监测系统（Continuous Glucose Monitoring System）分别对疼痛性和无痛性 DPN 患者的血糖水平进行追踪监测，结果发现，血糖水平波动可作用于损伤的传入纤维，加重疼痛症状，维持血糖稳定对该病有利。糖尿病控制和并发症研究所（Diabetes Control and Complications Trial Research Group）的研究表明，严格控制血糖能减少 60% 的DPN 发病率。

（二）止痛药物研究进展

1. 抗抑郁药

Goodnick PJ 的研究发现，DPN 引起疼痛可能与去甲肾上腺素及血清素（5－羟色胺）水平有关，TCAs 可抑制突触对去甲肾上腺素及血清素重摄取，提高痛阈值，对电击样或针刺样痛疗效较佳，其中以丙咪嗪（Imipra 分钟 e）疗效最佳。新型抗抑郁药文拉法新（Venlafaxine）有一定疗效，且无 TCAs 的产生心理依赖和升高空腹血糖的副作用。新药安非拉酮（Bupropion）属于氨基酮类抗抑郁药，是一种神经元去甲肾上腺素再吸收抑制剂和弱多巴胺再吸收抑制剂。

Semenchuk MR 等对 41 名患者进行的随机双盲交叉试验中显示，150 ～ 300mg/d 的安非拉酮可有效缓解疼痛，其疗效优于安慰剂组，且副作用小。

2. 抗癫痫药

苯妥英钠与卡马西平疗效欠佳，副作用明显，临床使用受限。Miroslav Backonja 等证实，新一代制剂加巴喷丁（Gabapentin）在成人剂量 1800 ～ 3600mg/d 时对糖尿病神经性疼痛及其他原因引起的神经痛均有效，可缓解灼痛、掣痛和感觉过敏，疗效与抗抑郁药阿米替林（Amitriptyline）相当，且不良反应少。但 Brian Hemstreet 等则认为，加巴喷丁作为临床一线药物目前研究依据尚不足。

Cheung H 等发现，新药拉莫三嗪（Lamotrigine）可通过阻断电压敏感性钠离子通道稳定细胞膜，抑制突触前谷氨酸盐释放。

Eisenberg E 等在 1 次针对 59 名糖尿病性神经痛患者进行的随机双盲对照的试验中证实，每日 200mg、300mg 和 400mg 剂量组的疗效均较安慰剂理想，耐受性亦佳。

3. 非甾体抗炎药（Non – steroidal anti – inflammatory drugs，NSAIDs）

NSAIDs 可抑制前列腺素合成，部分药物尚可抑制醛糖还原酶活性，对浅表性疼痛效佳。Cohen KL 等报道，布洛芬（Ibuprofen）600mg qd 和舒林酸（Sulindac）200mg bid 可有效缓解 DPN 疼痛。但 NSAIDs 具有肾毒性，对于糖尿病患者，尤其合并肾脏损伤者，尽量避免使用。

4. 辣椒辣素（Capsaicin）

辣椒辣素为红辣椒提取物，Hautkappe 等在其文献综述中指出，辣椒辣素可使皮肤对有害理化物质刺激脱敏，耗竭 P 物质及其他神经递质，对典型的 C 纤维性疼痛如灼痛、刺痛和感觉迟钝等有效，可局部止痛持续数日，且无任何毒副作用，可广泛应用于糖尿病性疼痛、类风湿性关节炎、肿瘤和手术所致疼痛，并有一定的抗炎作用。但研究普遍缺乏"烧灼样安慰剂"对照，从而影响了临床疗效的评价。

5. 钠通道阻滞剂

Stracke H 和 Oskarsson P 等报告，利多卡因（Lidocaine）和慢心律（Mexiletine）对糖尿病性疼痛有效，起始剂量为 150mg/d，最大剂量为 600～900mg/d。但使用时须严密监测心电图，不宜长期服用。

6. 阿片类药物

曲马朵（Tramadol）是由人工合成的非麻醉类止痛药，作用于中枢。Harati Y 等通过临床随机对照试验证实，该药对糖尿病性疼痛疗效可维持半年，但恶心、呕吐等不良反应明显，不宜长期使用。

（三）针对发病机制的治疗

1. 醛糖还原酶抑制剂（Aldose Reductase Inhibitors，ARIs）

Yagihashi S 等的动物实验提示，ARIs 可降低神经组织内山梨醇含量，使神经内膜血流恢复正常，加快神经传导速度。该类药的临床研究在欧美国家已开展近 30 年，但因实验设计不合理、入围病例选择不当，致使其疗效无法得到肯定，至今在欧美国家还未获准临床使用。近年来在日本，由 Hotta N 等人进行的多中心安慰剂对照双盲平行试验表明，ARIs 类药 Fidarestat 可改善糖尿病患者自发性疼痛和感觉倒错等症状。但该结果还需进一步证实。

2. 抗氧化剂

自由基介导的氧化应激反应是糖尿病神经血管损伤的主要原因。动物实验证明，α - 硫辛酸（α - lipoic acid）能有效预防 DPN 引起的神经血管异常，使已降低的神经传导速度、神经血流量和谷胱甘肽水平恢复正常，并可减少体外神经组织的脂质过氧化。Ziegler 等对 α - 硫辛酸治疗糖尿病神经病变的效果进行研究，将 328 名 DPN 患者随机分为 3 个剂量治疗组和 1 个对照组，给予 α - 硫辛酸和安慰剂持续静滴 3 周，结果显示，剂量在 600 mg/d 时治疗有效且安全。据 Ruhnau KJ 等人报道，连续口服该药 3 周同样有效。

3. 改善神经营养障碍

（1）神经营养因子（Neurotrophic factors，NTs）：神经营养因子包括神经生长因子（Nerve Growth Factor，NGF）、神经营养因子 - 3（NT - 3）、胰岛素样生长因子（Insulinlike Growth Factors，IGFs）等。近年研究发现，神经营养因子缺乏与 DPN 的发病有关，补充外源性神经营养因子可减轻神经损害。人类重组神经生长因子（recombinant human NGF，rhNGF）是唯一用于临床试验治疗 DPN 的神经营养因子。Vinik AI 等人的实验数据显示，NGF 水平降低，可导致与疼痛和热感觉有关的小纤维功能受损。Elias KA 等人以动物实验证实 rhNGF 虽不能改善感觉神经传导速度（Sensory Nerve Conduction Velocity，SNCV）和运动神经传导速度（motor nerve conduction velocity，MNCV），但可保护和改善 C 型神经纤维的功能。Apfel SC 等通过 II 期临床观察了 250 名 DPN 患者接受 rhNGF 治疗 6 个月后，冷、热、痛觉均有改善，而其他症状只有改善趋势，证实 rhNGF 可选择性改善小纤维感觉功能。该研究同时表明，rhNGF 对交感性糖尿病性多发性神经病患者也安全有效。因此，NGF 有可能成为治疗 DPN 的一线用药。

（2）弥可保（甲钴酰胺）：弥可保是维生素 B_{12} 的衍生物，参与核酸、蛋白质和脂质代谢，在合成轴突的结构蛋白中起重要作用，也参与修复损伤的神经纤维，增加神经传导速度。段滨红等使用弥可保治疗 57 名 DPN 患者，先肌注后改口服，结果疼痛改善率超过 90%；MNCV 和 SNCV 也较治疗前明显改善（P＜0.05），提示该药治疗疼痛性 DPN 安全有效，采用序贯疗法效果更佳。盛春燕等研究证实，高同型半胱氨酸（homocysteine，Hcy）水平为糖尿病微血管病变的危险因素，叶酸、B_6、B_{12}参与 Hcy 的代谢过程，补充叶酸、B_6、B_{12}可起到干预作用。

五、中医治疗

（一）分期辨证治疗

吕仁和教授治疗糖尿病周围神经病变主张在分期的基础上辨证论治。早期治疗以益气养阴、活血通络为重点，可用太子参15g，麦冬10g，五味子10g，丹参30g，赤芍30g 等加减；中期治疗以补益肝肾、破血逐瘀为重点，可用桑寄生10g，狗脊15g，川续断10g，川芎15g，土鳖虫3g，蜈蚣6g 等加减；晚期治疗以温补脾肾、化痰消瘀通络为主，可用生黄芪20g，肉桂3g，附子6g，地黄20g，牛膝30g，蜈蚣6g，地鳖虫3g 等加减。在辨病基础上，分型辨证，可分为三个基本证型，临床根据病情轻重和证候加减用药。

1. 气阴两虚，风湿痹阻证

临床表现：肢体麻痛等神经系统症状，伴倦怠乏力，动则汗出，或口干多次，手足心热，五心烦热，舌质红、偏瘦，苔薄白，脉细弱。

治法：益气养阴，祛风除湿。

参考处方：太子参15g，麦冬10g，五味子10g，生地黄20g，丹参30g，赤芍30g，牛膝15g，木瓜30g，狗脊15g，秦艽15g，川续断10g。

2. 肝肾阴虚，血脉瘀阻证

临床表现：肢体麻痛，伴口干咽燥，腰膝酸软，胁痛，耳鸣健忘，手足麻木，舌红，少苔，脉细数。

治法：补益肝肾，破血逐瘀，搜剔经络。

参考处方：桑寄生10g，黄精20g，狗脊15g，川续断10g，秦艽15g，羌活15g，独活15g，生地黄30g，丹参30g，川芎15g，乌蛇6g，土鳖虫3g，蜈蚣3 条，地龙10g。

3. 脾肾阳虚，痰瘀阻络证

临床表现：肢体麻木疼痛、冷凉，畏寒肢冷，腰膝以下疼痛、遇寒加重。舌淡胖，苔白滑，脉沉细。

治法：温补脾肾，化痰消瘀通络。

参考处方：人参 10g，生黄芪 20g，肉桂 3g，附子 6g（先煎），地黄 20g，山药 20g，牛膝 30g，乌梢蛇 6g，蜈蚣 3 条，地龙 10g，麝香 0.1g，丹参 30g，半夏 9g，桃仁 15g，杏仁 15g。

随症加减：

①肝郁气滞：两肋胀满、疼痛，善太息，口干咽燥，急躁易怒者，可加用木香 6g，陈皮 6g，香附 6g，乌药 6g，柴胡 6g，枳实 6g，枳壳 6g，白芍 10g。

②脾胃湿热：脘腹胀闷，纳食不佳，口渴少饮者，可加苍术 10g，黄柏 10g，薏苡仁 15g。

③胃肠结滞：大便干燥，脘腹胀满，舌红，苔黄厚，脉数无力者，可加大黄 6g，芒硝 3g，番泻叶 10g。

④痰湿阻滞：四肢湿困，酸懒，咳吐痰浊者，可加陈皮 6g，半夏 9g，杏仁 15g 等。

（二）其他治疗

1. 中药外治

（1）温通方：适用于糖尿病周围神经病变肢体冷凉、疼痛甚者，药用制川乌、制草乌、追地风、透骨草、苏木、红花、炙乳香、炙没药等，水煎，适当温度下外洗。皮肤甲错、干燥者可加芒硝同煎，外洗，有润燥功用。

（2）忍冬苏木散：适用于糖尿病周围神经病变肢体麻木、疼痛、有灼热感或冷凉不突出者，药用忍冬藤、黄柏、蒲公英、透骨草、追地风、苏木、桃仁、红花等，水煎，适当温度下外洗。皮肤湿痒或流水糜烂者，加地肤子、白鲜皮、苦参、枯矾、五倍子等，枯矾可以收湿。

2. 针灸治疗

取穴：足三里、阳陵泉、丰隆、胰俞、肾俞、脾俞、三阴交等，平补平泻。或用当归注射液等，足三里穴位注射。

六、病案举例

病案 1

张某，男，59 岁。初诊时间：1999 年 6 月 16 日。就诊于北京中医药大学东直门医院特需门诊。

因"血糖升高 4 年，双下肢麻木疼痛 1 月余"就诊。患者 1995 年血糖升高，明确诊断为 2 型糖尿病，服用盐酸二甲双胍肠溶片和美吡哒各 1 片，每日 3 次。未规律监测血糖。吸烟史 20 余年。既往患高血压病、高脂血症、眼底动脉血管瘤。身高 178cm，体重 77kg。刻下症：口干，乏力，双下肢麻木、疼痛伴烧灼感，手颤，视物昏花，肝区时疼痛不适，大便干稀不调、舌暗，苔黄，脉弦。

西医诊断：2 型糖尿病；糖尿病周围神经病变；高血压病；高脂血症；眼底动脉血管瘤。

中医诊断：消渴病痹痿。

中医辨证：肝肾亏虚，瘀血阻络。

治法：调补肝肾，消癥通络。

处方：狗脊 10g，川续断 10g，木瓜 10g，牛膝 15g，鬼箭羽 10g，夏枯草 10g，莪术 10g，女贞子 10g，生黄芪 20g，当归 10g，赤芍 10g，牡丹皮 15g，刺猬皮 10g，蜈蚣 3 条。30 剂，水煎服。

嘱患者调整饮食：①少食鸡、鸭、鱼、肉、海鲜等。②多食萝卜、豆芽菜、绿豆。③戒烟限酒。

2000 年 2 月 10 日二诊：自述 8 个月来严格遵医嘱进行饮食调整，少食肉类，多食蔬菜，并戒掉烟酒。体重已降至 74kg。刻下症：面红，口唇干，双下肢麻木疼痛、手抖、视物模糊等症状均明显缓解。肝区不适感较前明显减轻。自服四神丸后大便正常，量稍多则便干、舌淡红，苔黄，脉略沉。肝肾亏虚、水不涵木及瘀血阻络之症显减。面红、口唇干、苔黄，提示上焦有热，故治以活血、清热、行气。

调整处方：茵陈 30g，栀子 10g，丹皮、参各 15g，赤芍 15g，白芍 15g，木香 10g，苍术 10g，玄参 30g，知母 10g，夏枯草 10g，鬼箭羽 20g。14 剂，水煎服。

随访至今，患者血糖控制平稳，症状稳定。

按：糖尿病周围神经病变是糖尿病常见并发症之一，以四肢末梢对称性麻木、疼痛、感觉异常或肢体软弱无力、步履困难等为主要表现。吕仁和教授称本病为"消渴病痹痿"，表明本病病因由消渴病而起，并概括其临床表现为痹症、痿证或两者并见。病机为消渴期上溢之甘气（血糖）不能解除，久之转为陈气。陈气不除，复加"怒气上逆"，胸中蓄积，血气逆留，膹皮充肌，血脉不行，络脉瘀阻，"不通则痛"。消瘅期病性为虚实夹杂，根据"以虚定型，以实定候"之法，肝肾阴虚宜益肾柔肝以治本虚，瘀血阻络则应破血消癥以去标实。本例患者首诊重用狗脊、川续断、川牛膝、木瓜补益肝肾，强壮腰膝，通活督、任、冲、带脉和足太阳膀胱经、足少阴肾经、足太阴脾经等周身脉络，其中川续断、川牛膝兼有活血化瘀之功用；鬼箭羽素有"鬼箭、神箭"之称，破血通经效力非常；莪术功善破气消坚，消癥通络；刺猬皮、蜈蚣虫类药物搜剔络脉，消散瘀血；生黄芪、当归、牡丹皮、赤芍共用为益气活血之意；夏枯草入肝、胆二经，可息肝风，引经络，清上补下；女贞子滋阴补肾，强腰壮骨。诸药合用，消渴病痿痹之症状显减。后继以清热活血，并增强滋阴之力，巩固疗效（整理者：肖永华，杨晓晖）。

病案 2

王某，女，58 岁。

双下肢麻木疼痛，以外侧为甚，且入夜尤甚，遇冷则剧，得热稍舒，腰背时痛，脘腹痞满，纳食不香，口干喜饮。有消渴病史 7 年。肌电图提示轻度异常。舌质暗红，舌苔少，脉弦细。

西医诊断：糖尿病周围神经病变。

中医诊断：消渴病痿痹。

辨证：气机郁滞，瘀血内停，肝肾不足。

治疗：四逆散加味。

处方：柴胡 8g（醋炒），赤芍 30g，白芍 30g，枳壳 6g，枳实 6g，炙甘草 6g，鸡血藤 15g，蜈蚣 3 条，土鳖虫 10g，独活 12g，羌活 12g，桑寄生 15g，川续断 10g，杜仲 10g，淡附片 6g，生地黄 15g，熟地黄 15g。5 剂，水煎服。

药后症状稍减。

又服药 14 剂，症状明显减轻。随访至今，病情平稳。

按：消渴病日久，阴精亏损久及肝肾，肝肾阴虚、经脉失养或气阴两虚、运行无力、血液运行不畅则为瘀；或气阴损伤波及后天之脾胃、水谷运化失常，痰湿内生，痰瘀阻络导致胁肋胀痛或刺痛或隐痛不舒、四肢沉重、指趾疼痛、时作转筋、口苦不思饮食、急躁易怒、夜寐多梦等。治以加味四逆散化裁。腰腿麻木疼痛，加狗脊、木瓜、杜仲、桑寄生、川续断；肢体麻木或刺痛，加全蝎、蜈蚣、秦艽、丝瓜络；窜痛，加海风藤、鸡血藤、络石藤、威灵仙；冷痛，加附片、蕲蛇、乌梢蛇、肉桂；四肢沉重，加薏苡仁、草薢、茯苓、泽泻。

七、研究进展

（一）临床研究

对于糖尿病周围神经病变病因病机的认识，祝谌予先生最先倡导与瘀血有关，当代中医普遍重视血瘀，尤其是络脉血瘀。近期更多学者强调痰浊，认为脾虚湿停为痰，肺虚津聚为痰，肾虚水泛为痰，气郁湿滞为痰，痰浊流窜经络，络脉痹阻不通可发为麻木疼痛。或提出病变是由于久病入络、气血不畅、痰瘀互阻而致。至于血瘀的成因，吕仁和学术继承人赵进喜教授认为，消渴病内热伤阴耗气，气阴两伤，阴损及阳，日久则阴阳俱虚，以因虚致瘀为主，也有气滞、痰湿诸邪阻滞者。高彦彬教授认为，气阴两虚、络脉瘀阻是本病的主要病机。也有学者认为是脾虚气弱，脾失健运，气血不足，肌肉宗筋失养；血滞津停，阻滞经络，导致肢体顽麻不仁，痿弱不用。或认为是先天肾气不足，后天脾失健运，致水谷精微不被蒸化利用，滞留于血脉而成糖瘀、脂瘀、血瘀，而发为血痹。脾肾气虚血瘀是其基本病机。更有学者从肝风入络立论，认为消渴病日久，下及肝肾，肝体不足，肝用有余，即叶天士所谓"脏真时而阳化内风"。肝风夹瘀夹痰入中脉络为麻木刺痛，拘挛牵掣，即王旭言所言"肝风"证，"虽多上冒巅项，亦有旁走四肢者，上冒者阳亢居多，旁走者血虚为甚耳"。章淑萍等观察了 93 例 DPN 患者，舌鲜赤光红剥裂者 36 例，脉弦 35 例，为"脏真日洒，阳化内风"提供了依据；舌苔黄腻 27 例，脉滑 40 例，为糖尿病周围神经病变内风夹痰病机提供了依据。

（二）实验研究

在实验研究方面，研究重点多为中医药防治糖尿病周围神经病变作用机理。唐彩平等报道，纯中药制剂芪桃片（黄芪、当归、桃仁、桂枝等）能恢复 DM 大鼠的坐骨神经 NCV，缩短运动潜伏期。徐保真等发现，软蒺藜水提物可明显提高 DM 大鼠的鼠尾运动神经 NCV。陈丁生等观察到中药复方渴痹康能够显著提高 DM 大鼠的 MCV，较济生肾气丸为优。另外，治疗组大鼠的痛阈也有显著性提高。梁晓春等研究发现，筋脉通可明显提高 DM 大鼠的 NCV，与对照组相比有显著性差异，提示中药可以改善糖尿病周围神经病变神经传导。

第四节　糖尿病足辨证治疗与用药经验

糖尿病足属中医学"消渴病"继发的"血痹""脱疽""筋疽"等范畴。其病机复杂，在气虚、阴虚、气阴两虚，甚至阴阳俱虚的基础上，脉络瘀结是其发病基础。热毒壅郁，或湿热邪毒壅滞则为肢端坏疽。吕仁和教授治疗糖尿病足重视在分期基础上辨证论治。早期气阴两虚、脉络不和证，治当益气养血，活血通络；阳虚血瘀证，治当温经通阳，活血化瘀；热毒炽盛证，治当清热解毒消肿。中期气血亏虚、湿毒内蕴证，治当益气养血，清化湿毒；热毒炽盛、胃肠结热证，治当清热解毒，通腑泄热；阳气亏虚、脉络闭阻证，治当温通阳气，化瘀通脉。晚期肝肾阴虚、痰瘀互阻证，治当调补肝肾，活血化瘀祛痰；脾肾阳虚、经脉不通证，治当调补脾肾，活血通脉；气血阴阳俱虚，痰瘀湿毒互阻证，治当补益气血阴阳，化痰祛瘀，解毒祛湿。其他治疗，包括外敷法、箍围、渍溃、熏洗等中药外治，局部清创等外治技术，尤其值得重视。

糖尿病足（diabetes foot）是导致糖尿病患者致残致死的严重慢性并发症之一，WHO 1999 年对糖尿病足的定义是：糖尿病患者由于合并神经病变及各种不同程度末梢血管病变而导致下肢感染、溃疡形成和（或）深部组织的破坏。早在 1956 年，Oakley 等首先使用"糖尿病足"这一病名，并认为该病是由于糖尿病血管病变而使肢端缺血和因神经病变而失去感觉合并感染的足，称为糖尿病足。由于此病多发生在四肢手足末端，因此又称为肢端坏疽。其临床特点为早期肢端麻木、疼痛、发凉，有明显的间歇性跛行，继续发展则出现末梢皮肤变黑、组织溃烂、感染、坏疽，发病迅速，病情严重。据报道，全球约 1.5 亿糖尿病患者中 15% 以上在其生活的某一时间会发生足溃疡或坏疽。因糖尿病足造成截肢者是非糖尿病患者的 15 倍，每年的截肢患者中约 50% 是糖尿病患者，而后者 85% 以上是因足部溃疡恶化造成深部感染或坏疽所致。国内相关调查显示，1980 年 10 家医院的糖尿病下肢血管疾病的住院患者为 2.2%；1990 年 28 家医院的调查结果显示，糖尿病下肢血管疾病患者占到住院患者的 12.13%。文献报道，40 岁以上、病程超过 5 年的 2 型糖尿病患者中，90% 患有周围血管病变，其中 43% 合并严重的血管病变。根据动脉彩超和血管造影结果，T2DM 患者较非糖尿病的人群更易造成下肢动脉，尤其是膝关节以下胫前动脉和足背动脉的闭塞和狭窄。这些动脉管腔狭窄会造成下肢缺血坏死，最终导致糖尿病足坏疽的发生。中国每年有 45% ~ 80% 的糖尿病足患者截肢，占全部 T2DM 患者的 1%。省会城市的糖尿病患者人均医疗费，无并发症者 2000 元/年，有并发症者达到 1.4 万元/年。其中，很大一部分用于糖尿病足治疗。中国首次参加的在亚洲地区进行的关于周围动脉硬化性闭塞症（PAD）与糖尿病相关性的国际性多中心流行病学调查显示，在中国，50 岁以上的糖尿病人群中有近 1/5 者患有 PAD，糖尿病患者是否容易患 PAD 与患者的年龄、是否吸烟、糖尿病病程、血糖升高水平及收缩期血压有关，与性别无关。北京协和医院管珩教授等多位专家共同参与完成的这项研究，充分显示出中国糖尿病足防的严峻和紧迫。

西医学认为，糖尿病足的发病与糖尿病并发血管病变、神经病变、感染及多种诱因有关，病理基础是动脉粥样硬化、毛细血管基底膜增厚、内皮细胞增生、红细胞变形能力下降、血小板聚积黏附力增强、血液黏稠度增加、中小动脉管腔狭窄或阻塞、微循环发生障碍，致使组织器官缺血、缺氧，同时并发神经病变等造成坏疽。由于此病变多发于四肢末端，因此又称为肢端坏疽，属于中医"消渴病"继发的"脱疽""筋疽"等范畴。中医对本病的发病及证治规律进行了深入探讨，积累了一定经验。目前治疗本病多采取多种方法相结合的综合治疗，如控制糖尿病、抗感染、扩血管、改善微循环、对症支持治疗、局部清创引流及血管重建术等。由于糖尿病足既有糖尿病和其他并发症的内科疾病表现，又有足部病变的外科情况，故临床处理相当棘手。一旦发病，病情发展急剧，难以控制，多致截肢甚或死亡，故降低截肢率最有效的方法是加强预防。

一、病因病机与发病机理

（一）西医对发病机理的认识

1. 病因

与糖尿病足发病有关的因素很多，包括年龄与病程，糖尿病本病的控制情况；皮肤病变，如水疱、鸡眼、毛囊炎、脚癣、嵌甲等；生活习惯，如吸烟、鞋袜及鞋垫不适、不注意足部卫生等；长期站立作业；糖尿病教育缺乏及对足部病变缺乏及时有效的诊治等。这些危险因素在糖尿病足病变的不同阶段起着不同程度的作用，而最主要的原因是大、小、微血管病变，神经病变及机械性损伤合并感染所致。

2. 发病机理

（1）神经病变：糖尿病时常常伴有神经病变，患病率高达 60% ～ 90%。由于动脉硬化肢端缺血，代谢紊乱出现节段性脱髓鞘，神经细胞及轴突变性，导致感觉神经、运动神经及自主神经病变。患者可出现感觉异常甚至感觉缺失，不能感知外来伤痛并对其做出正常的保护性反应，致使一些创伤不能及时发现，伤口进一步发展。糖尿病患者运动神经病变可使本体感觉受损，足内骨间肌萎缩无力，肌肉失平衡，导致足部结构破坏，如锤状趾、爪样趾、足弓塌陷等。这些畸形导致行走时双足着力点发生改变。当足底脂肪垫因变形异位时，足底局部的缓冲力降低，压力增大，指间关节弯曲变形，使鞋内压力增加导致溃疡。自主神经病变使皮肤易出汗和温度调节异常，造成皮肤无汗、干燥、皲裂，为细菌的侵入创造了条件，极易发生溃疡和感染。糖尿病性神经病变还可致夏柯氏（Charcot）足及骨质疏松等，降低足部对体重的承受能力，增加了足溃疡形成和坏死的发生。

（2）血管病变：糖尿病患者发生周围血管病变的主要危险因素为遗传因子、糖尿病病程和糖尿病本身，其他危险因素有吸烟、脂代谢异常、高血压、高血糖、肥胖。由于大、小动脉粥样硬化及血栓形成，微血管基底膜增厚，致使血管腔狭窄或阻塞；毛细血管基底膜增厚，内皮细胞增生，红细胞变形能力下降；血小板聚集力增强，血液黏稠度增加，微循环发生障碍，造成下肢血供障碍，而侧支循环又不易建立，引起皮肤、神经营养障碍，加重了神经功能损伤，导致肢端缺血、溃烂感染坏疽或坏死。

（3）感染：糖尿病患者不但糖代谢异常，而且白细胞功能和细胞免疫受损，多核细胞的移动趋化功能降低，噬菌能力下降，故易发生感染。由于血管病变和神经病变的存在，微小的创伤即可引起微生物的侵袭和感染，并且感染易于扩散。感染既可以是浅表的，也可是广泛深层的。

（二）中医病因病机

糖尿病足属中医学"消渴病"继发的"血痹""脱疽""筋疽"等范畴。如《灵枢·痈疽》曰："发于足趾名曰脱疽，其状赤黑，死不治；不赤黑不死，不衰急斩之，不则死矣。"《金匮要略·血痹虚劳》指出："血痹，阴阳俱微""外证身体不仁，如风痹状。"《医宗金鉴》指出："未发疽之先，烦渴发热，颇类消渴，日久始发此患。"国家标准《中医临床诊疗术语》以"厉疽"对应称之，其险恶之候正如《疡科心得集》云："此证形势虽小，其恶甚大。"

因糖尿病足病程较长，病机复杂，研究者观察角度的不同，或研究主体差异，或研究对象病发阶段的不同等原因，对糖尿病足的病因病机认识差异较大。综合文献资料，主要有以下几个方面：

1. 气阴两虚，脉络闭阻

本病因消渴日久，耗气伤阴，气虚则血行无力，阴虚则热灼津血、血行涩滞，导致血瘀。血瘀一旦形成，瘀阻经脉，肢端局部失养而发生溃烂，遂成脱疽。

2. 燥热内结，瘀血阻络

燥热内结，营阴被灼，络脉瘀阻；甚或迁延日久，阴损及阳，以致气阴两虚，进而气虚血瘀，瘀血阻络，使肢体失养。复因外感邪毒，局部热毒蕴结而发。

3. 湿热瘀毒，化腐成疽

气虚阴津不布，或运化失司，导致水湿内停，湿性重浊黏滞，湿趋于下，久蕴化热。湿热下注，足当受之。若瘀血湿浊阻滞脉络，营卫壅滞，或患肢破损，外感邪毒，热毒蕴结则为肢端坏疽，而致肉腐、筋烂、骨脱。

4. 正气不足，阴阳俱虚

糖尿病足晚期多病程长，耗伤正气，表现为虚实夹杂，以肝肾阴虚或脾肾阳虚夹痰瘀互阻为主。病情发展至后期则阴损及阳，阴阳两虚，阳气不能敷布温煦，导致肢端阴寒凝滞，血脉瘀阻而成。

综合各方面的研究成果和临床实践研究我们发现，糖尿病足既可以发生在糖尿病阴虚燥热阶段，也可以发生气阴两虚、痰浊瘀血痹阻脉络阶段，还可以发生在阴阳俱虚阶段。这与糖尿病其他慢性并发症多发生在气阴两虚、痰浊瘀血痹阻脉络之后有很大差别。究其原因，除糖尿病常见的发病原因外，外来伤害的多样性、伤及部位的不同以及伤害程度等决定了糖尿病足发病的特殊性和复杂性。在糖尿病的不同发展阶段，机体的表现或以阴虚为主，或以燥热为主，或以阳虚为主，或以痰浊为主，或以瘀血为主，或同时兼见诸多证的不同。而外来伤害中或伤于寒，或伤于热，或因创伤，或因摩擦伤等，这些不同的外来伤害又有伤及部位的不同及伤害程度轻重的差异等。因此，必须在掌握糖尿病一般发病原因和病机转变规律的基础上，了解糖尿病足发生的内在原因，特别是应根据所受外邪性质及轻重不同进行研究。

总之，糖尿病足是本虚标实之证，本虚为气、血、阴、阳虚损，标实为瘀血、湿热、热毒、寒湿等病理产物为标，瘀血在本病致病中具有重要作用。且消渴患者素体禀赋不足，五脏柔弱，故临证辨治要注意整体辨证与局部辨证相结合。临床中常可看到糖尿病足患者的全身表现与患足局部症状有时并不统一，虽然全身表现为一派虚象，然局部表现却可能为实证，故对扶正药物与祛邪药物的选择有时是同时并用，有时则需根据正邪之轻重而有主次之分，或以驱邪为主，或以扶正为主，或扶正祛邪并重。

二、临床表现

(一) 临床表现

1. 糖尿病足的一般临床表现

①皮肤瘙痒，干燥，无汗，毳毛少，颜色变黑伴有色素沉着；肢端发凉，或浮肿或干燥。②肢端感觉异常，包括双足袜套样麻木，以及感觉迟钝或丧失。多数可出现痛觉减退或消失，少数出现患处针刺样、刀割样、烧灼样疼痛，夜间或遇热时加重。常有鸭步行走、间歇性跛行、静息痛等。③肢端肌肉萎缩，肌张力差，易出现韧带损伤，骨质破坏，甚至病理性骨折。④可出现跖骨头下陷、跖趾关节弯曲等足部畸形，形成弓形足、锤状趾、鸡爪趾、夏科（Charcot）关节等。⑤肢端动脉搏动减弱或消失，双足皮色青紫，有时血管狭窄处可闻及血管杂音，深浅反射迟钝或消失。⑥肢端皮肤干裂，或形成水泡，足部发红、肿胀、糜烂、溃疡，可出现足坏疽和坏死。

2. 以神经病变为主的糖尿病足部的临床特征

①感觉缺损程度与病变程度不成比例。②胶质层增厚、皲裂和溃疡形成，特别是足底部溃疡形成。③足内肌肉萎缩，足和趾变形。④足部的触觉、痛觉和震动感消失或减退，腱反射消失。⑤足部湿温，可出现静脉充血和水肿。⑥足背动脉搏动存在，无足部缺血的临床表现。

3. 以外周小动脉病变为主的足部缺血性病变的临床特征

①病变局部疼痛明显，为黑色干性坏疽，病变可局限于足趾或足跟，可伴有广泛浅表感染；足温低，足抬高时可出现足部苍白，受压部位可出现青紫。③足部萎缩消瘦，趾甲增厚，汗毛稀少。④外周动脉搏动减弱或消失。⑤外周静脉充盈缓慢，常大于 15 秒。⑥可出现其他缺血性病变的临

床症状；感觉神经和腱反射轻度减弱或正常。

4. 足部感染的征象

足部感染的征象包括红肿、疼痛和触痛，脓性分泌物渗出、捻发音，或深部窦道等。浅表性感染可表现为趾间真菌感染、甲沟炎和趾甲内陷。足的深部感染可以是趾甲根部感染所致的足背蜂窝织炎，表现为足背广泛性水肿红肿，常与远端的坏疽有关。另一种为足弓深部感染，如有气体或腐败味产生，表明有厌氧菌感染，严重感染可累及趾骨和跖骨，形成骨髓炎。

（二）相关检查

除常规体格检查外，需特别注意足部体征，包括对溃疡面的描述，神经系统、肌肉和血管的检查，有否足畸形、浮肿、软组织感染或骨髓炎等。

1. 神经系统检查

较为简便的方法是采用10g尼龙丝检查法。取1根特制的10g尼龙丝，一头接触于患者的大足趾、足跟和前足底外侧，用手按尼龙丝另一头轻轻施压，使尼龙丝弯曲，患者足底或足趾能感觉到尼龙丝为正常，否则为不正常。不正常者往往并发周围神经病变，为足溃疡高危人群。这种检查方法简单易行，重复性好，花钱花时少，较为实用。

2. 皮肤温度检查

温度觉的测定可分为定性测定和定量测定。定性测定简单，如放杯温热水，将一根细的不锈钢小棍置于水中，取出后置于患者不同部位的皮肤进行检查，与测试者的感觉比较即可。定量测定可以利用皮肤温度测定仪，如将探头置于皮肤即显示温度，准确性和重复性均较好。

3. 血压指数

血压指数＝踝/臂收缩压比值，能够较好地反映下肢血压与血管状态。正常值为1.0~1.4。比值<0.9提示有供血不足，0.5~0.7为中度缺血，<0.5为重度缺血，重度缺血患者容易发生下肢（趾）坏疽。

4. 周围血管检查

足背动脉搏动，通过触诊，叩及足背动脉和（或）胫后动脉搏动了解足部大血管病变，这是简便、传统且具有临床价值的检查方法。动脉搏动消失往往提示患者有严重病变，需要进行密切监测或进一步检查。

5. 糖尿病足溃疡合并感染

常常很难判定足溃疡是否合并感染、是表浅的还是深部组织的以至引起脓肿或骨髓炎。局部感染征象包括红肿、疼痛和触痛，但这些体征可以不明显，尤其在合并神经病变的足。更可靠的感染表现为脓性渗出、捻发音或深部窦道。应用探针探查疑有感染的溃疡，明确是否存在窦道、有无骨髓炎，还可利用探针取溃疡底部的标本进行细菌培养。

（三）其他实验室检查

实验室检查可了解糖尿病控制情况及机体各系统功能改变情况，为全面综合治疗提供参考。常规检查主要包括血常规、尿常规、尿酮体、尿蛋白定性、24 小时尿微量白蛋白、空腹血糖、餐后 2 小时血糖、糖基化血红蛋白、血液流变学、血脂等，一些特殊检查是对下肢中小动脉、微循环功能及神经功能进行检测，能进一步了解病变的性质，确定部位和程度，主要有以下几种检测方法。

1. 下肢血管彩色多普勒超声检查

了解下肢血管（尤其是动脉）内壁的粥样硬化斑块的大小和管腔阻塞程度，显示动脉结构及功能异常：①动脉内膜粗糙，不光滑，管壁增厚。②管腔不规则、狭窄、节段性扩张，管径小，管腔内有大小不一的斑块形成，或附壁血栓。③血管走行迂曲，血管狭窄处血流变细，频谱增宽；严重狭窄处可见湍流，彩色镶嵌血流；血流波形异常。④收缩期峰值流速增快，狭窄远端血流速度慢。⑤静脉回流障碍。另一方面通过在 Doppler 超声技术观察下肢血管血流动力学指数，计算踝肱动脉血压比值。

2. X 线检查

可发现肢端骨质疏松、脱钙、骨髓炎、骨质破坏、骨关节病及动脉硬化，也可发现气性坏疽感染后肢端软组织变化，对肢端坏疽有重要诊断意义，可作为本病患者常规检查。

3. 动脉造影

可显示动脉管壁内病变（如血栓、狭窄和闭塞）的部位、范围及侧支循环情况，常用于截肢或血管重建术前血管病变的定位。

4. 神经电生理检查

了解神经传导速度，肌肉功能状态等。肌电图、神经传导速度、诱发电位的检测可作为诊断下肢有无周围神经病变和评估神经病变程度的方法。

5. 微循环检测

甲襞微循环测定简便、无创、出结果快，但特异性不高，甲襞微循环测定血管袢形态，血管走行，血流状态及速度，有无出血、瘀血、渗出等病变。微循环障碍时：①管袢减少，动脉端变细，异形管袢及袢顶瘀血＞30%。②血流速度缓慢，呈粒状流、泥沙样流、串珠样断流。③管袢周边有出血、渗出。

6. 跨皮氧分压（TcPO$_2$）

跨皮氧分压既能反映微循环状态，也能反映周围动脉的供血情况。测定方法为采用热敏感探头置于足背皮肤。正常人足背皮肤氧张力为＞40mmHg。TcPO$_2$＜30mmHg 提示周围血液供应不足，足部易发生溃疡，或已有的溃疡难以愈合。TcPO$_2$＜20mmHg，足溃疡没有愈合的可能，需要进行血管外科手术以改善周围血供。如吸入 100% 氧气后，TcPO$_2$ 提高10mmHg，则说明溃疡预后良好。

7. 细菌培养加药敏

对有分泌物的糖尿病足，要做分泌物细菌培养及药敏试验，以指导临床抗生素的应用。

8. 足部核磁共振成像（MRI）

MRI 对于糖尿病足部病变的诊断在敏感性、特异性、阳性预计值和阴性预测值等各方面均优于或类似于 B 超、CT 等。MRI 可以十分敏感地发现脓肿区域存在，对于足部脓肿、坏死部位的定位十分精确，能够精确显示和测量足底软组织的厚度，有效指导临床清创和部分截肢手术。

9. 足部同位素扫描

在糖尿病足部感染的早期诊断方面，足部同位素扫描有着不可替代的优势。它虽然特异性不如磁共振成像（因为它不能鉴别软组织病变和骨髓病变），但是它的敏感性却高于目前已知的所有的检查。糖尿病足部感染的检查，常用的示踪物有白细胞、人类免疫球蛋白、亚甲基双膦酸盐（MDP）等，常用的标记同位素有 99mTc、111In 等。其中利用 111In 标记的白细胞进行显像诊断敏感性最高，并且对于判断预后有一定价值。其缺点是假阳性率高，并且定位模糊。

三、诊断与鉴别诊断

（一）临床分类及分级

1. Wagner 分级

糖尿病足溃疡和坏疽的原因主要是神经病变、血管病变和感染。根据病情的严重程度，可进行分级，经典的分级方法为 Wagner 分级法，见表9-5。

表 9 – 5 糖尿病足的 Wagner 分级法

分级	临床表现
0 级	有发生足溃疡危险因素存在，但无溃疡
1 级	皮肤表面溃疡，无感染
2 级	较深的溃疡，常合并软组织炎，无脓肿或骨的感染
3 级	深部感染，伴有骨组织病变或脓肿
4 级	局限性坏疽（趾、足跟或前足背）
5 级	全足坏疽

2. TEXAS 分级分期

近年来，为了更好地评估糖尿病足的分型与判断预后，一些新的诊断和分类标准被提出，较为通用的有美国 TEXAS 大学糖尿病足分类方法。该分级系统结合了分级和分期，与 Wagner 系统相比，更有描述性，它将足部溃疡由浅入深分为 4 级，并且与感染、缺血等因素相结合。该分类方法对于病变的深度、感觉性神经病、血管病变和感染做了标准化的评估标准。

从 TEXAS 大学糖尿病足分类方法可以看出，糖尿病足部病变的截肢率随溃疡的深度和分期的严重程度而增加，感染、缺血等因素在病变的进展中起着至关重要的作用。非感染的非缺血性溃疡，随访期间无一截肢。溃疡深及骨组织，截肢率高出 11 倍，感染和缺血并存者的截肢率增加近 90 倍。

3. 糖尿病足的临床分型

根据糖尿病足的局部临床表现，可将其分为湿性坏疽、干性坏疽和混合性坏疽。这种分类方法切合临床实际，具有一定的代表性和可行性，是目前比较常用的分类方法。

（1）湿性坏疽：临床所见的糖尿病足多为此种类型，约占糖尿病足的 3/4。多因肢端循环及微循环障碍所致，常伴有周围神经病变，皮肤损伤感染化脓。局部常有红、肿、热、痛，功能障碍，严重者常伴有全身不适、毒血症或败血症等表现。

①湿性坏疽前期（高危足期）：常见肢端供血正常或不足，局部浮肿，皮肤颜色发绀、麻木，感觉迟钝或丧失，部分患者有疼痛，足背动脉搏动正常或减弱，常不能引起患者的注意。

②湿性坏疽初期：常见皮肤水疱、血泡、烫伤或冻伤、鸡眼或胼胝等引起的皮肤浅表损伤或溃疡，分泌物较少。病灶多发生在足底、足背等

部位。

③轻度湿性坏疽：感染波及皮下肌肉组织，或已形成轻度的蜂窝织炎。感染可沿肌肉间隙蔓延扩大，形成窦道，脓性分泌物增多。

④中度湿性坏疽：深部感染进一步加重，蜂窝织炎融合形成大脓腔，肌肉肌腱韧带破坏严重，足部功能障碍，脓性分泌物及坏死组织增多。

⑤重度湿性坏疽：深部感染蔓延扩大，骨与关节破坏，可能形成假关节。

⑥极重度湿性坏疽：足的大部或全部感染化脓、坏死，并常波及踝关节及小腿。

（2）干性坏疽：糖尿病患者的足部干性坏疽较少，仅占足坏疽患者的1/20。多发生在糖尿病患者肢端动脉及小动脉粥样硬化，血管腔严重狭窄；或动脉血栓形成，致使血管腔阻塞，血流逐渐或骤然中断，但静脉血流仍然畅通，造成局部组织液减少，导致阻塞动脉所供血的远端肢体的相应区域发生干性坏疽。坏疽的程度与血管阻塞部位和程度相关。较小动脉阻塞则坏疽的面积较小，常形成灶性干性坏死；较大动脉阻塞则干性坏疽的面积较大，甚至整个肢端完全坏死。

①干性坏疽前期（高危足期）：常有肢端动脉供血不足，患者怕冷，皮肤温度下降，肢端皮肤干枯，麻木刺疼或感觉丧失。间歇跛行或休息疼，多呈持续性。

②干性坏疽初期：常见皮肤苍白，血疱或水疱、冻伤等浅表干性痂皮。多发生在指趾末端或足跟部。

③轻度干性坏疽：足趾末端或足跟皮肤局灶性干性坏死。

④中度干性坏疽：少数足趾及足跟局部较大块干性坏死，已波及深部组织。

⑤重度干性坏疽：全部足趾或部分足由发绀色逐渐变灰褐色，继而变为黑色坏死，并逐渐与健康皮肤界限清楚。

⑥极重度干性坏疽：足的大部或全部变黑坏死，呈木炭样尸干，部分患者有继发感染时，坏疽与健康组织之间有脓性分泌物。

（3）混合性坏疽：糖尿病患者患混合性坏疽的较干性坏疽多见，约占糖尿病足患者的1/6。因肢端某一部位动脉阻塞，血流不畅，引起干性坏疽，而另一部分合并感染化脓。

混合性坏疽的特点：混合性坏疽是湿性坏疽和干性坏疽的病灶，同时发生在同一个肢端的不同部位。混合性坏疽患者一般病情较重，溃烂部位较多，面积较大，常涉及大部或全部手足。感染重时可有全身不适，体温及白细胞增高，毒血症或败血症发生。肢端干性坏疽时常并有其他部位血管栓塞，如脑血栓，冠心病等。

4. 其他分类

糖尿病足溃疡还可按照病变性质分为神经性溃疡、缺血性溃疡和混合性溃疡。

（1）神经性溃疡：神经病变在病因上起主要作用，血液循环良好。这种足通常是温暖、麻木和干燥的，痛觉不明显，足背动脉搏动良好。神经病变的足可有两种后果：神经性溃疡（主要发生于足底）和神经性关节病（Charcot 关节）。典型的运动性神经病变的特征是高弓足和跖骨头凸起，压力集中在足前部。无痛性溃疡是周围神经病变的确切的证据。

（2）神经-缺血性溃疡：该类患者同时有周围神经病变和周围血管病变，足背动脉搏动消失，足部冰凉，可伴有休息时疼痛，足边缘部有溃疡或坏疽。由于神经病变的存在，可以没有间歇性跛行和休息时疼痛的症状。即使有神经病变和足底局部压力增高，也没有足底溃疡，这或许是因为患者没有足够厚的胼胝之故。厚的胼胝形成需要良好的局部血液供应。单纯缺血所致的足溃疡无神经病变，很少见。国内糖尿病足溃疡主要是神经-缺血性溃疡。

（二）临床诊断标准

1. 糖尿病患者并有肢端血管和神经病变，合并感染。

2. 糖尿病患者肢端并有湿性坏疽或干性坏疽的临床表现和体征，并符合 0~5 级坏疽标准者。

3. 踝/臂血压指数，比值 <0.9 以下者。

4. 超声彩色多普勒检查，肢端血管变细，血流量减少造成缺血或坏疽者。

5. 血管造影证实，血管腔狭窄或阻塞，并有临床表现者。

6. 电生理检查，周围神经传导速度减慢或肌电图，体感诱发电位异常改变者。

7. X 线检查，骨质疏松脱钙，骨质破坏，骨髓炎或关节病变，手足畸形及夏科氏关节等改变者。

具备前两条，结合后 3~7 任何 1 条即可确诊。

（三）鉴别诊断

坏疽是组织细胞的死亡，病因上常分为循环性坏疽，如动脉粥样硬化性坏疽、栓塞性坏疽、血栓闭塞性脉管炎，雷诺病等引起的坏疽、神经营养性坏疽，糖尿病性坏疽，损伤及感染性坏疽等。糖尿病性足坏疽单从病理变化及坏疽的性质、程度很难与其他坏疽相区别。尤其是中老年糖尿病患者伴发动脉粥样硬化性坏疽时更难区分。但糖尿病足坏疽患者的血管病变程度严重，病变进展较快，常伴有周围神经病变及感染等。临床常可遇到足部坏疽久不愈合，检查时方发现患有糖尿病。应注意分析坏疽的发生，是伴发病还是并发症，并加以区别。

四、西医治疗

糖尿病足的治疗目标在于提高糖尿病患者的生存质量，控制糖尿病足的发展，降低截肢率，使其从高级向低级逆转。

（一）内科治疗

1. 控制糖尿病

严格控制血糖，首选胰岛素，尤其是对溃疡面大、感染严重者，尽快将血糖降至正常水平，口服降糖药亦可酌情选用。血脂紊乱者可加服调脂药物；血压升高者可用降压药，以血管紧张素酶抑制剂为首选，还可加用钙离子通道阻断剂。饮食中可适当增加蛋白质含量，对低蛋白血症、营养不良的患者，应加强支持治疗，必要时可输注血浆、白蛋白或复方氨基酸液，改善患者的全身情况。此外，应积极处理心、脑、肾并发症及影响坏疽愈合的各种不良因素，限制活动，减少体重负荷，抬高患肢，以利于下肢血液回流。

2. 改善微循环功能

应用活血化瘀、扩张血管药物改善循环功能。传统应用的扩血管药物有前列腺素 E_1、654－2、蝮蛇抗栓酶，活血化瘀中药如复方丹参注射液、川芎嗪注射液或脉络宁注射液等。

（1）前列腺素 E_1：从多种途径扩张血管，是目前最强的内源性扩血管药物。脂微球包裹的前列地尔（凯时）是以脂微球为药物载体的前列腺素 E_1，具有靶向性、持续性和高效性，能够特异地作用于狭窄和有斑块的动脉，明显地改善间歇性跛行症状，降低下肢动脉血管阻力，改善下肢动脉血流，并通过保护动脉内膜屏障，抑制血管平滑肌细胞增生，降低血脂，提高动脉内血小板内环磷酸腺苷（cAMP）水平，从而抑制动脉粥样硬化形成，文献报道治疗糖尿病足疗效较好。

（2）654-2注射液：可使小静脉舒张，减少毛细血管阻力，增强微血管自律运动，加快血流速度；减轻红细胞聚集，降低血液黏稠度；减少微小血栓的形成；降低微血管的通透性，减少渗出；但该药可诱发尿潴留和青光眼，应用时应注意观察。

（3）蝮蛇抗栓酶：可降低血浆纤维蛋白原，有抗凝血作用，能够扩张血管，降低血压，增加血流量，刺激血管内皮细胞释放组织型纤溶酶原激活剂，启动纤溶系统，溶解血栓，内含神经生长因子，有助于恢复神经功能。

3. 抗感染治疗

对合并感染者，尽量在局部处理前取分泌物进行细菌培养，根据药物敏感实验结果选用有效抗生素。在未知病原菌的情况下，可根据经验选用喹诺酮类、β-内酰胺类广谱抗生素，并可加用抗厌氧菌的药物。

全身用药原则：①静脉用药。②使用广谱抗生素，覆盖球菌、杆菌和厌氧菌，推荐使用三代头孢菌素加甲硝唑。③足量分次使用。④治疗时间可根据临床征象和外周血白细胞、放射学及微生物的检查结果来决定，对于未累及骨的感染，治疗时间约需两周，有骨髓炎者则需几个月。局部用药可使用庆大霉素、环丙沙星和灭滴灵。

4. 营养神经治疗

可用B族维生素、神经生长因子等。弥可保、爱维治等可促进神经细胞核酸及蛋白质合成、促进轴索再生和髓鞘形成。

5. 高压氧治疗

高压氧能提高肢体经皮氧分压，且治疗后数小时仍保持较高水平。高浓度的组织氧可抑制厌氧菌的生长及毒素产生，并通过维持氧分压大于4kPa，使巨噬细胞依赖氧的杀伤活性得以发挥。临床实验证明，伤口局部的高浓度氧有利于控制感染，促进伤口组织重建和愈合。另外，高压氧能明显增加伤口局部一氧化氮（NO）浓度，而NO对于伤口的愈合是必不可少的。研究表明，在长期不愈的糖尿病溃疡创面，其NO浓度明显降低。而且局部生长因子也是在局部内源性NO达到一定浓度后才发挥作用。因此，高压氧和局部生长因子的联合应用可促进伤口愈合。但对于非厌氧菌

第九章 糖尿病并发症辨证治疗及其用药经验

的严重感染患者，尤其是合并肺部感染者不宜用高压氧治疗。

6. 局部处理

糖尿病足的局部处理要根据组织坏疽和感染的程度而定，急性期不宜急于清创。糖尿病足急性期，局部红肿热痛较为明显，但除急性化脓切开引流外，不宜急于做大面积彻底清创手术，以防止坏疽蔓延扩大，诱发全身性感染，危及生命。

在全身和局部循环及微循环改善、足部感染基本控制、病情相对稳定、坏疽较为局限的情况下，此时足坏疽局部与健康组织界限比较清楚，可采取"蚕食"的方法，逐渐清除坏死组织，一般从远到近，疏松的先除，牢固的后除；坏死的软组织先除，腐骨后除，并尽量保护筋膜及肌腱组织。对湿性坏疽要保持深部窦道引流畅通，且不宜过分冲洗，以防细菌沿肌腱、肌膜间隔蔓延扩大。对干性坏疽的处理，在常规消毒下切除坏死组织，局部可选用 654-2、庆大霉素、表皮生长因子等贴敷。对大血管病变导致的坏疽，可采用介入放射治疗。局部有气性坏疽感染者，可采用高压氧舱治疗。总之，局部治疗需在全身综合治疗的基础上，根据坏疽的性质和程度分期处理。

（二）外科治疗

1. 介入治疗

经皮腔气囊扩张血管成形术、经皮－动脉路径血管旋转切割血管成形术、血管内植入血管支架成形术，其临床效果均较满意。

2. 血管重建术

血管重建是治疗糖尿病足患者大血管阻塞的重要方法之一，它可使部分大血管病变引起的肢端坏疽免于截肢，可采用自体大隐静脉移植术和人造血管移植血管重建术。

3. 溃烂创面覆盖修复术

对全层皮肤缺损较大的溃疡可考虑皮肤移植，可采用游离植皮术和皮瓣修复创面术。

4. 截肢截趾术

当糖尿病足溃烂深度已达骨或伴有骨髓炎、严重软组织感染等，局部创面不能通过外科换药、游离植皮、皮瓣转移修复时，应考虑截肢（趾）术，以保全患者的性命。

5. 自体骨髓干细胞移植

这是一种采用干细胞移植来促使新生血管形成的新的治疗方法。该方法利用骨髓造血干细胞在肌肉内分化为血管性内皮细胞，以促进侧支循环的建立，从而改善下肢组织血供。国内有报道显示，应用自体骨髓干细胞移植治疗了 13 例糖尿病足，取得了缓解症状、降低截肢平面甚至避免截肢的良好效果，总保肢率为 80% 。

五、中医辨证论治

（一）早期辨证论治

1. 气阴两虚，脉络不和

临床表现：神疲乏力，少气懒言，手足心热或五心烦热，手足麻木，感觉迟钝，舌淡暗，脉细或脉细数。局部皮肤色暗，或见皮肤溃口，肉芽色泽暗淡。

治法：益气养血，活血通络。

典型处方：太子参 30g，麦冬 10g，党参 10g，丹皮 10g，赤芍 10g，红花 10g，丹参 30g，地龙 10g。每日 1 剂，水煎服。

2. 阳虚血瘀

临床表现：畏寒肢冷，面色苍白，口渴喜热饮，乏力，夜尿频多，大便溏泻，舌淡胖，边有齿痕、瘀斑，舌底静脉曲张，苔薄白，脉沉细。四肢发凉，肿胀喜暖，间歇性跛行，足背颜色苍白，足趾皮色紫黯，跗阳脉搏动减弱或消失。

治法：温经通阳，活血化瘀。

典型处方：干地黄 10g，山药 10g，制附片 6g（先煎），制川乌 6g，细辛 3g，桂枝 8g，当归 12g，赤芍 15g，丹参 30g，水蛭粉 3g（分冲）。每日 1 剂，水煎服。

3. 热毒炽盛

临床表现：发热，咽干，局部皮肤灼热，疼痛，舌红，苔黄腻，脉滑数。

治法：清热解毒消肿。

典型处方：金银花 15g，连翘 15g，蒲公英 15g，防风 6g，乳香 6g，没药 6g，玄参 12g，当归 10g。每日 1 剂，水煎服。

加减：肝胆火盛者加柴胡 10g，黄芩 10g，栀子 6g，龙胆草 6g；湿热下注者加苍术 10g，黄柏 10g，牛膝 15g，生薏仁 15g，炒薏仁 15g，土茯苓 15g。

（二）中期辨证论治

1. 气血亏虚，湿毒内蕴

临床表现：神疲乏力，面色苍黄，气短懒言，口渴欲饮，舌淡胖，苔薄白，脉细无力。患肢疼痛明显，局部红肿，间歇性跛行，或见疮口脓汁清稀较多，经久不愈，趺阳脉搏动减弱或消失。

治法：益气养血，清化湿毒。

典型处方：生黄芪 30g，当归 10g，党参 15g，土茯苓 15g，土贝母 15g，黄柏 10g，生薏苡仁 30g，天花粉 10g，皂角刺 10g。每日 1 剂，水煎服。

2. 热毒炽盛，胃肠结热

临床表现：发热，口渴，便秘，尿黄浊，舌红或绛，苔黄厚或黄腻，脉滑数或弦数。患肢皮肤色泽暗红、灼热、伴肿胀疼痛，趺阳脉搏动消失，足端紫红，皮肤起水疱，重者足趾发黑溃烂，脓液黄稠，甚则溃烂。

治法：清热解毒，通腑泄热。

典型处方：金银花 15g，连翘 15g，土茯苓 15g，蒲公英 15g，黄柏 10g，白芷 6g，大黄 6g（后下），败酱草 15g，天花粉 15g。每日 1 剂，水煎服。每日 1 剂，水煎服。

3. 阳气亏虚，脉络闭阻

临床表现：畏寒肢冷，腰膝怕冷，四末不温，夜尿频多，溃口色淡白，肉芽色淡暗，或足趾干黑，趺阳脉搏动减弱或消失，舌淡暗，苔薄白或白腻，脉沉细。

治法：温通阳气，化瘀通脉。

典型处方：制附片 6g（先煎），鹿角片 6g，川牛膝 15g，川乌 6g，细辛 3g，丹参 30g，地龙 10g，穿山甲 10g。每日 1 剂，水煎服。

（三）晚期辨证论治

1. 肝肾阴虚，痰瘀互阻

临床表现：腰膝酸痛，双目干涩，耳鸣耳聋，手足心热或五心烦热，肌肤甲错，口唇舌暗，或紫暗有瘀斑，舌瘦苔腻，脉沉弦。局部见病变已伤及骨质、筋脉。溃口色暗，肉色暗红，久不收口。

治法：调补肝肾，活血化瘀祛痰。

典型处方：熟地黄 15g，山药 15g，山茱萸 15g，黄精 10g，枸杞子 10g，三七粉 3g（冲），水蛭粉 3g（冲），鹿角片 10g，地龙 10g，穿山甲 10g。每日 1 剂，水煎服。

2. 脾肾阳虚，经脉不通

临床表现：腰膝酸软，畏寒肢冷，耳鸣耳聋，大便溏，肌瘦乏力，肌肤甲错，舌淡暗，脉沉细涩。局部见病变已伤及骨质、筋脉，下肢发凉，皮温下降，溃口色暗，久不收口，趺阳脉搏动减弱或消失。

治法：调补脾肾，活血通脉。

典型处方：狗脊 15g，川续断 10g，杜仲 10g，制附片 6g（先煎），鹿角片 6g，肉桂 6g，熟地黄 12g，乳香 6g，没药 6g，地龙 10g，水蛭粉 3g（冲），虻虫 10g，穿山甲 10g。每日 1 剂，水煎服。

3. 气血阴阳俱虚，痰瘀湿毒互阻

临床表现：神疲乏力，面色苍黄，四末不温，不耐寒热，消瘦乏力，或五心烦热，肌肤甲错，局部皮色暗淡，久不收口，舌暗淡有瘀点或瘀斑，苔白腻或黄腻，脉沉细无力。

治法：补益气血阴阳，化痰祛瘀，解毒祛湿。

典型处方：生黄芪 30g，当归 12g，熟地黄 10g，鹿角胶 10g（烊化），山茱萸 10g，狗脊 15g，川续断 12g，制附片 6g（先煎），地龙 10g，穿山甲 10g，水蛭粉 3g（冲），虻虫 10g。每日 1 剂，水煎服。

（四）其他治疗

1. 中药外治法

外用中药治疗糖尿病足未溃期，可以减少糖尿病足进一步发展；已溃期结合西医学的各种治疗方法，适时开放疮口，充分引流，可以有效控制病情发展；愈合期可以加速足部疮口的愈合，明显降低截肢率。

（1）外敷法：局部红肿热痛，外用金黄膏或青黛膏外敷；腐烂发黑坏趾，外用红油膏、九一丹。另有冲和膏、蚓黄散各有适应证。

冲和膏：荆芥 150g，独活 50g，赤芍 60g，白芷 30g，菖蒲 45g。共研细末备用。用热酒或麻油调敷，每日 1 次。疏风温经，散寒活血，生肌消肿。适用于患肢发凉、麻木、破溃，气虚阴寒血瘀者。

蚓黄散：地龙 30g，血竭 10g，黄柏 60g。共研细末备用。用温水调敷，每日 1 次。清热降火，破血祛腐生肌。适用于患肢麻木、疼痛，足部破溃，疮面色暗、腐肉较多，脓汁黏稠、有臭味，湿热壅盛者。

（2）中药浸泡熏洗法

①清化湿毒法：适用于脓水多、臭秽重、引流通畅者。药入土茯苓、马齿苋、苦参、明矾、黄连、蚤休等，煎汤，待温浸泡患足。

②温通经脉法：适用于肾阳亏虚、寒邪阻络者。药如桂枝、细辛、红花、苍术、土茯苓、黄柏、百部、苦参、毛冬青、忍冬藤等，煎水浸泡。

③清热解毒、活血化瘀法：药用大黄、毛冬青、枯矾、马勃、元明粉等，煎汤泡足。

④温经活血方：桂枝 15g，红花 15g，透骨草 10g，鸡血藤 20g，乳香 10g，没药 10g，花椒 15g。将上药装布袋内，加水 1000mL 煎汤，待药液温度适宜时（温度不宜过高）淋洗，浸泡患足，每日 2 次，每次 30～50 分钟。本方适用于糖尿病足病变未溃者。

⑤解毒洗药：丹皮 15g，蒲公英 50g，苦参 15g，黄柏 15g，白芷 10g，大黄 20g。将上药装入布袋，加水 1000mL 煎汤，待药液温度适宜时，淋洗，浸泡患足。每日 2 次，每次 30 分钟。本方适用于糖尿病足病变已溃者。

（3）箍围法：应用中药散剂或膏剂，在伤口周围涂抹，达到清热解毒、控制炎症、限制创面发展的作用。

大黄 30g，蒲公英 30g，生石膏 30g，土茯苓 30g，明矾 30g。共研末，过 200 目，以水调成糊状，在伤口箍围。可清热解毒祛湿。适用于糖尿病足感染、分泌物较多者，能够明显局限伤口红肿趋势，降低抗生素使用率，降低医疗费用。

（4）祛腐生肌法：若疮面腐肉难脱，创口内予九一丹薄撒疮面，外盖红油膏纱布以提脓祛腐；腐脱新生时，用生肌散薄撒疮面，外盖白玉膏。

（5）敷贴法：敷贴法是将药物敷贴在创口表面的一种方法。

（6）局部清创：局部坏死组织的清除对控制感染、促进愈合十分重要，但不合理的清创反会导致创面扩大，加重病情。若感染部位较大、较深，并且沿皮下组织或筋膜迅速扩散，此时在静脉应用足量有效广谱抗生素的同时，应尽早清创，切开引流减张，严重者可以多处切开减压，防止周围组织的进一步坏死。并且要保持患肢的下垂姿势，以充分引流。除此之外，不宜过分采用清创手术，以防止坏疽蔓延扩大。对趾或趾间有溃疡或坏疽者，清创前应分开各趾，避免渗液或脓汁浸渍邻近组织；对湿性坏疽或界限尚不清者，宜采用少量、多次清坏死组织的蚕食清创法。

2. 针灸治疗

取穴：足三里、阳陵泉、委中、三阴交、昆仑、太溪及血海等。也可取耳穴：交感、肾、皮质下、心、肺、肝及脾等。针灸有助于改善患肢血液循环和感觉，恢复运动功能，达到通经活络、调理全身之目的。

（五）足溃疡的预防与护理

对糖尿病患者足溃疡预防的重要性已得到许多国家的重视，有效控制血糖，加上正确有效的足部护理，能够帮助患者提高生活质量，减少医疗开支。所以糖尿病患者一旦确诊，均应进行糖尿病足危险因素筛查，并坚持每年进行 1 次全面检查，了解有无神经病变、血管疾病和肌肉骨骼病变等，注意询问患者有无吸烟、高血压、高胆固醇、血糖控制不良，有无足部疾患、胼胝或溃疡形成等，对有糖尿病足危险因素的患者每年应多检查几次，或在门诊就诊时常规进行足部检查，并积极治疗，去除危险因素，加强教育，必要时安排专家诊治。

1. 加强患者教育

糖尿病足是糖尿病的并发症之一，发病率高，致残致死率高，所有糖尿病患者均应接受足部护理，以及如何预防糖尿病足的教育，包括增强糖尿病足预防意识，识别感觉缺损和血循环不良，避免足部损伤，掌握足部伤口护理的方法，戒烟等。如在第一时间发现压痛点、水泡、麻木、局部红肿等，应及早去医院就诊。加强全身营养，提高机体的抵抗力，增加组织营养，改善肢端血液循环，适当运动。

2. 积极预防足外伤

减少受伤和感染因素是预防足溃疡发生的根本措施，积极预防足外伤应从日常生活中每一件与脚有关的事情做起。要注意预防足外伤、烫伤和冻伤，经常检查肢端是否有危险因素，如有无裂伤、蚊虫咬伤、红肿、变色、水泡，鞋内有无破损、皱折、裂缝、露出的钉子，如有这些情况应弃置不用。

3. 加强足部皮肤护理

①每晚用温水（不超过 40.0℃）和中性香皂洗双脚，糖尿病患者下肢血液循环差，肢体感觉减退，家人应辅助测试水温或用温度计测温，以免引起烫伤。要用柔软的吸水性强的毛巾轻轻擦干，特别是足趾缝间要避免擦破，以防发生微小的皮肤损伤。②细心护理足部皮肤，防止干燥、开

裂，保持清洁。③修剪趾甲不可过短，以免损伤皮肤。④避免光着脚走路。⑤禁用刺激性消毒药水如碘酒等，必要时可用龙胆紫外搽；预防足部霉菌感染。

4. 鞋袜的选择

鞋子要合脚，可以是运动鞋，也可以是特制的模型鞋，或有加厚鞋垫或趾部加大、加长的鞋，长度以大一指为宜，便于空气流通。鞋子要符合脚的外形。买鞋时两脚要分别试穿，避免穿过紧、前面开口或露出脚趾的鞋，避免穿高跟鞋。再合适的鞋也不要连续穿 5 个小时，应轮流穿鞋，使脚的受力重新分配，减少微小损伤。穿鞋前要检查鞋内有无异物。袜子不可过紧，以免影响血流，应选择吸湿性好、对皮肤刺激小、光滑柔软的棉质袜。

5. 足部溃疡护理

足部一旦受伤，应尽快就诊。就诊前可用中性肥皂液清洗干净，盖上一层消毒敷料，不可贴胶布，不可自行剔除异物或进行小手术等，以免加重损伤。注意检查伤口有无感染，必要时请外科医生会诊，确定是否切开引流或脚趾切除。有坏死组织应进行清创，以减少感染，促进伤口愈合。

六、病案举例

病案 1

陈某，男，70 岁。初诊时间：1996 年 5 月 16 日。

病史：1975 年发现并诊断为 1 型糖尿病，一直用胰岛素控制血糖，血糖、血脂、体重基本正常，但口渴多饮，手足心热等。1996 年 1 月开始出现手足麻木，怕冷，逐渐双足小趾紫暗并有间歇性跛行。舌暗有裂纹，苔黄，脉沉细涩。双足皮肤色暗、发凉，双足小趾紫暗但未破溃，双足背动脉搏动减弱。空腹血糖 7.6mmol/L，餐后 2 小时血糖 10.6mmol/L，下肢体位试验（＋）。

西医诊断：1 型糖尿病。

中医诊断：糖尿病小趾坏疽。

辨证：阴伤化热，瘀阻寒凝。

治法：内以养阴清热，化瘀通络；外以温通散寒。

内服方：细生地 30g，玄参 30g，黄柏 10g，牛膝 30g，木瓜 30g，丹参 30g，莪术 10g，三七粉 3g（冲服）。水煎，每日 1 剂，分 2 次服。

外洗方：川乌 30g，草乌 30g，伸筋草 30g，芒硝 30g，苏木 30g。水煎外洗，每日 1 剂，熏洗 3 次。

继续用胰岛素控制血糖，带药回原籍治疗。

1996 年 10 月 28 日复诊：内服及外用药各用 12 剂后，口渴多饮、手足心热等症减轻，双足小趾紫暗部分脱厚皮一层，但无破溃。继续内服及外洗 10 剂后，双小趾又脱厚皮一层，紫黑部分全部消失，双小趾呈嫩红色，此后间歇性跛行、手足麻木、怕冷等症均明显好转。自己停用外洗药。坚持内服药共 45 剂，双小足趾皮色完全恢复正常，间歇性跛行消失，双足背动脉搏动增强。超声多普勒检查示：左、右足背动脉内径分别为 0.18cm 和 0.20cm，左、右足背动脉血流量分别为 6.48mL／min 和 8.46mL／min，嘱坚持用胰岛素控制血糖，间断服用中药，以防其他并发症发生。

按：此患者虽然早已用胰岛素，但血糖控制不甚理想，血管和神经病变仍不断发展并出现间歇性跛行，遂致足小趾变黑。此例患者属阴伤化热，耗灼营血，瘀阻脉络，肌肤筋脉失养，遂致气血瘀阻，外受寒邪所伤，而呈阴虚化热、瘀阻受寒之证。在继续用胰岛素控制血糖的基础上，内服生地黄、玄参大补阴液，黄柏清热，牛膝、木瓜通经活络，丹参、莪术、三七粉、血竭粉、水蛭粉活血通经；外以川乌、草乌温经散寒，伸筋草、芒硝、苏木通经活络，终使患者得到康复。

病案 2

张某，男，75 岁。初诊时间：2004 年 7 月 30 日。

病史：2 型糖尿病病史 8 年。刻下症：双足疼痛不适 20 余天。外院 B 超检查显示无下肢血管病变。曾静脉点滴前列腺素地尔 5 天，疼痛症状无明显改善。畏寒，纳食尚可，眠可，大便可。舌黯淡，苔白，脉沉。双足皮肤未见破溃，肤温降低，双足发凉，足部皮肤变薄、毛发稀疏、皮色紫褐，可见多处色素沉着，足背动脉搏动略弱。

西医诊断：2 型糖尿病；糖尿病足 0 级。

中医诊断：消渴病足早期。

辨证：肝肾亏虚，瘀血阻络。

处方：狗脊 10g，川续断 10g，川牛膝 30g，地骨皮 30g，赤芍 20g，白芍 20g，丹参 20g，牡丹皮 20g，炒栀子 10g，蜈蚣 3 条，土鳖虫 10g，忍冬藤 30。7 剂，水煎服，日 1 剂。

外洗方：炙川乌 30g，炙草乌 30g，追地风 30g，伸筋草 30。7 剂，水煎，外洗。

2004 年 8 月 27 日复诊：药后效显。泡脚后 1 小时双足疼痛明显改善。仍觉疲乏，舌苔薄黄腻，脉细数。

上方去地骨皮，加太子参 30g。7 剂，水煎服。外洗方继续应用，巩固疗效，同前方用药。

按：患者糖尿病病史 8 年，出现足部疼痛，根据吕仁和教授消渴病足病分期，尚在消渴病足早期，此期应当积极治疗，阻止病情继续发展。在控制血糖、血脂、体重等情况下，中药口服和外洗均有良好效果。本例患者畏寒明显，足部皮肤紫褐，皮肤温度下降、发凉，疼痛明显，趺阳脉搏动减弱，舌黯淡。辨为肾气亏虚，失于温煦，行血无力，瘀血阻络，不通则痛，故首用狗脊、续断、川牛膝三药补肾温经通阳，重用丹参、牡丹皮、蜈蚣、土鳖虫等活血通络搜剔之品，重在化瘀通络止痛。消渴病肝肾阴虚为本，故加用大量芍药以柔肝养肝，缓解止痛。外洗方重用炙川乌、炙草乌等大辛大热之品，佐以伸筋草、追地风通经活络，缓解足部失于温煦、络脉不通的症状，故应手而效。

七、研究进展

糖尿病足是近年研究的热点问题，除了控制血糖和感染、使用神经营养剂和改善血液循环药物等外，如口服肠溶阿司匹林，使用前列腺素 E_1、山莨菪碱、丹参注射液、蝮蛇抗栓酶、脉络宁注射液、血栓通注射液等，手术治疗，包括血管重建手术、介入手术、自体皮瓣移植、截肢（趾）术等有了很大进展，其中，中医药治疗糖尿病足也取得了不少新成果。

（一）中医辨证治疗

据文献报道，河南省中医院分寒凝血瘀、阴虚血滞、湿热蕴结、热毒内炽、气血两亏 5 型进行辨证施治；广州省中医院分为瘀血阻络、阴虚毒盛、阳虚寒凝、气血两虚 4 型进行辨证施治；山东中医药大学附属医院分为寒凝血瘀、湿热下注、毒炽盛、气阴两虚 4 型进行辨证施治；中国中医科学院西苑医院分为阴虚寒凝、血瘀阻络、气滞血瘀、气虚血瘀、湿热蕴结、热毒炽盛、气血两虚、气阴两虚 8 型进行辨证论治；中国中医科学院广安门医院分为瘀血阻络、阴虚毒盛、阳虚血瘀、气阴两虚 4 型进行辨证施治。山东济南市中医院戚宏等观察了外周血管诊断系统对糖尿病中医分型包括阴虚热盛、气阴两虚、阴阳俱虚、血瘀脉络、湿热困脾的临床价值，结果发现，血瘀脉络是影响足趾末端动脉血供的第一高危因素，其次是湿热困脾、阴阳两虚、气阴两虚、阴虚热盛型，提示瘀血、湿浊等有形之邪在糖尿病下肢血管病变中具有重要作用。《中国中医糖尿病防治指南》主张分为湿热毒蕴、筋腐肉烂证，热毒伤阴、瘀阻脉络证，气血两虚、络脉瘀阻证，肝肾阴虚、瘀阻脉络证，脾肾阳虚、痰瘀阻络证五型进行辨证治疗，分别采用四妙勇安汤合奚九一验方茵栀莲汤、顾步汤、生脉散合血府逐瘀汤、六味地黄丸、肾气丸等。

王军等将糖尿病足分为三型进行辨证治疗，气阴两虚型治以益气养阴，和营解毒，应用脱疽 1 号（黄芪 30g，人参 15g，石斛 10g，玄参 10g，丹参 10g，牛膝 15g，紫花地丁 10g，白芍 15g）；气血两虚型治以补益气血，和营解毒，应用脱疽 2 号（黄芪 30g，党参 20g，当归 10g，川芎 10g，生地黄 15g，皂角刺 10g，白术 10g，肉桂 10g，茯苓 15g，赤芍 10g，白芍 10g，地龙 10g）；热毒湿盛型治以清利湿毒，和营解毒，应用脱疽 3 号（知母 10g，玄参 10g，远志 6g，黄柏 10g，黄芩 10g，牛膝 15g，白花蛇舌草 10g，金银花 10g，紫花地丁 10g）。以上三型兼有瘀血阻塞者，加全蝎 6g、蜈蚣 6g、山甲 10g 等。

唐咸玉等辨治糖尿病足，共分四型。气血亏虚，湿毒内蕴型：治宜扶正祛邪并重，益气养血，清化湿毒，方拟当归补血汤加味。湿热下注，瘀毒阻络型，治以清利下焦湿热为主，方用四妙散加减；毒热炽盛，络脉瘀阻型，治以清热解毒，活血通络止痛，方用四妙勇安汤加味；阳虚寒凝，痰瘀阻络型，治以温阳散寒，活血祛痰通络，方用补阳还五汤加减。

刘辉根据局部情况分为早期（瘀血阻络）、急性发作期（湿热毒邪内蕴）和好转恢复期（气血双亏）3 个阶段进行辨证，分别以当归四逆汤、四妙勇安汤、托里透脓汤和八珍汤加减配合中药注射液静脉点滴，疗效满意。

周文卫等将本病分 3 型施治。阴虚寒凝、痰瘀阻络型，多见于缺血期，治以温阳通络，豁痰化瘀，药用鹿角霜、熟地、鸡血藤各 30g，麻黄、肉桂、川椒各 5g，白芥子 3g，炮姜 15g，红花、乳香、没药各 6g，丹皮 20g。湿热下注、瘀毒阻络型多见于感染期，治以清热利湿，化瘀通络，药用益母草 60g，紫草、赤药、丹皮各 15g，紫花地丁、生甘草、生黄芪、茯苓皮各 30g，大黄 5~10g，三七粉 3g；气阴两虚、瘀阻脉络型，多见于恢复期，治以益气养阴，活血通络，药用生黄芪、炙甘草、赤芍各 15g，天冬、麦冬、潞党参、炒白芍各12g，制黄精30g，益母草60g，制大黄10g。

（二）分期治疗

奚九一教授主张分期辨治，认为糖尿病足坏疽中截肢率与死亡率最高的为特发足部肌腱变性坏死症，主要责之于"湿"与"热"，治疗重在清利湿热，不主张活血化瘀。他将本病分为急性发作期、好转缓解期和恢复期。急性发作期当急则祛邪为先，先清解湿毒，局部及早清创，祛除腐腱。湿热重者内服三黄消炎冲剂（黄连、黄芩、制大黄等）、七花消炎冲剂（七叶一枝花、金银花等）；湿毒重者内服胡黄连解毒冲剂（胡黄连、茵陈、苦参等）。好转缓解期邪去病缓，缓则治本，以益气滋阴、祛湿养筋为治则。内服清脉健步冲剂（黄芪、首乌、菝葜、僵蚕等）。恢复期气血不足者加服益气通脉片。

阙华发等分3期论治，急性发作期，证属湿热毒盛者，治以清热利湿解毒，活血消肿止痛，方用四妙勇安汤合四妙丸加减；好转缓解期，证属湿滞络瘀者，治以清热利湿，和营托毒，方用补阳还五汤合四妙丸加减；恢复期证属气虚血瘀者，治以益气活血，托里生肌，方用补阳还五汤合人参养荣汤加减。

樊建开等采用内外并重、标本兼顾、中西医结合的综合疗法分3期论治，感染期湿热邪毒壅盛，治以清热解毒，和营利湿，凉血止痛，方用犀角地黄汤、萆薢渗湿汤、四妙勇安汤加减；感染控制期，治以益气养阴，和营通络，托毒祛腐，方用顾步汤合托里消毒散加减；疮面愈合期，治以补气养血，活血通络，托疮生肌，方用桃红四物汤合人参养荣汤加减。

吕仁和教授研究生于秀辰、范冠杰教授等针对糖尿病足主张分期分型论治，早期分为气阴两虚、脉络不和型，用增液汤加味；阳虚血瘀型，用四逆散加减。中期气血亏虚、湿毒内蕴型，用当归补血汤加味；热毒炽盛、胃肠结热者，用四妙勇安汤加味；肝胆湿热型，用龙胆泻肝汤加减。晚期肝肾阴虚、痰阻血瘀型，用六味地黄丸加减；脾肾阳虚、经脉不通型，用右归丸加减。

唐汉钧根据病情急缓，分为三期论治。急性进展期（湿热毒盛），治以清热消肿；急性缓解期（湿毒瘀滞），治以祛瘀通络；恢复期（气阴两虚、络脉瘀阻），治以扶正活血。

（三）专方专药治疗

治疗早期糖尿病足，邓宝春用补阳还五汤加味：生黄芪45g，当归

10g，川芎15g，地龙15g，桃仁10g，红花10g，赤芍10g，五味子10g，麦冬10g，葛根10g，牛膝15g，鸡血藤30g。伴溃破腐烂者加金银花、连翘、元参；阳虚者加仙灵脾、菟丝子、补骨脂；下肢浮肿者加防己、生薏苡仁；肢痛麻木重者加延胡索、威灵仙、水蛭。共治疗63例，1月后观察疗效，结果显效45例，有效12例，无效6例，总有效率90%。王兵用黄芪桂枝五物汤加味，药用黄芪30g，桂枝10g，白芍10g，玄参10g，当归15g，红花10g，沙参15g，刘寄奴10g，桑枝10g，豆豉10g，鸡血藤10g，川牛膝10g，生姜3片，大枣3枚。治疗1月后评定疗效，治疗组30例，治愈13例，有效率95.2%。

李云惠用张锡纯之方内托生肌散治疗糖尿病足溃疡48例，总有效率93.7%。主药组成：生黄芪20g，生乳香10g，生没药10g，甘草6g，生白芍12g，天花粉20g，丹参10g。若疼痛较重者加蜈蚣3g，全蝎9g，延胡索12g；若内热较重者加生地黄20g。

吕仁和教授博士生范冠杰教授等在应用糖足方（由黄芪、生地黄、莪术、虎杖等七味中药组成）取得良好临床疗效的基础上，通过体外培养糖尿病大鼠动脉血管平滑肌细胞，应用血清药理学方法观察了中药对血管平滑肌细胞增殖的影响。结果发现，糖足方含药血清能够抑制体外培养糖尿病大鼠动脉血管平滑肌细胞增殖，其抑制效应表现出浓度依赖性，初步揭示了中药治疗糖尿病足的部分机制。

刘润科自拟当归活血汤为主进行治疗，药用当归、赤芍各50g，丹参30g，红花10g，玄参、忍冬藤各100g。阴虚内热加生地黄、麦冬、花粉；气虚加黄芪、党参、白术、茯苓；湿热加黄柏、苍术、牛膝；疼痛严重加蜈蚣、全蝎、延胡索，并联用精制蝮蛇抗栓酶静滴，疗程20~30天。治疗31例，结果临床治愈25例，好转6例，有效率100%。

曲宝惠等对糖尿病肢端湿性坏疽采用茵陈赤小豆汤（茵陈、赤小豆、炒苍术、炒黄柏、薏苡仁、泽泻、防己、赤芍、白芍、牛膝、当归、生甘草）加减，治疗18例，临床治愈10例，好转6例，无效2例，疗效满意。

张建强等以益气养阴、活血化瘀、托腐生肌、清热解毒为大法，用糖足康水丸（西洋参、黄芪、丹参、穿山甲、地丁、知母等）治疗本病80例，疗程两个月，结果治愈56例，好转20例，无效4例，总有效率95%。

此外，还有应用通阳法治疗糖尿病下肢血管病变、神经病变者，疗效确切。如双红通采用偏温性的药物如红参、红花以加强通利作用，治疗后糖尿病下肢神经病变肢端疼痛、麻木、无力改善率分别达到 80.9%、73.3% 和 76.0%，感觉神经传导速度也明显增快。

（四）中医外治

1. 外敷法

局部红肿热痛，外用金黄膏或青黛膏外敷；腐烂发黑坏趾，外用红油膏、九一丹。亦有报道用大黄、川芎、白芷等制成的油纱外敷。

2. 切开引流法

适用于脓肿形成或脓出不畅者。应果断、适时和充分地低位多处切开或对口引流，包括皮肤、筋膜和腱鞘。足趾感染应拔甲，必要时从趾两侧切开；感染在足背和足底，可行纵向切开，以通畅引流。切开引流要掌握好时机，只有通畅引流，才能控制感染。

3. 蚕食疗法

对疮面大而深、腐肉组织难以脱落者，在感染控制、血液循环改善、坏疽转成干性、坏死界线清楚的基础上，应分期分批逐步进行"蚕食"疗法清除。一般远端的先除，近端的后除；疏松的先除，牢固的后除；坏死的软组织先除，腐骨后除，并尽量保护筋膜及肌腱组织。

4. 中药浸泡熏洗法

（1）清化湿毒法：适用于脓水多而臭秽重、引流通畅者。药如土茯苓、马齿苋、苦参、明矾、黄连、蚤休等煎汤待温浸泡患足。

（2）温通经脉法：适用于肾阳亏虚、寒邪阻络者，李红以中药桂枝、细辛、红花、苍术、土茯苓、黄柏、百部、苦参、毛冬青、忍冬藤等煎水浸泡，杨博华等用温经活血方（桂枝、红花、透骨草、鸡血藤、乳香、没药、花椒）加水煎汤外洗。

（3）清热解毒、活血化瘀法：蔡炳勤等用渴疽洗方（大黄、毛冬青、枯矾、马勃、元明粉）熏洗，周方采用三黄汤（大黄、黄芩、黄连）外洗。

（4）魏军平辨证热盛伤阴用三黄汤加味，气阴两虚用桃红四物加减，煎汤泡足。

5. 祛腐生肌法

若疮面腐肉难脱，创口内予九一丹薄撒疮面，外盖红油膏纱布以提脓祛腐，但在有骨、腱、神经等组织裸露的创面上宜慎用含汞的祛腐剂；腐脱新生时，用生肌散薄撒疮面，外盖白玉膏、复黄生肌愈创油膏纱布以生肌收口，直至创口愈合。李澎等应用生肌膏（黄连、蜂蜡、香油、冰片等）化腐生肌，煨脓长肉，尤适于皮肤溃疡经久不愈者。

6. 中药离子蒸汽外治法

糖尿病下肢血管病变发病机理较为复杂，与多种因素有关，如代谢紊乱、高血糖、高血脂、高糖蛋白及其他致病因子，共同作用导致糖尿病患者毛细血管内皮细胞损伤与增生、动脉粥样硬化，致使血管腔狭窄或阻塞。糖尿病下肢血管病变的传统药物治疗以扩张血管及静点活血化瘀中药为主，但治疗效果有限。近年来，有临床医生尝试应用股动脉直接注射尿激酶或东凌克栓酶等进行治疗，虽取得了一定的临床疗效，但长期应用的疗效不确定，副作用大且价格高昂。

中药外洗是中医传统有效的治疗手段，中药等离子蒸汽外治具有起效快、疗效好、操作简便的特点。北京中医药大学东方医院关崧等应用温经通脉外治法治疗糖尿病足 72 例，患者随机分为治疗组、对照组各 36 例，在常规饮食治疗，控制血糖、血压、血脂的治疗基础上，每组患者均应用活血化瘀药物静点。治疗组采用本科自制中药等离子蒸汽治疗，中药洗方用糖足 1 号（由川乌、草乌等药组成，具有温经通脉、活血化瘀作用），每日 1 次，28 天为 1 个疗程；对照组采用温水等离子蒸汽治疗，每日 1 次，28 天为 1 个疗程。治疗前后分别观察下肢肢端发凉、麻木或缺血性疼痛等自觉症状改善情况，以及 ABI 数值。疗效判断：显效：主要症状、体征整体改善率≥75%，治疗后 ABPI 值正常或接近正常；有效：主要症状、体征整体改善率≥30%，治疗后 ABPI 值有所提高；无效：主要症状、体征整体改善率<30%，治疗前后 ABPI 值无明显差异。整体改善率计算方法：（治疗前值－治疗后值）/治疗前值×100%。研究结果显示，经过 1 个疗程，治疗组显效 10 例（27.8%），有效 23 例（63.9%），无效 3 例（8.3%），总有效率 91.7%；对照组显效 2 例（5.6%），有效 25 例（69.4%），无效 9 例（25%），总有效率 75%。治疗组总体疗效明显优于对照组，在缓解糖尿病下肢血管病变足部麻木、疼痛、发凉等症状方面也具有显著作用，并可明显改善踝肱压指数这一下肢血管病变重要疗效判定指标。

（五）针灸推拿治疗

杜豁然等采用针药并用治疗本病 30 例，针刺足三里、承山、阳陵泉透阴陵泉、三阴交透悬钟，针尖不透出体表穴位，留针 30 分钟，每隔 3 日 1 次。结果显示，治疗组治愈 24 例，总有效率为 93.3%。韩瑞英等用中药内服、外敷的同时，配合艾灸涌泉穴，每日 2 次，每次 15～30 分钟，共 12 例，痊愈 8 例，4 例有效。

刘祖高等采用辨证用药结合推拿治疗 62 例。阴虚血瘀型推脊柱上段夹脊穴，揉压曲池、肾俞、足三里、双下肢，向心型推法，压气冲穴；气虚血瘀型推脊柱中段夹脊穴，揉压百会、中脘、关元、脾俞、肾俞、足三里、双下肢，向心型推法，压气冲穴；阳虚血瘀型推脊柱中、下段夹管穴，脾俞、肾俞、命门、天枢、关元、足三里、双下肢，向心型推法，压气冲穴。结果治愈 46 例，显效 8 例，有效 7 例，无效 1 例。内服中药配合推拿可调节脏腑功能，以达益气活血、通经止痛之目的。

总的来说，糖尿病足的治疗较以往已有了很大的进步，但目前仍没有一种方法可完全治愈该病。尤其是晚期患者，常治疗困难，即使综合治疗，有时也难免截肢致残。因此，加强糖尿病足的预防、早期诊治意义重大，其会极大地提高患者的生存质量，节约医疗资源。在糖尿病足的预防和治疗方面我国与发达国家相比还有很大差距，主要表现在对糖尿病足的概念模糊，重治轻防，未与国际接轨，诊断评定标准较混乱，尚未建立适合我国国情的糖尿病足监测和防治体系。因此，糖尿病患者需定期进行筛查，通过大样本追踪调查，明确糖尿病足发生发展和转归的规律和主要影响因素，预测个体发生糖尿病足的概率和相对危险度，根据不同的危险程度提出相应的、合理的干预对策，这对降低糖尿病足的发生率具有重要意义。

第五节　糖尿病性心脏病辨证治疗与用药经验

糖尿病性心脏病包括糖尿病性冠心病、糖尿病心脏周围神经病变、糖尿病性心肌病，可表现为心胸憋闷疼痛、心悸、水肿等，吕仁和教授主张统称为消渴病心病。其证候特点是本虚标实，本虚证早期多表现为阴虚、气阴两虚，标实证包括血瘀、气滞、湿热、热毒等四候；晚期本虚证多表现为阳虚，或阴阳俱虚，标实证除了可见早期四候外，更可见痰浊中阻、水饮内停、阴寒凝滞等七候。其中，以气阴两虚、痰瘀阻滞心脉证候最为多见。所以其临床诊治，吕仁和教授主张在分期辨证的基础上，以本虚定证型，以标实定证候，强调针对患者具体病情进行分期辨证论治。

糖尿病性心脏病（Diabetic cardiopathy，DC）是糖尿病最重要的并发症之一，是糖尿病继发的心脏病，是糖尿病患者最主要的死因，具体包括糖尿病心脏微血管病变、大血管病变、心肌病变、心脏自主神经功能紊乱所致的心绞痛、心律失常和心功能不全等。其早期发病较为隐匿，易被忽视，一旦出现症状，治疗效果较非糖尿病性心脏病差，死亡率可达非糖尿病患者的两倍。虽然糖尿病伴见冠心病，并不一定都是糖尿病性心脏病，但糖尿病继发心脏病依然是不争的事实。目前，糖尿病性心脏病这一病名已为许多国内外的内分泌代谢病专家认同，并可见于世界卫生组织（WHO）糖尿病手册及国外糖尿病、内分泌相关专著。

糖尿病性心脏病在中医学中相当于消渴病继发的"胸痹心痛""心悸""怔忡""支饮""水肿"等，临床可统称为"消渴病心病"。唐·王焘在《外台秘要》中引《古今录验》云："渴而饮水多，小便数，无脂似麸片甜者，皆是消渴病也。"历代医家所述的消渴继发心痛、胸闷等皆属心病范畴。《灵枢·本脏》云："心脆则善病消瘅热中。"《灵枢·邪气脏腑病形》云："心脉微小为消瘅。"巢元方《诸病源候论·消渴候》指出："厥阴之病，消渴重，心中疼。"《医宗己任篇·消症》云："消之为病，源于心火炎炽，然其病之路，皆由不节嗜欲，不慎喜怒。"说明消渴病的发病发展与心有关。国医大师吕仁和教授认为，糖尿病性心脏病病位始终不离心脏，在漫长病程中出现的心悸、眩晕、胸痹、水肿等表现均属心病范畴，所以主张将糖尿病性心脏病中医病名统称为"消渴病心病"。提出该病名，意义有三：①该病名提示糖尿病病位在心。②该病名提示临床治疗中，除应针对消渴病外，应始终顾护到心。③该病名可以概括糖尿病心脏病发生发展的全过程，经分期辨证可较好地阐明病程中出现的纷繁复杂的证候，便于指导本病的防治，具有重要的临床价值。

一、病因病机与发病机理

（一）西医对发病机理的认识

目前，西医学对糖尿病性心脏病的发病原因尚未弄清，主要有以下观点。

（1）高血糖：高血糖导致糖基化终末产物的产生、多羟基化合物的增多和蛋白激酶C活化作用。

（2）高胰岛素血症和胰岛素抵抗。

（3）氧化应激：活化氧化物种增多，磷酰基超负荷。

（4）炎症：糖基化终末产物激活核因子 Kappa B，产生过多的促炎症细胞因子。

（5）血脂异常：低密度脂蛋白胆固醇（SLDL）高，高密度脂蛋白（HDL）低，高甘油三酯（TG）。

（6）凝血异常：促凝及抗纤溶状态异常：纤维蛋白原增加，纤溶酶原激活素抑制物增加，血小板功能异常，易于凝聚。

（7）基因突变：过氧化酶增殖型受体 2C（PPAR2C）变异。

（8）钙的超负荷。

（9）心肌中肾素血管紧张素系统的激活。

（10）非酶促蛋白糖基化作用及肌球蛋白变化。其相关机制可能与体内内分泌紊乱、高血糖症、高血压、脂肪、蛋白质和电解质代谢紊乱、血小板功能亢进、凝血异常、植物神经病变等有关。如高甘油三酯血症，或伴有血中胆固醇升高、低密度脂蛋白升高，而高密度脂蛋白降低，可促使动脉粥样硬化和冠心病的发生和发展。糖尿病性心肌病可能与糖尿病所致的心肌细胞内糖、脂肪、蛋白质的代谢异常，能量供应障碍，心内微血管病变所致的心肌缺血、缺氧、代谢和营养障碍有关。至于糖尿病心脏植物神经病变可能与微血管病变引起的神经营养失调、脂肪、糖和蛋白质的代谢紊乱有关。

（二）中医病因病机

消渴病心病是消渴病日久、失治误治、病情发展的结果，属于"消渴病"之消瘅期，即糖尿病并发症阶段。唐·王焘在《外台秘要》中引《古今录验》云："渴而饮水多，小便数，无脂似麸片甜者，皆是消渴病也。"此消渴病就是西医学的糖尿病。消渴病之所以会继发胸痹心痛等心系病证，与多方面因素有关。《灵枢·本脏》云："五脏皆柔弱者，善病消瘅……心脆则善病消瘅热中。"《灵枢·邪气脏腑病形》云："心脉微小为消瘅。"指出先天禀赋不足、心脏脆弱可能是消渴病心病发病的重要内在因素。如果素体"心脆"，就容易继发心病。《素问·通评虚实论》云："凡治消瘅仆击，偏枯痿厥，气满发逆，肥贵人则高梁之疾也。"指出过食肥甘厚腻，饮食不节，伤及脾胃，旁及他脏，可发生消瘅。"气满发逆"可见于心脏病心功能不全者。《灵枢·五变》云："怒则气上逆，胸中蓄积，血气逆留，腠皮充肌，血脉不行……故为消瘅。"指出消瘅发病与急躁易怒相关，发病有"血脉不行"的机制。另外，张仲景在《金匮要略》中指出："厥阴之为病，消渴，气上撞心，心中疼热。"巢元方在《诸病源候论·消渴候》中更指出"厥阴之病，消渴重，心中疼"，提示消渴病可有心疼表现。此"心中疼"不排除是消渴病心病症状的可能。

吕仁和教授认为，糖尿病患者在脏腑虚损的基础上会引发多种病理产物在体内产生。因饮食不节，过食肥甘厚味，损伤脾胃；或忧思劳倦伤脾，导致脾气虚弱，健运失职，水湿内停，聚集成痰；或肺气不足，宣降失司，水液不得通调输布，津液留聚而生痰；或肾虚不能化气行水，水泛为痰；或肝气郁结，气郁湿滞而生痰。同时阴津亏虚，燥热内生，津亏液少，不能载血循经畅行，瘀血又化热伤阴，津液大量亏耗，血液浓缩，在脉中循行涩滞不畅；精神刺激，情志失调，肝失调达，气机阻滞，阻碍血液运行而导致血瘀；气虚运血无力，血流运行不畅可致血瘀；阳虚阴寒凝结，寒则血凝而导致血瘀；痰湿阻络血行不畅而致血瘀。在脏腑虚损的基础上，痰、瘀、郁、热等实邪阻于体内络脉会发生多种并发症，阻于心之脉络会出现胸痹、心痛、心悸、怔忡等心系并发症。

总之，消渴病心病病位在心，发病与肝、肾、脾（胃）诸脏有关，是在气血阴阳失调的基础上，出现心气、心阴、心阳不足，甚至阴阳俱虚，以致心阳虚衰，气滞、血瘀、痰浊、寒凝等痹阻心脉。病机特点为"热""虚""瘀"相兼，证候以气阴两虚、痰瘀互结、心脉痹阻证最为多见。因消渴病久治不愈，邪热耗气伤阴，久病必瘀，久病必虚，心气阴两虚，心之络脉瘀阻，心体受损，心用失常而成消渴病心病。气虚血瘀，心脉瘀阻可表现为胸痹心痛；气阴不足，心神失养，心主不宁可表现为心悸怔忡；气阴不足，心气虚衰，日久心阳虚衰，或见阴阳俱虚，又可出现水气不化、饮邪内停的证候，表现为咳逆倚息不能平卧，面目、肢体水肿等支饮水肿危候。该病属本虚标实、虚实夹杂之证。本虚可见阴虚、气阴两虚，或阳虚，甚或阴阳俱虚；标实多为血瘀痰阻，或夹气滞，或夹湿热，或夹热毒，或夹水饮、寒凝，其中以气阴两虚、痰瘀阻滞心脉证候最为多见。有专家指出，气阴两虚、痰瘀阻络为糖尿病并发症的重要病理基础。

二、临床表现

（一）糖尿病性冠心病

临床表现与非糖尿病性冠心病相似，主要为心绞痛、心肌梗死或心力衰竭，糖尿病性心脏病证候学研究 ECG 有缺血表现，具有严重的心律失常，X 线、ECG，超声心动图和心向量提示心脏扩大，CT 检查心脏形态、心功能、心肌组织检查和心肌灌注的定量分析确定有冠心病，MRI 提示大血管病变和清楚的心肌梗死部位，放射性核素显示心梗部位并早期诊断冠心病。本病与非糖尿病性冠心病相比，发病年龄小，心绞痛不典型或无症状性心肌缺血多见，并且无痛性心肌梗死多见于非糖尿病患者，病情重，进展快，病死率高。

（二）糖尿病性心脏植物神经病变

早期损害迷走神经，而交感神经相对兴奋，患者表现为静息状态下心动过速，静息心率大于 90 次/分钟，或不易受各种条件反射影响的固定心率。后期随病变加重迷走神经和交感神经同时受损，立卧位心率差随病变加重而减小，导致心率固定。若交感神经节后神经病变损害血管调节反射，可发生体位性低血压，患者由卧位立起时收缩压可下降 4kPa，舒张压下降 2.67kPa 以上，患者表现为头晕、心悸、大汗、视力模糊，应与低血糖反应区别。多见于服用降压药的 DM 合并高血压患者。因痛觉神经受损患者可发生无痛性心肌梗死，伴有面颊和上肢多汗、厌食、恶心、尿潴留、大便失禁等内脏神经损害，深呼吸时每分钟心率差≤10 次，立卧位时每分钟心率差≤10 次，乏氏动作反应指数≤1.1 为异常，30/15 心搏时心率比值≤1.03。也可偶在感染、手术等应激条件下突感短暂胸闷、心悸，然后血压下降，有时伴有严重的心律失常，导致心脏骤停及猝死。

（三）糖尿病性心肌病

早期无明显症状，劳累后可有胸闷憋气、劳累气短；心尖区可闻及第四心音；心电图可有非特异性改变。中期疲劳乏力、胸闷气短、心悸等症状比较明显。75% 的患者有不同程度的左心室功能不全。后期患者症状加剧，左心衰进一步加剧，表现为呼吸困难，或有端坐呼吸，有 30% 的患者伴有右心衰竭和体循环淤血征；心脏普遍扩大，但仍以左室扩大为主，心尖搏动向左下移位，第一心音低钝；第二心音亢进；左室扩大可有相对性二尖瓣关闭不全，同时可伴发乳头肌功能不全，在心尖区可闻及收缩期杂音，双肺底部有湿性啰音，提示有肺淤血。常因充血性心力衰竭、心源性休克、严重心律失常等而致死，约有 1/3 的患者死于心衰。经放射性核素和 MRI 检查提示心肌病的存在，存在心肌内小冠状动脉和微血管广泛的病变，心肌有纤维化、灶性坏死、糖蛋白、脂蛋白和钙盐沉积等。

三、诊断与鉴别诊断

（一）诊断要点

对于糖尿病性心脏病的诊断，吕仁和教授学术继承人杨晓晖教授强调必须注意以下几个方面问题：①应该符合糖尿病性心脏病自然发展的规律，从糖尿病出现心脏损害的早期开始，尤其是尚未出现明显症状的亚临床阶段，诊断依据应尽量客观、具体，并采用量化标准。②主要内容应与国际医学同步，以便学术交流，但又应从我国临床实际出发，以便推广应用。参照基于此思路，在此主要参考的是 2011 年中华中医药学会糖尿病分会发布的《糖尿病合并心脏病中医诊疗标准》；吕仁和、赵进喜教授主编，人民卫生出版社出版的《糖尿病及其并发症中西医诊治学（第 2 版）》，2010 年原卫生部发布的《中华人民共和国卫生行业标准——冠状动脉粥样硬化性心脏病诊断标准》以及中华医学会心血管病学分会 2014 年颁布的《中国心力衰竭诊断和治疗指南 2014》相关诊断标准。

1. 糖尿病伴发冠心病

在排除其他器质性心脏病的条件下，糖尿病患者有如下证据时即可诊断：曾出现心绞痛、心肌梗死或心力衰竭，心电图（ECG）有缺血表现，有严重的心律失常，X 线、ECG、超声心动图和心向量提示心脏扩大，CT检查心脏形态、心功能、心肌组织检查和心肌灌注的定量分析确定有冠心病，MRI 提示大血管病变和清楚的心肌梗死部位，放射性核素可显示心梗部位并早期诊断冠心病。

2. 糖尿病伴发心肌病

病程在 5 年以上的糖尿病患者，排除其他原因引起的心肌病和除高血压性心脏病及冠心病引起的心衰后，有如下表现时可诊断：有心力衰竭的临床表现（心功能分级按美国纽约心脏学会 NYHA 分级法）；心脏无扩大者，心功能检查证实有舒张功能障碍；有心脏扩大者同时有收缩功能障碍；心力衰竭、心脏扩大、房性和（或）室性奔马律、心绞痛和心律失常，经放射性核素和 MRI 检查提示心肌病的存在，存在心肌内小冠状动脉和微血管广泛的病变，心肌有纤维化、灶性坏死、糖蛋白、脂蛋白和钙盐沉积；有微血管病变其他表现，如视网膜、肾脏病变者可间接支持诊断。

3. 糖尿病心脏植物神经病变

糖尿病确诊的基础上，心脏植物神经功能测定 7 项试验检查两项或以上异常者。糖尿病患者静息心率 >90 次/分钟，或不易受各种条件反射影响的固定心率，有体位直立性低血压，易发生无痛性心肌梗死，伴有面颊和上肢多汗、厌食、恶心、尿潴留、大便失禁等内脏神经损害，深呼吸时每分钟心率差≤10 次，立卧位时每分钟心率差≤10 次，乏氏动作反应指数≤1.1 为异常，30/15 心搏时心率比值≤1.03，卧立位时收缩压下降 >4kPa（30mmHg），或舒张压下降≥2.67kPa（20mmHg）。

（二）鉴别诊断

糖尿病性心脏病主要应与非糖尿病性冠心病相鉴别。非糖尿病性冠心病心绞痛，常表现为不稳定型劳力性心绞痛和变异性心绞痛的典型症状，发生心梗常有典型的胸前区持续性压榨样疼痛，病变部位常为大血管病变。同时，应该注意糖尿病伴有冠心病等，并不意味着就是糖尿病性心脏病。糖尿病性心脏病常兼有视网膜病变、肾病等微血管病变。

四、西医治疗

（一）基础治疗

1. 饮食疗法

饮食调养，原则上应做到"三低"：即低热量、低脂肪、低胆固醇。饮食仍应符合糖尿病患者的饮食治疗方法：每日胆固醇的摄入量不超过300mg；脂肪的摄入不超过总热量的30%；少吃或不吃蔗糖、葡萄糖等精糖类食品；多食富含维生素 C 的食物，如水果、新鲜蔬菜、植物油；饮食要高钾低钠，每日摄取食盐少于5g/d；饮食有规律，不可过饥或过饱；适当摄入纤维素食物（包括谷类淀粉类），以保持大便通畅。研究表明，控制体重可以显著减低冠心病的患病率。因此，饮食治疗的重要指标之一就是尽量达到或接近标准体重。

2. 适量运动

维持经常性适当的运动，有利于增强心脏功能，促进身体正常的代谢，尤其对促进脂肪代谢、防止动脉粥样硬化的发生有重要作用。糖尿病性肾脏病伴心脏病者，应根据肾脏功能和心脏功能及体力情况，从事适当的体力活动，以助于增进血液循环，增强抵抗力，提高全身各脏器机能，防止血栓形成。但需避免过于剧烈的活动，活动量应逐步增加，以不引起症状为原则。

（1）常用的运动方式

1）散步：散步可以使心肌收缩力增强，外周血管扩张，具有增强心功能、降低血压、预防冠心病的效果。对于运动会引起心绞痛的人来说，可以改善病情。每次散步可坚持 20 分钟至 1 小时，每日 1～2 次，或每日走 800～2000m。身体状况允许者可适当提高步行速度。

2）慢跑：慢跑或原地跑步亦可改善心功能。慢跑的路程及原地跑步的时间应根据每个人的具体情况而定，不必强求。

3）太极拳：太极拳对高血压、心脏病等都有较好的防治作用。一般而言，体力较好的患者可练老式太极拳，体力较差者可练简化式太极拳。不能打全套的可以打半套，体弱和记忆力差的可以只练个别动作，分节练习，不必连贯进行。

（2）运动疗法注意事项：①运动量应从小到大，时间从短到长，循序渐进。②进餐与运动至少间隔 1 小时以上，下午及傍晚进行运动能避开心血管事件"高峰期"，较清晨运动更合适。③运动最适宜的温度是 4～30℃。④运动结束 10 分钟后，心跳次数每分钟仍在 100 次以上，则不应再加大运动量，应根据情况适当减少运动量。⑤运动时若出现头晕、头痛、心慌、恶心、呕吐等不适，应立刻停止，必要时需就医。

3. 健康生活

养成健康的生活习惯对糖尿病伴心脏病患者尤为重要。生活要有规律，保持心情愉快，避免情绪激动和过度劳累。

（1）戒烟戒酒：吸烟可导致心跳加快，血压升高，心脏耗氧量增加，血管痉挛，血液流动异常，血小板黏附性增加。糖尿病患者，尤其伴心血管病变者应该少吸或不吸烟。过量的乙醇摄入能降低心肌的收缩能力。对于合并心脏病的人来说，酗酒不仅会加重心脏的负担，甚至会导致心律失常，并影响脂肪代谢，促进动脉硬化的形成。

（2）改善生活环境：污染严重及噪音强度较大的地方，有可能诱发心脏病。因此，改善居住环境、扩大绿化面积、降低噪音、防止各种污染，对促进糖尿病伴心脏病变患者有积极的作用。

（3）避免拥挤：多种心脏疾病，如冠心病、风心病、病毒性心肌炎、扩张型心肌病等都与病毒感染有关，即便是心力衰竭也常常由于上呼吸道感染而引起急性加重。因此，要注意避免到人员拥挤的地方，尤其在感冒流行季节，以免受到感染。

（4）心态平和：古人提倡"和喜怒而安居处，节阴阳而调刚柔"。情绪的剧烈波动可以加剧心脏病变。如情绪紧张、激动时，交感神经兴奋，儿茶酚胺增加，结果使心跳加快，血压升高，心肌耗氧量亦明显增加，从而加重冠心病。心衰患者的病情，严重的会导致致死性心律失常，甚至引起心脏骤停。

糖尿病患者应根据自己的爱好，种花、养鱼、下棋、书画，以陶冶性情，平和心态，这对伴有心脏病变者大有裨益。

（二）疾病治疗

糖尿病性心脏病发生心绞痛、心律失常、心衰、心肌梗死的处理与非糖尿病患者并无差异，但需注意用药对糖尿病的影响。糖尿病患者应谨防发生低血糖、低血钾、低血压、高脂蛋白血症等。

1. 体位性低血压的治疗

可酌情选用氢化考的松和短效升压药的麻黄素、麦角胺等，应从小剂量用起，并密切注意这类药物的副作用。

2. 心绞痛的治疗

扩张冠状动脉、减少心肌耗氧量是内科治疗心绞痛的重要措施。外科则多采用经皮穿刺冠状动脉腔内血管成形术（PTCA）和冠状动脉搭桥术。内科药物主要包括硝酸酯类和钙离子拮抗剂。β-受体阻滞剂虽可减慢心率降低心肌耗氧量，有引起糖耐量受损的说法，但目前有日益受到重视的趋势。

（1）硝酸酯类：①硝酸甘油：0.3～0.6mg，口服或舌下含化，每4～6小时1次。②消心痛：5～10mg 口服、咀嚼或舌下含化，每4～6小时1次。应注意青光眼患者慎用。目前多主张用缓释或控释剂型。

（2）钙离子拮抗剂：①心痛定：10～20mg，口服或舌下含化，每日3～4次。②硫氮卓酮：60～90mg，口服，每日3～4次。③异搏定：40～80mg，口服，每日3～4次。其缓释或控释剂，如拜新同、络活喜被普遍推崇。每日1次服药即可。

（3）强心利尿药：对糖尿病性心脏病所致的充血性心力衰竭，强心、利尿药均不属禁忌，但也绝非首选。而血管扩张剂和血管紧张素转换酶抑制剂疗效较为肯定，所以应予足够重视。

（4）血管扩张剂：硝酸甘油、硝普钠及肼苯哒嗪等主要通过降低心脏前后负荷、减少心肌耗氧量，治疗充血性心力衰竭，可用硝酸甘油 5～10mg，加 250mL 或 500mL 液体缓慢静脉点滴，但宜严格监测血压。

（5）血管紧张素转换酶抑制剂：巯甲丙脯酸 12.5～50mg，口服，每日 2 次；或依那普利 5～20mg，每日 1～2 次。可治疗糖尿病性心脏病心衰。其中前者半衰期短，对糖尿病肾病也有一定疗效。目前最受重视。

（6）β–受体阻滞剂：倍他乐克 6.25～25mg，口服，每日 2 次。一般应从小剂量用起，同时注意血压和心率。

3. 急性心肌梗死的治疗

糖尿病患者发生心肌梗死者常诱发血糖升高，以致发生酮症酸中毒，因此，应注意使用适当剂量的胰岛素，使血糖维持在 5.5～8.3mmol/L（100～150mg/dL）。血糖过高和过低均可导致病情加重，以致诱发严重并发症危及生命。胰岛素的用法，一般以小剂量（1～4U/h）加入生理盐水中静脉点滴。

其他如扩血管疗法（硝酸甘油静脉点滴）、溶栓疗法（链激酶、尿激酶和组织纤溶酶原激活剂）、极化疗法与非糖尿病患者并无区别。在急性期同样地应预防严重心律失常、心衰、心源性休克的发生，恢复期则应加倍警惕可能发生的再次梗死。

五、中医治疗

吕仁和教授临床上常用"六对论治"方法治疗糖尿病性心脏病，包括对症论治、对症辨证论治、对症辨病与辨证论治相结合、对病论治、对病辨证论治、对病分期辨证论治，体现的是一种病、证、症并重的精神。治疗糖尿病性心脏病，则主张在分期辨证的基础上，以本虚定证型，以标实定证候，将消渴病心病分为早、晚两期，四型、七候辨治，主要内容如下。

（一）早期

1. 早期的临床表现

该期主要病理改变是心脏植物神经病变和心肌。心内微血管病变，进一步又可分为轻、中、重三度。

（1）轻度：主要表现为心脏植物神经功能检查的异常，如呼吸差 11 ~ 14 次/分，立卧差 11 ~ 14 次/分，乏氏指数1.10 ~ 1.20，30/15 比值1.01 ~ 1.03 等。无明显心脏自觉症状，可伴有汗出异常、膀胱残余尿增多、胆囊收缩功能减退、便秘或腹泻等其他系统植物神经功能受损的表现。

（2）中度：呼吸差≤10 次/分，立卧差≤10 次/分，乏氏指数≤1.10，30/15 比值≤1.01。心脏超声检查可发现左室顺应性下降，E/A 比值 < 1，左室壁增厚，左室舒张末期内经减小，伴眼底病变、肾脏病变等身体其他部位的微血管病变发生。

（3）重度：心脏超声检查可见以左室收缩前期时间（PEP）/左室射血时间（LVET）比值增高为主要表现的左室收缩功能的减退，E/A 比值 < 1，甚者从卧位起立时收缩压下降 > 4KPa（30mmHg），舒张压下降 > 2.67KPa（20mmHg）。胸片上出现心影增大、胸腔积液和肺淤血表现。伴有的眼底、肾脏等微血管病变加重。

2. 早期的治疗

对早期患者要加强心理教育，使患者及家属了解本期虽自觉症状少，但已是心脏并发症的开始，而且容易伴发其他并发症，所以应引起重视。实践证明，只要认真合理防治，轻、中度病变有可能恢复正常。即使是重度病变，也可明显减轻症状，延缓病情发展。运动方面，活动量以中等及轻体力劳动为主，避免重体力劳动和剧烈运动。饮食方面，根据体型供给合理热量，并根据肾功能情况，确定主食中植物蛋白的摄入。降糖西药可酌情选用磺脲类、双胍类、葡萄糖酐酶抑制剂、胰岛素等。糖尿病合并心脏病患者，应特别注意避免低血糖发生。控制血糖的原则是"宁高勿低"。

中医辨证治疗，根据"以虚定型、以实定候"的原则，可分为两个常见证型、四个证候进行辨证用药。

（1）阴虚燥热

主症：口舌干燥，烦渴多饮，消谷善饥，便结尿赤，偶有心悸，五心烦热，失眠多梦，舌质红，苔薄黄而干，脉细数。

治法：滋阴清热，养心安神。

方药：生地黄 12g，玄参 10g，麦冬 10g，葛根 10g，天花粉 30g，黄连 10g，炙远志 10g，牡丹皮 10g，当归 10g，丹参 30g，柏子仁 20g，珍珠母 15g。

（2）心气阴虚

主症：口干乏力，偶现心悸或胸闷，气短，五心烦热，失眠健忘，面色少华，视物模糊，双目干涩，大便秘结，尿浊，舌质暗，苔薄白，脉细数或偶现结代。中、重度病变多见此型。

治法：益气养阴。

方药：太子参30g，麦冬15g，五味子15g，生地黄15g，首乌15g，黄精30g，丹参30g，葛根15g，天花粉20g，酸枣仁15g，川芎15g。

（3）兼夹证

①肝郁气滞：伴有口苦咽干，胸胁苦满，纳饮不香，舌暗苔黄，脉弦。改用舒肝解郁法，以四逆散为主方，可加用柴胡10g，赤芍20g，白芍20g，枳壳10g，枳实10g，炙草6g，牡丹皮10g，栀子10g，当归10g，白术10g，茯苓20g，厚朴6g。

②血脉瘀阻：口唇、舌暗，甚则胸部刺痛，肢体麻木疼痛，舌下脉络曲张，脉细涩。治当活血化瘀，方可用丹参饮，或主方中加入丹参、三七、鬼箭羽等。若辨证为血瘀夹寒者，可选用川芎、山楂、桃仁、红花、当归尾；血瘀夹热者，可选用地龙、皂角刺、生蒲黄、五灵脂等。

③湿热内停：若湿热中阻，症见脘腹胀满，纳饮不香，时有恶心，身倦头胀，四肢沉重，大便秘结，舌胖嫩红，舌苔黄腻，脉弦滑。治当清化湿热，方用平胃散合茵陈蒿汤加减。参考处方：苍术10g，陈皮10g，厚朴10g，生甘草6g，茵陈30g，栀子10g，大黄10g（另包后下，大便转溏后减量）。若湿热下注，症见大便秘结，腰腿沉重，小便不爽，舌胖嫩红，苔黄白厚腻，脉弦滑数，治当化湿清利，方可用二妙散。四妙散加味。参考处方：黄柏10g，苍术10g，牛膝30g，生薏苡仁30g，狗脊15g，川续断10g，木瓜30g，生大黄10g（另包后下，大便通畅后减量）。

④热毒侵袭：症见咽喉肿痛，发热恶寒，便干尿黄，或下肢出现溃疡。破损，舌红苔黄，脉数，治当清热解毒，方可用银翘解毒散加减。参考处方：金银花20g，连翘20g，菊花10g，桑叶10g，黄芩10g，紫花地丁20g，黄连10g，生大黄（另包后下，便畅减药）8g。

（二）晚期

1. 晚期的临床表现

糖尿病心脏病晚期病理改变的主要特点是出现心脏大血管病变，诊断时依据国际心脏病学会及WHO于1979年的联合报告中关于缺血性心脏病的诊断标准，可分为轻、中、重度。

（1）轻度：心电图有典型冠心病样改变。活动时可出现心悸胸闷、胸痛、气短等症状，休息后减轻或无明显心脏自觉症状。伴有眼、肾等微血管病变及高血压、糖尿病足等大血管病变。

（2）中度：心电图有冠心病样改变，静息或轻度活动便出现心绞痛等表现，须服用硝酸酯制剂、钙离子拮抗剂等方可缓解。合并眼、肾、高血压、足病等并发症。

（3）重度：心痛彻背，服药后不得缓解，可伴有恶心、呕吐，甚者出现严重心律失常、心力衰竭、心源性休克征象或猝死等。心电图出现典型心梗表现，心肌酶谱异常升高，严重者可致死亡。

2. 晚期的治疗

糖尿病心脏病晚期患者与家属应该了解大血管出现病理改变的的潜在危险，同时明白此期绝非不可治疗。只要放下思想负担，即使失掉工作能力，仍可长期存活。所以应该鼓励患者把生活安排好，保持乐观和愉快情绪，如此有利于生存质量的提高和生存时间的延长。活动量以轻度活动为主，量力而行，绝不可强忍。硬撑，可选择内养功练习，调息运气，放松入静，使全身经络疏通，气血流畅，对强制性的功法和运动应慎用。饮食方面，总热量可据体型和活动量而定，蛋白的摄入根据肾脏功能而定。使用口服降糖药物或胰岛素控制血糖，应注意避免低血糖的出现。中医辨证治疗仍依据"以虚定型、以实定候"的原则。仅就本虚证而言，糖尿病心脏病早期多见心气阴虚证，晚期除可见心气阴虚证，治疗与早期气阴虚证方法一致外，还可见心气阳虚证、心阴阳两虚证。

（1）心气阳虚

主症：神疲乏力，心悸胸闷，或有胸痛，肤色苍黄，畏寒肢冷，视物模糊，肢体麻木，下肢浮肿，大便溏，舌淡胖，边有齿痕，苔薄白，脉弦滑或结代。中度病变多见此型。

治法：补气助阳。

方药：生黄芪30g，当归12g，太子参30g，葛根12g，五味子10g，麦冬10g，丹参30g，桂枝6g，全瓜蒌20g，茯苓30g，半夏12g，陈皮10g。

（2）心阴阳两虚

主症：气短乏力，心悸怔忡，时有心痛，全身浮肿，咳逆倚息不能平卧，纳谷不香，畏寒肢冷，腰膝酸软，泄泻，舌淡胖，质暗，苔白滑，脉沉迟或细数。甚者阴阳离绝，四肢厥冷，冷汗淋漓，胸痛彻背，朝发夕死。重度病变多见此型。

治法：益气滋阴温阳。

方药：人参 10g，黄芪 30g，麦冬 10g，五味子 10g，金樱子 10g，芡实 10g，女贞子 10g，墨旱莲 10g，丹参 30g，川芎 10g，郁金 10g，桑白皮 30g。

虚阳欲脱症见大汗淋漓、肢厥、脉微欲绝者应用参附汤或四逆加人参汤以回阳救逆，同时用生脉注射液静脉点滴，此时当伍用西药急救。

本期常见兼夹证候：除了早期可见的 4 种证候以外，糖尿病心脏病晚期还可兼见痰浊、水饮、寒凝 3 种特有证候。

①痰浊中阻：症见心胸闷痛，形体肥胖，全身困倦，头晕目眩，脘腹痞满，纳呆呕恶，苔白腻，脉弦滑。治当化痰除湿，方可用用二陈汤加减。药可用半夏 12g，陈皮 10g，茯苓 30g，甘草 6g，全瓜蒌 25g，枳实 10g，竹茹 10g 等。

②水饮内停：症见心悸怔忡，咳逆喘息不得平卧，咳吐白色泡沫痰涎，下肢浮肿，泄泻，舌淡暗体胖大、边有齿痕，苔白滑，脉弦数滑。治当通阳化饮，以葶苈大枣泻肺汤为主方。药用葶苈子 30g，大枣 5 枚，桑白皮 15g，全瓜蒌 30g，葛根 15g，防己 6g，车前子 30g（包），茯苓 30g。

③阴寒凝结：症见突发心胸剧痛，得温痛减，四肢厥冷，苔白，脉沉迟或沉紧。治当温阳散寒，方可用以四逆汤为主方。药用附子 10g，干姜 12g，桂枝 10g，赤石脂 12g，杜仲 15g，川续断 15g，牛膝 12g。

（三）其他疗法

1. 中成药

应注意辨证应用，切忌盲目使用。建议选用无糖颗粒型、胶囊剂、浓缩丸或片剂。如复方丹参滴丸、速效救心丸适用于气滞血瘀冠心病心绞痛者；通心络胶囊适用于冠心病心绞痛证属心气虚乏、血瘀络阻证者；参麦注射液适用于冠心病心律失常气阴两虚证；参附注射液适用于阳气暴脱的厥脱证，包括心源性休克急救等。准确辨证是取效的重要基础。

2. 针灸疗法

针灸疗法以"盛则泻之，虚则补之，热则疾之，寒则留之，陷下则灸之"为原则，采用体针分型施治。

（1）心律失常的治疗

主穴：心俞、巨阙、内关、神门。

功用：宁心安神定悸。

手法：平补平泻法。

（2）冠心病心绞痛的治疗

主穴：巨阙、膻中、心俞、厥阴俞、膈俞、内关。

功用：益气活血，通阳化浊。

手法：捻转手法，可留针。

（3）慢性心力衰竭的治疗

主穴：心俞、厥阴俞、膏肓俞、膻中、大椎、内关。

功用：补心气，温心阳。

手法：先泻后补或加温灸。

3. 养生功法

糖尿病合并心脏病患者一般以静功为主，适当配合一些动功。动功选择八段锦，静功选择松静功（放松功）。初学者练功时需注意以下几点：

（1）松静自然：做到心情稳定、体位舒适、全身放松后再调整呼吸。

（2）意气相合：意气相合是指练功时用意念活动去影响呼吸，逐渐使意念的活动与气息的运行相互配合，使呼吸随着意念活动缓慢进行。在松静自然的前提下，逐步地把呼吸锻炼得柔细匀长，如"春蚕吐丝"，绵绵不断。

（3）动静结合：气功偏静，还应配合其他体育疗法如太极拳、健身操等。只有动静相结合，才能相得益彰，真正达到平衡阴阳、调和气血、疏通经络的目的。

（4）循序渐进：练功要靠自己努力，只有坚持不懈，持之以恒，才能逐渐达到纯熟的地步。开始练功时间可短些，以后逐渐加长，一般可加到30~40分钟，每日1~2次。

六、病案举例

病案 1

芦某，女，43 岁。初诊时间：2005 年 11 月 20 日。

患者主因发现血糖升高 14 年、水肿反复发作 5 年、胸闷 7 天就诊。患者 1991 年明确诊断为糖尿病，2000 年因下肢水肿，查血肌酐升高，明确诊断为糖尿病肾病，2003 年开始行腹膜透析治疗。7 天前无明显诱因出现胸闷、憋气，动后尤甚，无咳嗽咳痰。刻下症：胸闷、憋气，活动后气短、乏力，面色㿠白，视物模糊，皮肤瘙痒，尿少，下肢轻度水肿。舌淡胖，苔薄白，脉沉。实验室检查：尿常规示尿蛋白（+），血肌酐469μmol/L，尿素氮19.14mmol/L。

西医诊断：糖尿病；糖尿病肾病Ⅴ期；慢性肾功能不全衰竭期；糖尿病性心肌病；慢性心功能不全。

中医诊断：消渴病肾病；消渴病心脏病。

中医辨证：气血阴阳俱虚，浊毒内停。

治疗：泻肺利水，调补心肾。

方药：葶苈大枣泻肺汤加味。

处方：酒大黄10g（后下），菊花10g，枸杞子10g，泽兰30g，泽泻30g，车前子30g（包），葶苈子30g，狗脊10g，川牛膝20g，川芎15g，太子参30g，香附10g，乌药10g，生甘草10g。14剂，1日1剂，水煎服。嘱少进肉食，多食牛奶、蛋清。避免劳累，保持良好心态。

2005年12月26日二诊：服前方1个月后，水肿减退，胸闷、憋气减轻。血肌酐下降至313μmol/L。疗效明显，继用前方治疗。

按：《灵枢·本脏》曰："心脆，则善病消瘅热中。肺脆，则善病消瘅易伤。肝脆，则善病易伤。脾脆，则善病消瘅易伤。肾脆，则善病消瘅易伤。"消渴病进入消瘅期，心、肺、肝、脾、肾各脏腑均可受伤，但并发症的类型和病情轻重各不相同，究其原因，与脏腑的脆弱程度有关。心、肺、肝、脾、肾脆弱者易受伤害，不脆弱者则先不受伤害。本例患者胸闷、憋气，活动后气短、乏力、尿少诸症并见，故消渴病心病诊断明确。究其所由，为浊毒内蕴、上犯凌心、脉络闭阻之故，故虽有面色㿠白、乏力等本虚之象，但仍不宜"以补为先"，一味补气养血。如《素问·通评虚实论》云："凡治消瘅、仆击、偏枯、痿厥、气满发逆，肥贵人则膏粱之疾也。隔塞闭绝，上下不通，则暴忧之疾也……"隔塞闭绝，上下不通是消瘅之为病的重要病机，因气血阴阳俱虚而致气机阻滞、血脉不行，又因浊毒内停、泛滥全身而致疾病丛生。因此，补正时宜以通调为先，通利经脉，调畅气机，待浊毒清泻，方可补益波及之脏腑。

本例患者病位主要在心、肺、肾，故取葶苈大枣泻肺汤之意，以泻肺利水，去其标实而养心。川芎活血益气以养心；香附、乌药行气消滞以养心肾；酒大黄泻浊保肾以益心；川牛膝通畅肾经、膀胱经等经络，以解上下不通、隔塞闭绝之弊；再用枸杞子滋补肝肾，益精明目；生甘草调和补中。药后血肌酐显著下降，诸症缓解，正是调补得法、经络疏通、浊毒清利之功。

病案 2

白某，男，52 岁，工人。

患糖尿病 12 年，一直在北京某大医院口服降糖药治疗（苯乙双胍每日 75mg，格列苯脲 7.5mg）。空腹血糖波动在 11.2～12.9mmol/L，尿糖持续（++++）。症见口干烦躁，视物不清，头晕，胸闷痛，时而心前区刺痛，乏力，气短倦怠，便溏，肢体麻痛，面唇色暗，舌胖有齿痕，舌质紫、苔白，脉沉细无力。化验检查：空腹血糖 13.6mmol/L，尿糖（+++），24 小时尿糖定量 3.9g，胆固醇 6.76mmol/L，甘油三酯 29.9mmol/L，血压 170/100mmHg。心电图：左室肥厚，心肌缺血。双眼底为糖尿病视网膜病变（Ⅱ期）。

西医诊断：2 型糖尿病；糖尿病性心脏病；糖尿病性视网膜病变；周围神经病变；高血压病变。

中医诊断：消渴病；消渴病心病；消渴病眼病。

中医辨证：气阴两虚夹瘀。

治疗：原降糖药不变，加服益气养阴、化瘀汤剂。

处方：太子参 15g，生黄芪 30g，玄参 15g，生地黄 15g，五味子 10g（打），麦冬 10g，丹参 30g，赤芍 15g，川芎 10g，佛手 12g，泽泻 10g，葛根 15g，天花粉 10g。每日 1 剂，水煎 400mL，分 2 次服。

治疗 4 周，查空腹血糖 6.2mmol/L，尿糖（－），24 小时尿糖定量为零。口干乏力、烦躁、便溏消失，胸闷痛、肢体麻痛、视物模糊明显好转。心电图、眼底检查同治疗前。胆固醇 4.7mmol/L，甘油三酯 4.1mmol/L，临床好转出院。

按：本例患者糖尿病性心脏病诊断明确，根据"以虚定型、以实定候"的中医辨证思路，本患者以心气阴两虚为主要证型，兼有气血痹阻之证，治疗以生脉散为主方，益心气，护心脉；同时兼四物汤药味，以养血活血开痹。黄芪、生地黄两药，黄芪甘温，补气升阳，利水消肿，而偏于健脾补气；生地黄甘苦而寒，善凉血清热滋阴。两药伍用，一阴一阳，阴阳相合，相互促进，具有健脾补肾、益气养阴之功。黄芪与生地黄相配伍，益气养阴，最适合糖尿病内热伤阴耗气表现为气阴两虚的病机。祝谌予教授常将黄芪、生地黄两药作为经验方之降糖基本药，这也是当今治疗糖尿病及其并发症著名的药对。吕仁和教授师从施今墨、祝谌予教授，临床也常用黄芪、生地黄对治疗糖尿病及其多种并发症。本例患者应用益气养阴兼活血化瘀方药疗效甚好。

七、研究进展

（一）临床研究

中华中医药学会糖尿病分会 2011 年颁布的《糖尿病合并心脏病中医诊疗标准》强调，中医治疗糖尿病性心脏病首先要辨别虚实，分清标本。该病以气血阴阳两虚为本，气滞、痰浊、血瘀、寒凝为标。针对本病的病机表现为本虚标实，虚实夹杂，发作期以标实为主、缓解期以本虚为主的特点，治则为补其不足，泻其有余。虚证以益气养阴为主，根据兼瘀、兼痰、兼寒、兼水的不同，分别采用活血通络、健脾祛痰、宣痹通阳、祛寒通络、温阳利水等标本同治之法。病到后期，虚中有实，病情复杂，治宜标本兼顾，攻补兼施；一旦发生脱证之先兆，如疼痛剧烈、四肢厥冷或脉微欲绝等，必须尽早投用益气固脱之品，并予积极抢救。同时可将消渴病心病分为气阴两虚证、痰浊阻滞证、心脉瘀阻证、阴阳两虚证、心肾阳虚证、水气凌心证等进行辨证治疗。

吕仁和教授夫人北京中医医院魏执真教授等曾通过 105 例糖尿病冠心病与普通冠心病进行对比分析，结果显示，糖尿病并发冠心病与单纯冠心病比较，在年龄、病程、舌苔、舌质、脉象及辨证分型方面都存在差异。经验方糖心宁治疗糖尿病心脏病疗效确切。吕仁和教授指导的博士生广东省中医院范冠杰教授等重视糖尿病性心脏病气阴两虚、气滞血瘀病机，临床观察葛根饮 2 号方（葛根 30g，西洋参 15g，生地黄 30g，丹参 20g，党参 20g，麦冬 20g，降香 10g，瓜蒌 15g，薤白 12g，郁金 10g，炙甘草 10g）治疗糖尿病性心肌梗死 60 例，对照组采用常规西医治疗，7 天为 1 个疗程，观察了两个疗程。结果治疗组总有效率为 96.7%，对照组总有效率为 73.3%，治疗组疗效明显优于对照组。提示即使在心血管急症救治方面，配合中医药治疗也具有很大优势。

（二）实验研究

在糖尿病心脏病中医药防治实验研究方面，中医药研究作用机理的报道较多。栗德林教授针对益气养阴、活血化瘀的芪玄益心胶囊开展了系统的药效学和治疗机理研究。结果显示，芪玄益心胶囊可降低血糖，纠正脂质代谢紊乱状态，改善血液流变学指标，改善糖尿病大鼠结扎冠状动脉造成的心肌缺血损伤，提高心脏功能，抑制心肌酶的释放，改善胰岛素抵抗，能够调节 NO 与 ET 平衡，调节血管张力，对抗动脉硬化形成，明显增加小鼠心肌 86Rb 摄取量，增加心肌营养性血流量，使胰岛 β 细胞，心肌细胞的 Fas/FasL 蛋白及其 mRNA 表达下调，从而使 Fas/FasL 介导的细胞凋亡指数和程度下降，刺激胰岛 β 细胞、心肌细胞再生和功能恢复；显著降低患者血浆 Sicam－1 和 Svcgm－1、IGF－1、VEGF 的浓度，减轻冠状血管内皮的炎症，阻滞动脉硬化进展，起到钾离子开放效应；能够加大 K^+－ATP 通道的开放，增加其 I_{to1} 离子流，使动作电位缩短，Ca^{2+} 内流减少，心肌收缩力下降、心肌耗氧量减少，保护缺血或缺氧的心肌细胞免于更严重的损伤，使缺血心肌得到保护，为开发糖尿病性心脏病中药新药提供了基础，显示中医药在防治糖尿病性冠心病方面具有良好前景。

孙红梅教授通过制作糖尿病心脏病模型，观察了魏执真教授经验方——中药糖心宁对实验动物心肌病理的影响。结果发现，心脏损害早期就存在着微血管病变，中药能有效控制微血管病变，减轻实验性糖尿病大鼠心肌损伤。

宋福印通过动物实验，观察了中药愈消通脉散（黄芪、西洋参、黄连、葛根、丹参组成）对糖尿病大鼠主动脉超微结构的影响的作用机理。结果发现，糖尿病 8 周大鼠的主动脉超微结构发生改变，同时血浆内皮素水平较正常对照组显著升高，二者比较有显著性差异，提示中药可能通过调节糖尿病大鼠血浆内皮素－1 和降钙素基因相关肽水平起到防治糖尿病性血管病变的作用。

第六节　糖尿病脑血管病辨证治疗与用药经验

糖尿病脑血管病早期可以表现为脑动脉硬化，一旦急性发作，则为急性脑血管病，中医称之为"中风病"，失于治疗，则可能遗留下半身偏瘫、失语、痴呆等一系列后遗症。在发病的不同阶段，存在着不同的病机，所以吕仁和教授治疗该病重视辨证论治，认为必须在分期的基础上进行辨证论治。吕仁和教授不仅重视分阶段分析病机，又非常重视辨明证候的标本虚实。急性期阴虚证多，后遗症期气虚证多，恢复期兼而有之。实证以瘀血、气郁贯穿始终，初期多痰热、胃肠结热，晚期多痰湿。提示脑血管病急性期当重视养阴、清热化痰、行气通腑，后遗症期应将益气固本、温化痰湿、活血化瘀贯穿始终。此外，积极采用中药外治、理疗、针灸等综合措施也可直接影响糖尿病脑血管病的预后。

糖尿病脑血管病，是由糖尿病继发的脑血管病变，多发生于50岁以上人群，男性多于女性，以缺血性病变多见，尤以多发性腔隙性脑梗死多见。发生在椎－基底动脉系统供应区的梗死灶较多，其中以丘脑、脑干、小脑梗死居多。患者可表现为眩晕、呕吐、共济失调、呆傻等。糖尿病脑血管意外的发生率高于非糖尿病人群。一项对北京、上海、天津、重庆四地10家医院1991～2000年住院的3469例2型糖尿病患者的并发症及相关大血管疾病进行统计，结果显示，糖尿病合并脑血管病达到17.3%。糖尿病脑血管病易反复发作，即使加强预防，复发率也在20%以上，复发者死亡率可以增至两倍以上。糖尿病脑血管病具有病死率高、致残率高、复发率高、病情康复慢的特点，严重影响了患者的生活质量，给社会和家庭带来了沉重负担。

糖尿病脑血管病，吕仁和教授称之为"消渴病脑病"，是消渴病发展到后期出现的脑系病变。初期可表现为头痛、头晕等，急性发作则可表现为"中风"。中国古代医籍中相关论述很多，作为消渴病并发症，本病归于"消瘅"范畴。《黄帝内经》认为，其病缘于"五脏柔弱"，是"甘肥贵人则膏粱之疾"。金元·李杲的《兰室秘藏》认为，消渴病患者有"上下齿皆麻，舌根强硬、肿痛，四肢痿弱……喜怒健忘"等糖尿病脑血管病的表现。明·戴思恭的《证治要诀·消瘅》更是指出："三消久之，精血既亏，或目无所见或手足偏废，如风疾。"这些皆为糖尿病脑血管病的相关论述。

一、病因病机与发病机理

（一）西医对发病机理的认识

糖尿病脑血管病以缺血性血管病多见，主要为动脉粥样硬化性血管改变、血管灌注压改变、血流动力学改变与血液成分变化引起。糖尿病患者体内血糖增高、高胰岛素血症、脂代谢紊乱、血液高凝状态、微血管发生病变均与本病的发生发展有关。其中，动脉粥样硬化是基本原因，在此基础上出现血液成分的改变和灌注压改变，容易造成脑梗死。当然，糖尿病患者，尤其是伴发高血压者也可发生出血性脑病。

（二）中医病因病机

糖尿病脑病的病因主要为消渴病阴虚燥热日久，伤阴耗气。加之劳倦内伤，忧思恼怒，嗜食肥甘厚味，变生痰瘀。痰热内蕴，风痰瘀血，上犯清窍，神气闭阻所致。消渴病日久气阴两虚，气虚运血无力，气虚运化无力，变生痰瘀阻于脑脉，窍络窒塞，气血不相接续，神机失用；或夹风动肝，风痰瘀血，上犯清窍，闭脑而卒中；或痰瘀蕴积日久酿生浊毒，毒损脑络，神机失用。总之，消渴病脑病属消渴病并发症，病位在清窍之脑，涉及肝、肾、心、脾诸脏；病性多为本虚标实，上盛下虚；基本病机为阴阳气血俱虚，痰湿郁阻或风痰瘀血而致气血逆乱，上犯于脑，脑脉痹阻，神机失用。

二、临床表现

糖尿病脑血管病一般见于脑动脉硬化、急性脑血管病、慢性糖尿病性脑病和大脑功能紊乱（糖尿病低血糖症）四种情况。

（一）脑动脉硬化

脑动脉硬化是指脑动脉粥样硬化、小动脉硬化、玻璃样变等脑动脉管壁变性引起的非急性、弥漫性脑组织改变和神经功能障碍，是糖尿病慢性脑病的较早期表现，发病为非糖尿病者的 3 倍，临床表现有广泛的脑损害症状。

1. 神经衰弱综合征

临床表现为头痛头晕，健忘，注意力不集中，情绪容易激动且不易控制，睡眠增多或减少，记忆力逐渐减退，神经系统可无阳性体征。

2. 脑动脉硬化性痴呆

此为糖尿病脑部广泛的微血管病变引起的皮质下动脉硬化性脑病和多灶梗死性痴呆，临床表现为性格改变，思维贫乏，情感淡漠，主动性减退，沉默寡言，定向障碍，常出现抑郁状态，少数出现幻觉、妄想等精神症状，痴呆呈阶梯性进程。可伴有偏侧肢体力弱、共济失调、感觉障碍、偏盲、震颤麻痹、脑神经麻痹、周围神经炎、自主神经症状等。

3. 假性延髓麻痹

微血管病变累及两侧皮质延髓束出现上运动神经元性延髓麻痹时，临床表现为构音障碍，饮水呛咳，下颌反射亢进，掌颌反射阳性，唯咽反射存在。若累及基底动脉，可出现震颤麻痹。

（二）急性脑血管病

随着胰岛素及抗生素的广泛应用，患者因糖尿病急性代谢性昏迷和感染而死亡者显著减少，威胁糖尿病患者生命的主要是心、脑、肾等并发症，尤其是大血管病变有明显增高趋势。有资料显示，包括我国在内的东方人，脑血管并发症发病率明显高于西方人，脑血管病变已成为糖尿病患者的主要致残、致死原因。急性脑血管病多发生于 2 型糖尿病患者，以脑梗死多见，为非糖尿病患者的两倍以上；脑出血为非糖尿病患者的半数以下，以多发性中小或腔隙性脑梗死为特征。发生在椎 - 基底动脉系统供应区的梗死灶较多，其中以丘脑、脑干及小脑的梗死居多，临床常见多次反复发生轻度脑卒中或可见完全无卒中发作而出现假性延髓麻痹或痴呆者。脑梗死随年龄增加和病程延长而增加，发病前可多次反复发作 TIA，合并高血压、血脂异常、冠心病患者多见。血糖明显升高者易诱发非酮症高渗性昏迷或酮症酸中毒。

1. 症状性脑梗死

（1）颈内动脉系统动脉硬化性脑梗死：大脑中动脉及其深穿支（供应大脑半球额、顶、颞叶外侧）最易受累。引起对侧偏身运动障碍，以面部和上肢为重，偏身感觉障碍及同向偏盲，双眼常向病灶侧凝视。优势半球受累会出现运动性失语，非优势半球受累会出现失用症。

（2）椎 - 基底动脉系统动脉硬化性脑梗死：表现为眩晕，眼球震颤，复视，同向偏盲，皮质性失明，构音障碍，眼肌麻痹，吞咽障碍，肢体共济失调，交叉性瘫痪或感觉障碍，甚至四肢瘫痪及意识障碍。

（3）腔隙性脑梗死：表现为纯感觉性卒中、纯运动性偏瘫、共济失调性轻偏瘫、构音不全、一手笨拙综合征及感觉运动性卒中等，无意识障碍。

2. 无症状性脑梗死

有脑梗死的影响学特征，但无脑梗死发生病史和病理体征，因病灶小而不出现临床症状。糖尿病无症状性脑梗死的发生率较非糖尿病者明显增高，占糖尿病患者的 40% 左右。

3. 脑出血

发病率较非糖尿病患者低，临床报道较少。

（1）多在动态下急性起病。

（2）突发出现局灶性神经功能缺损症状，常伴有头痛、呕吐，可伴血压增高、意识障碍和脑膜刺激征。

（三）慢性糖尿病性脑病

以认知功能障碍为主要表现，对语言理解、记忆恢复、抽象推理和复杂的精神运动等智能测试均可有障碍，但智商测试可正常。常见精神异常，出现抑郁、焦虑状态或神经衰弱证候群。

（四）大脑功能紊乱

主要表现为思维障碍以及心悸、出汗、手抖等交感神经兴奋症状，严重者可有谵语、抽搐、哭闹、定向力、识别力丧失等精神症状，甚至昏迷。血糖下降较快时可出现大脑皮质抑制和交感神经兴奋症状，下降较慢、历时较久则影响皮质下中枢、基底节、下丘脑、中脑及脑干。

三、诊断与鉴别诊断

（一）脑动脉硬化

1. 诊断要点

①初发高级神经活动不稳定症状和（或）进行性的脑弥漫损害症状。②有全身性动脉硬化的旁征（眼底动脉硬化、冠状动脉硬化）。③局限性神经系统阳性体征（如掌颌反射阳性等）。④血糖增高和（或）血清胆固醇增高。⑤TCD 显示脑动脉硬化征象；MRI 可有双侧侧脑室前后角周围白质及半卵圆中心不规则的、基本对称的点片状异常信号影，可伴脑室轻度扩大。

2. 鉴别诊断

①严重抑郁患者可出现反应缓慢或迟钝。②进展缓慢的颅内占位病变和颅内高压表现为进行性反应迟钝。③甲状腺功能低下、维生素 B 族缺乏、严重贫血等所致的智能改变。

（二）急性脑血管病

1. 诊断要点

（1）脑梗死：①可有前驱的短暂脑缺血发作史。②多在安静休息时发病。③临床症状短时间内逐渐加重。④多意识清醒，而偏瘫、失语等局灶性神经功能缺失较明显。⑤发病年龄较高。⑥有糖尿病病史。⑦常用脑动脉硬化和其他器官的动脉硬化。⑧脑脊液清晰，压力不高。⑨CT 示脑皮质或基底节区片状或点状低密度影。

（2）脑出血：①多在情绪激动、用力、血压骤升的情况下发病。②有头痛、血压升高。③意识障碍重而局灶症状较轻。④脑脊液血性，压力增高。⑤血肿在 CT 显示高密度影。

2. 鉴别诊断

（1）脑卒中"反应性高血糖"与糖尿病脑血管病变存在差异。

（2）颅内占位性病变，通过颅脑 CT 检查等可以鉴别。

（3）颅脑外伤，有外伤史。

3. 慢性糖尿病性脑病

慢性糖尿病性脑病患者临床症状较隐匿，易被忽略，精神检查及 IQ 测试可以判断脑功能受损及其程度。

4. 大脑功能紊乱

发作性意识障碍及交感神经兴奋症状，或抽搐发作，或突发的精神症状；发作时血糖低，低于 2.8mmol/L；补充葡萄糖后症状得以纠正。

四、西医治疗

（一）基础治疗

基础治疗包括饮食、运动、心理治疗和积极控制糖尿病，控制血糖、血压，降低血甘油三酯和胆固醇浓度，使体重向标准体重发展，戒烟戒酒等。

饮食方面要求低热量饮食，不但要控制糖的摄入，还要控制脂肪、蛋白质的摄入，尽量少吃猪、牛、羊肉，鸡、鸭、鱼肉不可太过。

注意心理调理，保持乐观情绪，避免情绪激动。

卒中急性期头部宜取平位，注意口腔清洁，定时翻身拍背，预防呼吸道感染和褥疮。处于昏迷状态、张口呼吸者，应罩上湿润的纱布，避免空气中的粉尘和病菌等经口腔进入呼吸道。注意保持大便通畅，适当喂一些菜泥，或预防性服用有通便作用的药物，如便通胶囊、麻仁润肠丸等。病情一旦稳定，应及早进行功能锻炼，如按摩、体疗等，以利于康复和肢体功能改善。

（二）疾病治疗

1. 脑动脉硬化

（1）调节血脂：包括非诺贝特、阿托伐他汀、瑞舒伐他汀、辛伐他汀、烟酸等。

（2）改善脑血循环：药如尼莫地平、丹参液、川芎嗪等。

（3）改善脑功能：药如喜得镇、活血素、都可喜、脑通、三乐喜、NGF、脑活素等。

2. 急性脑血管病

（1）脑梗死：接受"缺血性脑卒中应超早期治疗"的概念，损伤停止越早，脑供血就越早，脑功能恢复的机会就越大。

①恢复脑动脉通路：对超早期（6小时内）病例应用溶栓治疗，如尿激酶、组织型纤溶酶激活剂等。

②抗凝治疗：防止脑梗死早期复发和血栓延长，防止堵塞远端的小血管继发血栓形成，促进侧支循环。药如普通肝素或低分子肝素。

③降纤治疗：脑梗死急性期血浆中纤维蛋白原和血液黏滞增高，蛇毒制剂、巴曲酶、降纤酶可以显著降低血浆纤维蛋白原，增加纤溶活性，抑制血栓形成。

④阻止局部脑缺血后病理生理过程，保护脑组织：药如钙离子通道阻滞剂（尼莫地平）、自由基清除剂（维生素 E、C，银杏制剂等）、兴奋性氨基酸递质受体拮抗剂及抑制性氨基酸受体增强剂等。

⑤改善血流动力学：扩容治疗可降低血黏度，改善微循环，药如低分子右旋糖酐，注意血糖过高者慎用；疾病早期，梗死面积较大者不宜用扩张血管剂，防止"盗血现象"。

⑥主干动脉闭塞的大面积梗死，治疗以脱水、降颅压为主，可用甘露醇等，注意防止出现糖尿病高渗昏迷。

⑦深部腔隙性梗死，除改善血流外，重要的是预防再梗死，常用药如抗血小板聚集的阿司匹林。

⑧运用促进和改善细胞代谢、有助神经细胞功能恢复的细胞活性剂：药如胞二磷胆碱、脑活素、脑复康、脑复新等。

⑨胰岛素的应用：胰岛素可促使释放儿茶酚胺类物质，对脑缺血有肯定的保护作用；可抑制兴奋性神经递质的释放，减轻神经元的损伤；兴奋垂体－肾上腺轴，促进分泌肾上腺皮质激素，有利于清除自由基；可与脑血管内皮细胞及血小板上的胰岛素受体结合，降低半暗带异常增高的血栓烷 A2，减轻、缩小梗死范围。

⑩紫外线光量子照射充氧自血回输法，改善微循环。

⑪对症支持治疗，防止并发症。

⑫从急性期开始康复锻炼。

（2）脑出血

①一般治疗：保持呼吸通畅，吸氧，镇静，预防感染。

②调控血压：不急于降低血压，先降低颅内压，根据血压情况降压。

③降低颅内压：以高渗脱水药为主，药如甘露醇。尽量不用类固醇，注意水、电解质平衡。

④止血药：一般不用，凝血障碍者可应用，时间不宜超过1周。

⑤亚低温治疗：越早用越好。

⑥及早进行康复治疗。

3. 慢性糖尿病性脑病

在控制血糖的前提下，应用脑功能代谢药物（喜得镇、活血素、都可喜、脑通等）。

4. 大脑功能紊乱

及时纠正低血糖，防止连续发生低血糖反应对中枢神经造成永久性损害。老年患者及有脏器病变者采取个体化治疗，以减少低血糖的发生率。

五、中医辨证论治

糖尿病脑血管病早期可表现为脑动脉硬化，一旦急性发作，则为急性脑血管病，中医称之为"中风"，失于治疗会遗留下半身偏瘫、失语、痴呆等一系列后遗症。发病阶段不同，病机不同，吕仁和教授强调，治疗该病必须在分期的基础上辨证论治，要重视分阶段分析病机，重视明辨证候的标本虚实。

虚证以阴虚、气虚、肝虚、肾虚、脾虚证候出现率高。急性期阴虚证多，后遗症期气虚证多，恢复期兼而有之。实证以瘀血、气郁贯穿始终，初期多痰热、胃肠结热，晚期多痰湿。急性期应重视养阴，清热化痰，行气通腑；后遗症期则益气固本、温化痰湿、活血化瘀应贯穿始终。

治疗上，吕仁和教授主张采用中药内服为主，与外治、理疗、针灸等相结合进行综合调治，针对包括糖尿病脑血管病在内的糖尿病多种血管神经并发症，提出了益气养阴、活血通络、化痰散结的治则，除重视活血通络外，尤重视平衡气机，调气多从肝着手。因脾胃乃气机升降的枢纽，故常用调中理气法，药用四逆散加减。兼风邪上扰，清窍不利，症见头晕目眩，加钩藤、蝉衣息风定惊；兼风痰上扰，眩晕、呕吐痰涎者，加天麻、陈皮、半夏、茯苓等息风化痰。

（一）分期辨证论治

糖尿病脑血管病的典型表现为中风。吕仁和教授主张分期辨证论治，分为中风先兆期、急性期、恢复期和后遗症期，急性期又分为中经络和中脏腑。

1. 中风先兆

（1）肝阳上亢

临床表现：平素头晕耳鸣，口干咽燥，失眠多梦，急躁易怒，突然眩晕或发作性偏身麻木或一过性偏身瘫痪，短暂性言语謇涩，舌红少苔，脉弦数或弦细数。

治法：平肝潜阳，息风通络。

方药：天麻钩藤饮加减。

典型处方：天麻 10g，钩藤 15g，怀牛膝 15g，杜仲 15g，桑寄生 15g，石决明 20g。

临床应用：阴虚者加白芍 15g，生地黄 15g，以滋阴潜阳；肝火偏旺者加栀子 10g，牡丹皮 10g；失眠者加龙齿 15g，生龙骨 15g，生牡蛎 15g。

（2）痰湿内阻

临床表现：平素头重如蒙，胸闷，恶心，食少多寐，突然出现阵发性眩晕，发作性偏身麻木无力，舌苔白腻，脉濡缓。

治法：宽胸祛湿，化痰通络。

方药：半夏白术天麻汤加减。

典型处方：半夏 10g，白术 15g，天麻 10g，茯苓 15g，陈皮 10g，甘草 5g。

临床应用：眩晕较重、呕吐频作者加赭石 15g，旋覆花 10g，胆南星 6g，以除痰降逆；出现短暂性语言謇涩者加菖蒲 10g，郁金 15g；痰盛者加全瓜蒌 15g。

（3）气虚血瘀

临床表现：平素头晕，气短懒言，失眠多梦，急躁易怒，突然出现短暂性语言謇涩，发作性偏身麻木无力，舌苔白，脉细涩。

治法：益气活血，化瘀通络。

方药：补阳还五汤加减。

典型处方：黄芪 15g，当归尾 10g，赤芍 15g，地龙 10g，川芎 12g，桃仁 10g，红花 10g。

临床应用：气虚甚者加党参 15g，茯苓 15g；瘀血明显者加三棱 10g，莪术 10g。

（4）肾虚精亏

临床表现：平素精神萎靡，腰膝酸软，头晕耳鸣，突然眩晕或发作性偏身麻木或短暂性言语謇涩，舌红少苔，脉细弱。

治法：补肾益精通络。

方药：河车大造丸加减。

典型处方：党参 15g，茯苓 15g，熟地黄 20g，天冬 10g，麦冬 10g，龟板 15g，杜仲 15g，怀牛膝 15g，黄柏 10g，紫河车粉 3g（冲）。

临床应用：眩晕明显者加夏枯草 15g，川芎 10g；腰膝酸软者加川续断 15g，桑寄生 12g。

2. 中风急性期中经络

（1）风痰阻络

临床表现：半身不遂，口眼㖞斜，舌强语謇，肢体麻木或手足拘急，头晕目眩，舌苔腻，脉弦滑。

治法：化痰息风。

方药：导痰汤合牵正散。

典型处方：制半夏 10g，陈皮 10g，枳实 10g，茯苓 10g，甘草 6g，制南星 10g，白附子 10g，僵蚕 10g，全蝎 10g。

临床应用：苔黄腻、脉滑数，加天竺黄 10g；语言謇涩，加远志 6g，石菖蒲 10g，木蝴蝶 10g。

（2）痰热腑实

临床表现：突然半身不遂，口眼㖞斜，语言謇涩，形体壮实，便秘腹胀，口干口苦，小便黄，苔黄干，脉沉弦。

治法：清热攻下，平肝息风。

方药：三化汤加味。

典型处方：熟大黄 10g，枳实 10g，厚朴 12g，羌活 10g。

临床应用：头痛、面赤者加怀牛膝 15g，赭石 15g，白芍 10g；发热、口渴者加黄芩 10g，栀子 10g，牡丹皮 10g；偏瘫、失语者加白附子 10g，地龙 10g，僵蚕 10g，全蝎 10g。

（3）气虚血瘀

临床表现：半身不遂，肢体麻木或痿软，神疲乏力，气短懒言，语言謇涩，头晕头痛，舌淡嫩，脉弱而涩。

治法：补气行瘀。

方药：补阳还五汤加减。

典型处方：选加石菖蒲 10g，鸡血藤 15g，白附子 10g，僵蚕 10g 等；吐痰流涎，加制半夏 10g，石菖蒲 10g，制南星 10g，远志 6g。

（4）阴虚风动

临床表现：半身不遂，肢体麻木，舌强语謇，眩晕耳鸣，心烦失眠，手足拘急或蠕动，舌红，苔少或光剥，脉细弦。

治法：滋阴息风。

方药：大定风珠加减。

典型处方：干地黄 15g，白芍 10g，麦冬 10g，五味子 6g，甘草 6g，龟板 15g，生牡蛎 15g，鳖甲 15g，鸡子黄 1 枚。

临床应用：头痛、面赤者加怀牛膝 15g，赭石 15g；口喎、偏瘫者加白附片 10g，地龙 10g；语言謇涩者加远志 6g，石菖蒲 10g，僵蚕 10g。

3. 中风急性期中脏腑

（1）风阳暴亢

临床表现：猝然剧烈头痛，眩晕，呕吐，肢体瘫痪，震颤或见抽搐，烦躁不安，面部潮红，或见昏迷，舌红、舌体震颤，苔黄，脉弦劲。

治法：潜阳息风。

方药：镇肝熄风汤。

典型处方：龟板 15g，玄参 10g，天冬 10g，白芍 15g，甘草 6g，龙骨 10g，牡蛎 15g，怀牛膝 10g，赭石 15g，川楝子 10g，麦芽 10g，茵陈 12g。

临床应用：夹痰热者加天竺黄 10g，竹沥 6g，川贝母 10g；烦躁不宁者加栀子 10g，黄芩 10g，珍珠母 15g；头痛甚者，加石决明 15g，夏枯草 12g；便秘者加大黄 6g。

（2）痰火闭窍

临床表现：突然昏仆，不省人事，两手握固，牙关紧闭，面赤息粗，舌红，苔黄腻，脉弦滑数。

治法：清热涤痰开窍。

方药：导痰汤送服至宝丹或安宫牛黄丸。

典型处方：制半夏 10g，陈皮 10g，枳实 10g，茯苓 12g，甘草 6g，制南星 10g。

临床应用：抽搐强直者加山羊角 15g，珍珠母 15g，僵蚕 10g，全蝎 10g；便秘者加大黄 6g，芒硝 3g，瓜蒌 15g；热象明显者加黄芩 10g，栀子 10g，龙胆草 10g。

（3）风痰蒙窍

临床表现：突然昏仆，肢体瘫痪，鼾睡痰鸣，或见抽搐，苔白腻，脉弦滑。

治法：搜风祛痰开窍。

方药：涤痰汤合苏合香丸。

典型处方：制半夏 10g，陈皮 10g，茯苓 15g，竹茹 10g，枳实 10g，甘草 6g，生姜 3 片，大枣 2 枚，制南星 10g，石菖蒲 10g，人参 10g。

临床应用：苔黄腻、脉滑数者加天竺黄 10g，鲜竹沥 15mL。

（4）元阳亡脱

临床表现：中风后突然面色苍白，四肢厥冷，冷汗淋漓，气短息弱，精神恍惚，舌淡，脉微或浮大无根。

治法：温阳固脱。

方药：参附汤。

典型处方：人参 15g，炮附子 10g，生姜 3 枚，大枣 5 枚。

临床应用：汗出不止者加山茱萸 6g，黄芪 12g，煅龙骨 15g，煅牡蛎 15g；有瘀血者加桃仁 10g，红花 10g 等。

4. 中风后遗症

（1）风痰阻络证

临床表现：肢体萎软无力，半身不遂，或口眼㖞斜，头目眩晕，咳吐泡沫痰涎，舌淡胖，苔白腻，脉濡。

治法：祛风化痰，和营通络。

方药：半夏白术天麻汤。

典型处方：半夏 10g，白术 15g，天麻 10g，茯苓 15g，陈皮 10g，甘草 5g。

临床应用：关节不利者加全蝎 10g，僵蚕 10g；半身不遂者加黄芪 12g，地龙 10g，鸡血藤 15g；痰多胸闷者加制南星 10g，青皮 6g，枳实 10g，白芥子 10g。

（2）气虚血瘀证

临床表现：肢体瘫痪，肌肤甲错，面色不荣，少气懒言，神疲乏力，唇甲色淡，舌质淡或暗，脉细涩。

治法：益气活血。

方药：补阳还五汤。

典型处方：黄芪15g，当归尾10g，赤芍15g，地龙10g，川芎12g，桃仁10g，红花10g。

临床应用：肢体麻木者，加蜈蚣2g，全蝎10g；气虚甚者，加人参10g，山药15g，黄精10g；瘀血甚者，加三棱10g，莪术10g，乳香10g，没药10g。

（3）肝肾阴虚证

临床表现：半身不遂，肢体僵硬，腰膝酸软，眩晕，咽干耳鸣，遗精或遗尿，或妇女月经不调，甚至步履全废，腿胫大肉渐脱，舌红绛，少苔，脉细数。

治法：补益肝肾，舒筋活络。

方药：壮骨丸。

典型处方：狗骨15g，干姜6g，陈皮10g，白芍12g，锁阳10g，熟地黄12g，龟板15g，知母10g，黄柏10g。

临床应用：久病气虚者，加人参10g，黄芪12g；阴虚甚者，加女贞子10g，何首乌12g，黄精10g，枸杞子10g；肌肉瘦削者，加阿胶10g，白术10g，黄芪15g，人参10g。

（4）气血两虚证

临床表现：半身不遂，肢体痿软无力，面色萎黄不华，心悸怔忡，舌淡，脉弱。

治法：补益气血。

方药：圣愈汤。

典型处方：当归12g，川芎10g，熟地黄15g，白芍12g，党参15g，黄芪15g。

临床应用：筋脉不舒者加牛膝12g，鸡血藤15g；心悸怔忡者加阿胶10g，远志6g，酸枣仁15g。

（二）其他治疗

1. 针灸治疗

（1）体针治疗：取内关、神门、三阴交、天柱、尺泽、委中等穴。语謇加金津、玉液放血；口喝流涎，配颊车透地仓、下关透迎香；上肢取肩髃、曲池、外关、合谷；下肢加环跳、阳陵泉、足三里、昆仑；血压高加内庭、太冲。

（2）耳针疗法：取皮质下、脑点、心、肝、肾、神门及瘫痪相应部位，每次3~5穴，中等刺激，每次15~20分钟。

（3）头针疗法：取对侧运动区为主。

（4）穴位注射疗法：当归液、丹参液、参附液、10%葡萄糖液等，肩髃、曲池、合谷、手三里、环跳、阳陵泉、髀关、解溪等，轮流选用，每穴注射1~2mL。

2. 推拿疗法

上肢取大椎、肩髃、臂臑、曲池、手三里、大陵、合谷；下肢取命门、阳关、居髎、环跳、阴市、阳陵泉、足三里、委中、承山、昆仑。用推、拿、按、搓、摇等手法。

六、病案举例

李某，女，43岁。初诊时间：2002年3月26日。

主因口渴近10年，伴半身不遂、神志恍惚、语言謇涩3周来诊。患者发现糖尿病近10年，并有高血压病、冠心病、脑梗死病史，已住院3次。长期服用西药磺脲类、双胍类降糖药和降压药，血糖、血压控制非常差。颅脑CT示：多发腔隙性脑梗死。再次收住院。

刻下症：半身不遂，神志恍惚，时清时昧，语言不能，低热，喉中有痰声，大便数日未行，小便自遗。形体偏胖，颜面潮红，舌暗红，苔厚黄腻，脉弦滑略数。

西医诊断：①冠心病；②高血压病；糖尿病。

中医诊断：糖尿病脑血管病。

中医辨证：阴虚阳亢，痰热腑实，清窍不利。

治疗：养阴潜阳，化痰清热，通腑开窍。

处方：瓜蒌18g，胆南星12g，生地黄25g，沙参15g，玄参25g，丹参15g，葛根25g，生大黄12g，玉竹15g，豨莶草25g，桑枝25g，全蝎6g，地龙 12g，水蛭 12g，土鳖虫 9g，蝉衣 9g，僵蚕 9g，鲜竹沥水 90mL（另兑），羚羊角粉 3g（冲服），3 剂。配合静脉点滴醒脑静、脑复康等，西药对症治疗抗感染，调整降压药用量，并改用皮下注射胰岛素控制血糖。

2002 年 3 月 29 日二诊：服药 2 剂后大便 1 次，后畅泄，精神状态明显好转，对答切题，但语言謇涩。效不更方。

2002 年 4 月 12 日三诊：药后大便通畅，神志清楚，能正确对答，肢体症状明显好转，可自行散步。原方去羚羊角粉，停鲜竹沥水，生大黄改熟大黄，加鸡血藤 30g，木瓜 15g，继用。

2002 年 4 月 16 日四诊：患者因情绪波动突然出现意识障碍，喃喃自语，反复重复一句话，目光呆滞，答非所问，舌暗红，苔腻略黄，急予安宫牛黄丸 1 丸，并配合静脉点滴醒脑静等，又治疗 1 月余，病情逐渐被控制，精神和肢体症状基本消失，语言略欠流利，多语。建议出院。

1 年后来门诊开药，病情平稳，唯因未能良好控制饮食，血糖仍欠满意。

按：糖尿病急性脑血管病属中风之类，一般认为是在消渴病的基础上，风痰瘀血痹阻脑络所致。临床可表现为头晕、肢体麻木、痴呆等，因症状常不典型，故往往容易忽视。其实，症状不典型并不意味着病情不严重，必须重视。因糖尿病脑血管病是在糖尿病的基础上形成的，常表现为多发性腔隙性梗死，病情不仅比较复杂，治疗也较普通脑血管病困难。本例患者即为多发性腔隙性梗死，症状较典型，但发病 3 周后才住院，已属失治，并继发肺部感染。

吕仁和教授采用分期辨证方法，认为其仍属中风急性期，存在阴虚阳亢，痰热腑实，清窍不利，故治疗以养阴潜阳、化痰清热、通腑开窍的星蒌承气汤为基础方，加生地黄、沙参、玄参等育阴增液；加丹参、葛根、地龙、水蛭、土鳖虫等活血化瘀通络。其中，桑枝最能舒筋活络，善走肢体；全蝎最能搜风通络，善走舌络，皆为吕仁和教授临床常用之品。治疗过程中因情绪波动病情出现反复，使脑血管病加重，故急投安宫牛黄丸等使病情归于平复，此实属不易，从另一方面证实了吕仁和教授治病重视调整气机。

七、研究进展

（一）临床研究

糖尿病脑血管病的发病机制与过度糖化和氧化、内皮功能障碍、血小板聚集增加、凝血纤溶系统异常、高同型半胱氨酸血症及胰岛素抵抗有关。高血糖对非腔隙性缺血性脑卒中的病情和转归有负面影响，其机制与血管损伤和乳酸酸中毒有关，而对于腔隙性脑梗死，它的损害作用不大。高血糖产生的原因除已确诊糖尿病之外，还可能是隐性糖尿病或脑卒中引起的应激反应的结果。糖尿病合并脑血管病以缺血性脑血管病为主，高血糖、高血脂引起的脑动脉粥样硬化，脑血管病变及血黏度增高成重要原因。经颅多普勒检查对诊断早期无症状性糖尿病脑血管病具有重要的临床价值，脑血流 SPECT 断层显像能直观显示脑皮层的缺血部位、范围和程度，有助于早期发现糖尿病合并脑血管病，尼莫地平、阿司匹林可有效治疗早期糖尿病脑血管病变。早期发现并积极控制各种危险因素，如降压、降糖、降脂、使用抗血小板药物等仍然是最有效的预防措施，能够预防和减少糖尿病合并脑血管病。但严格的血糖控制对减少脑卒中危险性的作用还不确切，有待进一步研究。

目前，对糖尿病合并脑血管病的治疗，原则上与非糖尿病引起的脑血管病治疗相同。但由于糖尿病合并脑血管病有一定的特殊性，还是有别于一般的脑血管病的处理。内科治疗目前以中西医结合疗效最佳。急性缺血性脑血管病的治疗应分为超早期（发病 6 小时内）、急性期（发病 48 小时以内）、恢复期和后遗症期等阶段分别治疗。要特别重视超早期和急性期的处理，可采用溶栓治疗，同时注意脑保护治疗，以及早期进行系统、规范及个体化的康复治疗。中医活血化瘀治疗已被公认为是治疗缺血性脑血管病的有效治法。此外，化痰通腑、平肝息风、益气活血等法均可收到很好的疗效。出血性脑血管病急性期当以西医治疗为主，可采用手术清除血肿和脱水降颅压药物治疗，目的是减轻血肿对周围脑组织的损害。中药治疗以清热化痰、醒神开窍、活血化瘀等主要，目的是促进血肿吸收，预防脑水肿形成，稳定血压，预防并发症发生，同时积极进行早期康复治疗。无论缺血性脑血管病还是出血性脑血管病，恢复期和后遗症期均应以综合治疗为宜。在辨证论治的基础上，应以调和阴阳、益气养阴、活血通络为主要治法，同时注意肾与脑髓的关系，补肾益精，以促进中风后智能障碍与肢体功能障碍的康复。可配合传统中医学的推拿、按摩、针灸、拔罐、膏药、药浴、保健气功、药膳食疗等方法。胰岛素和胰岛素生长因子－1的应用是目前具有发展前景的治疗方案，既可以直接作用于脑实质，也可通过控制血糖或其他机制间接对神经起到保护作用。随着对糖尿病缺血性脑血管病发病机制研究的不断深入，相信必将有更多的有效防治措施出现。

吕仁和教授指导的博士生冯兴中教授曾选择糖尿病合并中风患者158例进行临床证候学研究。结果显示，缺血性中风127例，占80.38%；出血中风31例，占19.62%；急性期、恢复期和后遗症期症状，舌、脉及证候分布有一定的规律性。虚证以阴虚、气虚、肝虚、肾虚、脾虚证候出现率高，急性期阴虚证多，后遗症期气虚证多，恢复期则兼而有之。实证以瘀血、气郁贯穿始终，初期多痰热、胃肠结热，晚期多痰湿。提示脑血管病急性期当重视养阴，清热化痰，行气通腑，后遗症期则应益气固本、温化痰湿、活血化瘀贯穿始终。应用吕仁和教授经验方（南沙参、生地黄、玄参、葛根、卫矛等）治疗糖尿病脑动脉硬化35例，对照组用烟酸治疗30例，疗程4周。结果发现，治疗组显效率62.9%，总有效率88.6%；对照组显效率36.7%，总有效率63.6%，治疗组疗效显著优于对照组。研究还显示，中医药具有调节糖脂代谢和改善血流变的作用。

娄锡恩博士曾通过临床观察该方治疗消渴病脑病早期34例，总有效率88.2%，疗效显著优于对照组，初步显示出中医药在早期干预糖尿病脑血管病方面的优势。

中华中医药学会糖尿病分会制定的《糖尿病中医防治指南》提出了糖尿病脑血管分期辨证治疗思路，具体的分期分型辨证方法实际上采纳了王永炎院士所倡导的中风病分型辨证标准。中经络分肝阳暴亢、痰热腑实、气虚血瘀、阴虚风动四证，分别采用天麻钩藤汤、星蒌承气汤、补阳还五汤、大定风珠加减。中脏腑分为痰火闭窍、痰湿蒙窍和元气衰败证，分别用导痰汤合至宝丹或安宫牛黄丸、涤痰汤合苏合香丸、参附汤加减。后遗症半身不遂者，肝阳上亢、脉络瘀阻用天麻钩藤饮；气血两虚、瘀血阻络用补阳还五汤。后遗症瘖痱者，肾虚用地黄饮子；痰阻用解语丹。后遗症口舌喎斜，用牵正散。后遗症痴呆者，髓海不足证用补天大造丸；肝肾亏虚者用左归丸加减。

（二）实验研究

随着基础医学的迅速发展，糖尿病合并脑血管病的研究已上升至分子水平。目前，有关糖尿病合并脑血管病的候选基因有血管紧张素 I 转换酶基因 I/D 多态性、载脂蛋白 E 基因等。脑血管的基因有 β - 纤维蛋白原（β - Fg）G/A - 455 基因多态性，apoA - I、apoB、apoC - III、apoE 基因多态性，亚甲基四氢叶酸酯还原酶基因等。随着对缺血性脑血管病病理生理研究的不断深入，以及"缺血半暗区"和"治疗时间窗"等概念的提出，从根本上改变缺血性脑血管再灌注超早期的有效安全的溶栓治疗以及预防再灌注后神经元的损伤成为研究热点，并且取得了令人鼓舞的进展。但溶栓治疗的有效性、安全性必须依靠临床对照实验进行回答。而对糖尿病合并脑血管病，其溶栓治疗的利弊，溶栓药物的种类、剂量的选择、病例的入选等还没有统一的标准。目前，急性缺血性脑卒中的细胞保护治疗，国内外已进行了大量的基础和临床研究，取得了令人鼓舞的进展，但真正用于临床并取到满意疗效者尚不多。

中医药在防治糖尿病脑血管病变实验研究方面，吕仁和教授指导的博士生冯兴中、娄锡恩等曾采用链脲佐菌素诱导大鼠糖尿病模型，加以高脂饲料 3 个月，观察糖尿病高脂血症大鼠脑血管、脑组织、脑神经细胞与其他脏器的微血管病变以及中药作用。结果显示，模型组大鼠存在着不同程度的脑组织损伤，微血管和神经细胞周围明显水肿，血管周围单核细胞浸润，毛细血管内皮细胞肿胀，基底膜增厚，神经细胞核内空泡形成及核固缩、碎裂、溶解。研究发现，模型组动物检测血浆内皮素升高，并存在自由基、过氧化物损伤。脑组织过氧化物脂质与血脂、血浆内皮素含量呈正相关；脑组织钙含量增高也与血浆内皮素、脂质过氧化物有关。而中药可以纠正糖脂代谢紊乱，降低血浆内皮素水平，减轻脑缺血，清除自由基，减轻脂质过氧化损伤，阻断钙离子内流，减轻血管壁脂质沉积及内皮细胞损伤，减轻脑血管及脑神经细胞损伤，初步揭示了益气养阴、活血化瘀中药治疗糖尿病脑血管病变的作用机制，深层机理则有待于进一步深入研究。近期有从糖尿病脑血管病变"毒损脑络"和脑细胞保护入手研究中医药防治脑血管病变作用及其机制者，期望能够取得进展。

第七节　糖尿病胃肠病辨证治疗与用药经验

糖尿病胃肠病变包括糖尿病性胃轻瘫和糖尿病性肠病便秘、腹泻等，属于消渴病继发的"痞满""便秘""泄泻"等。吕仁和教授认为，其发病是脾的升清、运化、温运功能失常和胃的通降功能失常，尤其是胃肠通降作用失调所致。临床诊疗可分为早、中、晚三期，每期又进一步分为早、中、晚三度，主张在明确分期的基础上辨证论治。早期辨证包括肝气郁滞、肝犯脾土，痰湿内阻、肝气犯胃，肝胃郁热三证。中期辨证包括脾胃虚弱、痰浊内阻证，气阴亏虚、寒热错杂证，胃阴不足、瘀血内停证三证。晚期辨证包括气血亏虚、运化失常证，津液枯竭、瘀热内阻证，脾肾阳虚、命门火衰三证。临床需针对主症，在分期的基础上明确辨证，选方用药。

糖尿病性胃肠病变包括糖尿病性胃轻瘫和糖尿病性肠病便秘、腹泻等。其中，糖尿病性胃轻瘫是糖尿病常见并发症，指胃动力障碍，排空延迟，但不伴有机械性梗阻的一组综合征。临床主要表现为恶心、呕吐、上腹饱胀、嗳气、上腹痛、体重下降、胃潴留，或因不消化的固体食物排空障碍形成胃石等。胃轻瘫不仅因消化道症状影响患者的生活质量，还可影响口服药物的吸收，而且由于进食后食物排空延长，使注射的胰岛素剂量及时间与之不相匹配，往往会给糖尿病的治疗带来困难。

糖尿病性胃肠病可归于"消渴病"兼"胃缓""痞满"等范畴。汉代张仲景就认识到消渴病常见大便干而小便数，金元名医张洁古更认识到消渴病继发中满，可用七味白术散治疗。喻嘉言的《医门法律》和孙一奎的《赤水玄珠》也都认识到消渴病久病，失治误治，可导致"不能食者必传中满鼓胀"，与糖尿病逐渐发生胃轻瘫有类似表现。糖尿病性肠病相当于中医学消渴病继发的"便秘""腹泻"等，与普通的便秘、泄泻相比，多虚证，或虚实夹杂，单纯实证少见。

一、病因病机与发病机理

（一）西医对发病机理的认识

西医学认为，糖尿病胃肠病变的发病机制主要是胃肠自主神经病变引起的微循环障碍、细胞膜功能损伤、胆酸吸收障碍等导致的胃肠功能失调、胃肠动力减弱，引发胃肠功能紊乱所致。

（二）中医病因病机

吕仁和教授认为，本病的发生处于消渴病消瘅期，是按照虚、损、劳、衰发展的一种病变。《素问·奇病论》指出："帝曰：有病口甘者，病名为何？何以得之？岐伯曰：此五气之溢也，名为脾瘅。夫五味入口，藏于胃，脾为之行其精气，津液在脾，故令人口甘也；此肥美之所发也，此人必数食甘美而多肥也。"吕仁和教授认为，脾瘅即脾热。脾瘅由于"津液在脾"，因而"五气之溢"，出现"口甘"。脾瘅的病因是嗜食甘美厚味，使人肥胖，即"肥美之所发"，饮食过盛导致脾瘅的发生。脾转输五谷之气能力下降，津液停滞在脾，脾运受伤是脾瘅期的始动因素。《素问·本脏》曰："脾脆，善病消瘅。"《古今图书医部全录·渴门》注曰："肥甘厚味令人内热，甘味属土，主于留中，津液不能输布于五脏，而独留在脾。脾气上溢，发为口甘，内热不清，转为消渴。"提示素体脾虚，过嗜肥甘，饮食不节，损伤脾胃，脾气虚弱，运化无力，导致气滞食积，可以发生消渴病以致消瘅之类。而脾气虚弱，失于运化，可以认为是引起糖尿病胃轻瘫的基本病机。《千金翼方·十六卷》云："食不消，食即气满，小便数起，胃痹也""痹者，闭也，疲也。"一为闭塞不通，二为疲惫不仁。总之，糖尿病胃肠病变的基本病机以消渴病日久阴损耗气，致中气虚弱、脾胃升降失调为主，脾气虚弱、运化无力为本，气滞、血瘀、湿阻、痰浊、食积、湿热等引起胃失和降为标，为虚实夹杂之证。

二、临床表现

（一）糖尿病性胃轻瘫

1. 症状与体征

临床可见吞咽困难、烧心、胃胀、恶心、呕吐，常伴体重下降和早饱。胃部有震水音，听诊蠕动波减弱或消失。

2. 辅助检查

（1）影像学检查（钡餐造影、胃 B 超检查、核素法）示胃排空延迟。

（2）胃镜检查可有胃黏膜萎缩、蠕动减慢。

（二）糖尿病性肠病

1. 临床症状

糖尿病神经病变60％存在便秘，但也常与腹泻交替出现。胆囊结石或动脉硬化造成肠缺血及胸神经根病变者，可表现为上腹部疼痛。

2. 辅助检查

大便常规检查、培养阴性；消化道钡餐示小肠吸收不良与蠕动减弱；纤维结肠镜示黏膜充血水肿。

三、诊断与鉴别诊断

（一）糖尿病性胃轻瘫

1. 诊断标准

糖尿病病史加进食后胃胀或恶心呕吐，体检胃部有震水音，听诊蠕动波减弱或消失，辅助检查示胃动力障碍。

2. 鉴别诊断

糖尿病胃功能紊乱临床表现与慢性胃炎、胃溃疡易混淆，明确糖尿病病史与相关辅助检查可资鉴别。

（二）糖尿病性肠病

1. 诊断标准

糖尿病病史加上排便异常，辅助检查排出其他肠道病变，抗生素治疗无效。

2. 鉴别诊断

糖尿病性肠病的临床表现与十二指肠溃疡、结肠炎等消化系统疾病相似，鉴别重点在于糖尿病病史以及辅助检查所见等。

四、西医治疗

（一）基础治疗

1. 饮食治疗

糖尿病性胃轻瘫的饮食治疗一般应注意以下几点：

（1）食物成分的调整：糖尿病胃轻瘫患者，消化运动减弱，胃排空延长，故需降低食物中不消化纤维的含量，一些含丰富纤维素的蔬菜（如芹菜、白菜和马铃薯等）虽有降低餐后血糖的作用，但有可能导致腹胀等症状加重，因此糖尿病胃轻瘫患者应少食。

（2）食物状态的调整：胃轻瘫时，固体食物排空受阻较液体食物更明显，因此，膳食搭配不应选择太干、太硬和富含粗纤维的食物，尽量将食物加工至稀软，以助于改善胃肠道症状，控制血糖。

（3）进食适量富含水溶性食物纤维的食物如魔芋、水果、藻胶等，以利于胃肠蠕动。

（4）进餐次数的调整：少量多餐，每日三大餐可分为 6～7 小餐，分别在早晨、中午、下午、临睡前进餐，餐间安排 2～3 次点心，以缓解食后饱胀等症。同时，鼓励适当运动，保持良好心态，经常进行胃肠部体外腹部按摩。

2. 体育锻炼

除全身运动（散步、慢跑等）外，便秘者应重点加强腹肌力量的锻炼，如收腹抬腿、仰卧起坐等。平时多做下蹲与屈髋压腹动作，以促进肠蠕动。嘱患者养成良好的生活习惯，便秘者嘱其尽量定时排便（每日或隔日 1 次）。经常进行腹部按摩，以促进或抑制胃肠道蠕动，加速腹腔各脏器的血液循环，促进消化道血液和淋巴液循环，增加消化液分泌，增进胃肠壁的吸收功能，进而使食物充分消化吸收，对胃肠道溃疡、便秘有很好的防治作用。按摩腹部能使腹腔血管扩张，循环容积扩大，外周阻力随之下降，对降低血压有一定的辅助作用。

按摩简便易行，是特别适合中老年人保健养生的方法。具体操作：睡觉前将两手搓热，相叠于上腹部，以胸骨柄剑突下为中心，顺时针方向揉摩 100 次，然后用同法在神厥穴（肚脐）、丹田附近部位揉摩 100～120 次。此外，搓摩两腿足三里（膝盖骨外侧下 3 寸，胫骨外侧上凹陷处）50～100 次。随着按摩次数的增加，胃肠部会有一些反应，如打嗝儿、肠鸣、肛门排气等，这些都是良好的生理反应，是胃肠刺激的结果。此法可疏经通络，活血化瘀，防止胃肠潴留及便秘。顽固性便秘患者，腹部按摩应沿大肠走向，顺时针做圆形按摩，其中右大横穴（脐右旁开 4 寸）、中脘穴（脐上 4 寸）、左大横穴（脐左旁开 4 寸）可同时适当揉按。按摩可促进大肠蠕动，有机械推动粪便前行的作用。每天中午、晚睡前各按摩 1 次，每次 5～10 分钟。大便时除按摩腹部外，还可自下而上按摩尾骶、腰椎两旁，以助于完成排便反射过程。

应当注意的是，空腹和饱食后不要按摩。人体饱食后血流加快，胃蠕动增强，此时按摩易引起呕吐、胸闷等不良反应。如空腹按摩，因体表有很多穴位通过经络与胃相连，故当体表按摩的刺激反射引起胃蠕动时会造成胃空磨，不仅对胃病不利，还易损害胃黏膜而诱发胃病。所以按摩宜晚上睡觉前进行，早晨起床前或饭后半小时内不宜按摩。

自我按摩是一种辅助治疗手段，所服药物不能停用。持续自我按摩是防止胃病复发、强身健体的长久之计，有百利而无一弊，既能防治肠胃病，还能增强其他器官的功能。观察发现，对糖尿病性胃轻瘫等胃肠病变，在饮食、运动、心理调理的基础上，配合中医药治疗和针灸、推拿等，临床常常可以取得良好疗效。

（二）药物治疗

控制血糖的同时，胃排空延迟者可给予胃动力药，如胃复安、吗丁啉、莫沙必利等；如大便不通可用泻药，必要时可用开塞露，或行灌肠疗法。对糖尿病性腹泻者，如伴细菌感染，可口服抗生素和益生菌；伴胰酶缺乏，可补充胰酶。

五、中医辨证论治

吕仁和教授根据中医的整体观，将糖尿病胃肠自主神经病变作为一个系统进行论治，认为糖尿病胃肠神经病是在多种病机的作用下，导致"脾升胃降功能"异常所致，即脾的升清、运化、温运功能失常和胃的通降功能失常，其中胃的通降作用包括小肠将食物残渣下输于大肠及大肠传化糟粕的功能。《素问·灵兰秘典论》指出："脾胃者，仓廪之官，五味出焉；小肠者，受盛之官，化物出焉；大肠者，传导之官，变化出焉。"其对消化系统功能的论述系统全面。国医大师吕仁和教授基于《黄帝内经》所论，在总结古人经验的基础上，结合多年的临床实践，对糖尿病自主神经病变按虚、损、劳、衰分为虚损、虚劳、虚衰三期，又根据个体和病情发展的差异，每期又分轻、中、重三度，形成了独居特色的诊疗技术。

（一）早期

该期常具有消化道疾病的一般症状或消化不良，食欲不振或亢进，体重减轻、乏力等。本期患者的主要表现为糖尿病症状，而消化道症状常被忽视。长期轻度患者辨证多以肝气郁滞为主，随着疾病的发展进入中度，肝气克伐脾土，脾气受困，运化失司，导致水湿不化，痰湿内生，阻滞气机，早期重度患者因久病气郁化火，湿蕴而生热，出现肝胃郁热，脾胃升降功能受到影响，从而出现一系列临床症状。

1. 肝气郁滞

主症：胸胁胀满，时而叹息或烦躁易怒，脘腹不舒，痞塞满闷，食欲不振，舌红，苔薄白，脉弦。

治法：疏肝理气和胃。

方药：四逆散加减（柴胡、枳实、赤白芍、丹皮、甘草、香附、乌药、夏枯草、香橼、佛手等）。如表现为腹泻为主，可选用痛泻要方泻肝实脾。

2. 肝犯脾土，痰湿内阻

主症：胸脘痞塞，满闷不舒，食欲不振，恶心欲吐，身重倦怠，大便不爽，舌淡红，苔腻滑，脉滑。

治法：顺气宽中，祛湿化痰。

方药：平陈汤加减（陈皮、姜半夏、茯苓、枳实、白术、砂仁、厚朴、香橼、砂仁等）。

3. 肝气犯胃，肝胃郁热

主症：口干口苦，多食易饥，胃脘灼热，泛酸嘈杂，便干溲赤，舌红苔黄，脉弦或数。

治法：疏肝清热和胃。

方药：舒郁清解汤加减（柴胡、枳壳、赤芍、丹皮、白芍、茵陈、炒栀子、大黄、枳实、瓦楞子、白及粉等）。大便通畅者可不用大黄。

（二）中期

该期多表现为食欲减退，腹胀满，呃逆、嗳气，长期习惯性便秘或突然原因不明的腹泻，或腹泻与便秘交替进行。患者在表现为糖尿病症状的基础上，消化道症状较前加重。病机演变一般由单纯的标实转化为虚实夹杂证。轻度者随病情的进展可由最初的肝犯脾土、脾胃运化失常发展为脾胃虚弱、痰浊内阻，中度患者虚损继续进展，出现气阴亏虚、寒热错杂证，重度患者则气阴不足，继续发展伤及阴血，以津血同源，胃阴不足常兼有瘀血内停之证。

1. 脾胃虚弱，痰浊内阻

主症：面色微黄，肢倦乏力，食欲减退，脘腹瞋胀，喜呃逆，大便次数增多，舌质淡，苔白，脉细弱。

治法：健脾益胃，降逆止呃。

方药：旋覆代赭汤加减（旋覆花、代赭石、太子参、半夏、甘草、大枣、茯苓、白术、苏梗、陈皮等）。

2. 气阴亏虚，寒热错杂

主症：倦怠乏力，口干、口苦，食欲减退，胃脘痞硬，干噫食臭，心烦便秘，舌红，苔薄黄，脉弦。

治法：益气养阴，辛开苦降。

方药：泻心汤加减（党参、生地黄、黄芩、黄连、半夏、干姜、大枣、甘草、炒栀子、赤芍、丹皮等）。

3. 胃阴不足，瘀血内停

主症：口燥咽干，食欲减退，不欲饮食，胃痛隐隐，痛有定处，时而干呕，大便干结，舌红有瘀斑，少津，脉细涩。

治法：益胃养阴，凉血活血。

方药：麦门冬和丹参饮加减（沙参、麦门冬、半夏、粳米、生地黄、赤白芍、甘草、丹皮、丹参等）。

（三）晚期

该期临床表现为纳差甚至拒食，常伴见恶心、呕吐、呕血等，腹胀如鼓，腹泻停止，便秘加重甚至转为便闭，精神萎靡不振，少言，表情淡漠。本期患者主要表现为消化道症状和全身虚损症状。病机演变转化为以本虚（气、血、阴、阳亏虚）为主，兼有标实之证，提示已进入胃肠功能衰竭期，预后不良。该期轻度患者辨证多气血亏虚，进展到中度阶段多表现为津液枯竭，晚期重度患者辨证多为脾肾阳虚。不同阶段，证候特点不同，所以具体选方用药方案有别。

1. 气血亏虚，运化失常

主症：精神差，面色无华，周身倦怠乏力，心悸气短，食欲减退，腹胀，大便燥结或软，多日不解，或虽有便意，常虚坐努责，舌淡嫩，苔薄，脉虚弱无力。

治法：益气养血，健脾和胃，润肠通便。

方药：当归补血汤和润肠丸加减（生黄芪、当归、太子参、白术、山药、陈皮、火麻仁、桃仁、红花、枳壳、白芍、甘草）。

2. 津液枯竭，瘀热内阻

主症：精神萎靡，形体消瘦，口干咽燥，五心烦热，食欲减退，常伴干呕，腹胀，大便干结难解，舌体瘦小，舌质红，少苔或有裂纹，脉弦细。

治法：养阴生津，散瘀清热。

方药：生脉饮合增液承气汤加减（玄参、麦冬、生地黄、太子参、五味子、熟大黄、枳实、知母、石膏、川牛膝、丹皮、赤芍）。

3. 脾肾阳虚，命门火衰

主症：精神差，面色㿠白，形寒肢冷，食后腹胀满，腰膝酸冷，大便次数增多，便质稀溏，五更泻，或大便排出困难，舌淡苔白，脉沉细。

治法：温补脾肾。

方药：便秘多选济川煎加减（升麻、当归、肉桂、肉苁蓉、川牛膝、桔梗、制首乌等）。腹泻者多选四神丸合诃子散（补骨脂、吴茱萸、五味子、肉豆蔻、诃子、干姜、附子、山药、茯苓等），腹泻不止者可用罂粟壳10g，单煎服下，1～2日腹泻可止。

（四）其他治疗

糖尿病胃肠功能紊乱针灸有较好的疗效，也可配合按摩推拿疗法。

主穴：中脘、内关、胃俞、足三里、公孙。

配穴：脾胃虚弱配脾俞、章门；饮食积滞配下脘、内庭；胃阴不足配三阴交、太溪；肝郁气滞配肝俞、太冲；痰湿内阻配丰隆、膻中；便秘者配大肠俞、天枢、支沟、承山；腹泻者配脾俞、肾俞。

每次选两组（3～4穴），平补平泻，得气后留针30分钟左右。但应注意无菌操作，以预防感染。

六、病案举例

病案1

张某，女，63岁。初诊时间：2003年11月2日。

患者有糖尿病病史10年，胸脘痞闷胀满反复发作5年。1995年确诊为2型糖尿病，空腹血糖13mmol/L，近年来体重逐渐减轻，服降糖药血糖控制良好。5前因与家属生气后胸脘痞闷发作，此后每遇着急生气则发。

刻下症：胸脘痞闷，颜面下肢浮肿。舌暗，苔黄，脉弦滑。实验室报告：空腹血糖6.6mmol/L。

中医诊断：糖尿病植物神经功能紊乱。

中医辨证：气机阻滞，痰湿内停，脾运受伤。

治疗：行气活血，化痰利湿。

处方：苏梗 20g，香橼 10g，佛手 10g，柴胡 10g，赤芍 15g，白芍 15g，枳实 10g，枳壳 10g，炙甘草 6g，丹皮 15g，丹参 15g，桑白皮 20g，车前子 30g（包），青皮 10g，陈皮 10g，半夏 10g，香附 10g，乌药 10g。14 剂，水煎服。嘱严格控制饮食，1 天主食量不超过半斤。适量运动，舒畅情志。配合按摩治疗。

2003 年 12 月 1 日二诊：患者服药后，诸症减轻。

前方加强化湿利水，调理脾胃饮食。

按：患者嗜食甘美多肥，肥者令人内热，甘者令人中满，故其气上溢，转为消渴。气机阻滞，水湿不运，聚湿生痰，痰湿内停，溢于肌肤，出现颜面、下肢浮肿；痰湿困脾，脾运受伤，气机不畅故胸脘痞闷胀满。治法以行气活血、化痰利湿为主。《黄帝内经》有"急则治标、缓则治本、大小便不利则先治大小便、中满则先治中满"的原则。本例患者以胸脘痞满为主症，故必先解除或并行解除方能有良好效果。方中隐含柴胡、赤白芍、枳实、甘草四逆散组方，治疗因肝气郁滞、不得宣达、脾胃升降失司所致中焦阻滞之中满。苏梗、香橼、佛手运转胸中大气，香附、乌药行气消滞以养心肾，青皮、陈皮、半夏化痰，桑白皮、车前子清热利水，甘草调和补中。药后患者诸症缓解。

病案 2

刘某，女，78 岁。初诊时间：2005 年 11 月 30 日。

患糖尿病 40 年，肾功能不全、高血压、冠心病 10 余年。反复发作胸闷、烧心、腹胀等症。症见下肢浮肿，胸脘痞闷，烧心，食后腹胀，大便不畅，后背酸痛，双目多泪。

中医诊断：消渴病之消瘅期，心肾俱损，属重证。

中医辨证：气血阴阳俱虚，浊毒内停，气机逆乱。

治法：宽胸理气，活血通脉，益气养心，清热利水。

处方：苏梗 10g，香橼 10g，佛手 10g，丹皮 15g，丹参 15g，太子参 30g，麦冬 10g，茵陈 20g，栀子 10g，香附 10g，乌药 10g，枳壳 10g，川芎 15g，陈皮 10g，车前子 30g（包），瓦楞子 30g，姜半夏 10g。14 剂，水煎服。嘱少进肉食，多食牛奶、蛋清，调畅情志。

2005 年 12 月 28 日二诊：药后诸症减轻，稍感乏力、失眠，继用前方治疗。

后长期坚持服中药治疗，病情稳定。

按：消渴病进入消瘅期，即糖尿病并发症期，心、肺、肝、脾、肾各脏腑均可受累。气血阴阳俱虚，浊毒内停，气机逆乱，水液代谢失调，蕴于肌肤，故而浮肿；浊毒内停，伤心犯肺，故胸脘痞闷；脾胃气机不畅，运化失司，故腹胀、烧心、大便不畅。"隔塞闭绝，上下不通"，是消瘅之为病的重要病机，因气血阴阳俱虚而致气机阻滞，血脉不行，又因浊毒内停、泛滥全身而致疾病丛生。因此，治疗上宜通利经脉，调畅气机，治以宽胸理气，活血通脉，益气养心，清热利水。方中苏梗、香橼、佛手运转胸中大气，太子参、麦冬益气养心，茵陈、栀子、陈皮、半夏、车前子清热利水泻浊以养心，川芎活血益气以养心，枳壳、香附、乌药行气消滞以养心肾，瓦楞子止酸以对症治疗。治疗既重视消渴病并发症的基本病机，又重视采用有效的对症治疗措施，故药后诸症缓解。

病案 3

石某，女，61 岁，辽宁丹东市人。

因多饮、多食、多尿 16 年，胸闷气短、腹胀两年，加重 1 个月就诊。患者自述 1980 年出现多饮、多尿、多食症状，查血糖升高（具体值不详），诊断为糖尿病，先后服用格列齐特、美吡达等药，血糖控制不佳。1998 年开始应用胰岛素诺和灵 30R，早 26U，晚 18U，血糖控制尚可。2004 年无明显诱因出现胸闷气短，腹胀腿肿，手足麻木，1 个月前加重。

刻下症：胸闷气短，心悸头晕，腹胀甚，左上臂胀痛，腰腿沉重，四肢麻木不适，下肢浮肿，口干口渴，夜寐不安，小便略黄，大便干。舌暗胖，舌苔薄黄，脉沉细。既往病史：冠心病 10 年，脑栓塞 3 年，胆囊炎 2 年。家族史无特殊。体温 36.5℃，血压 180/100mmHg，心率 78 次/分，呼吸 18 次/分。尿常规：潜血（+++），尿糖（+++），红细胞 10~15/HP，血肌酐 205μmol/L，尿素氮 8.6mmol/L。近期空腹血糖多在 12~13mmol/L。

中医诊断：糖尿病肾病；冠心病；胃肠病变；多种并发症。

中医辨证：气阴两虚，气滞血瘀，水湿内停。

治法：益气养阴，行气活血，利水解毒。

方药：香苏散合生脉饮加减。

处方：苏梗 10g，香橼 10g，佛手 10g，太子参 30g，麦冬 10g，五味子 10g，车前子 30g（包），桑白皮 30g，泽泻 30g，泽兰 30g，猪苓 30g，丹参

30g，川芎 15g，葛根 10g。每日 1 剂，水煎服。嘱适当运动，避免劳累。

二诊：药后胸闷气短、腹胀腹痛明显缓解。仍手脚麻木、关节痛，小便尚可，大便仍干。舌淡胖，苔薄白，脉沉滑数。

上方加威灵仙 10g，羌活 10g，黄芩 10g，枳壳 10g，枳实 10g。每日 1 剂，水煎服。

其后长期服药，原方加用大黄等，药后腹满、大便不通等胃肠道症状消失，肾功能长期稳定。

按：糖尿病发展到晚期常表现为心、脑、肾、胃、肠多脏器病变同时存在，治疗需综合考虑，整体认识疾病，并采用综合治疗措施。根据《黄帝内经》"上下交病治其中"的思想，吕仁和教授特别重视疏利气机，调和中焦，临床常用《局方》香苏散加味。此案即消瘅期多种并发症同在，以胸闷气短症状较突出，故吕仁和教授配合益气养阴、养心复脉的生脉散，加用车前子、桑白皮、泽泻、泽兰、猪苓、丹参、川芎等泻肺利水、活血通脉的药物，以利于改善冠心病心功能，充分体现了中医"心胃同治""心肝同治""心肺同治""气血水同治"的治疗思路。

七、研究进展

（一）临床研究

糖尿病性胃肠病的临床研究报告较多。杨树禹教授治疗胃轻瘫主张分肝胃不和、脾虚湿困两证，分别采取柴胡疏肝散、香砂六君子汤加减。治疗糖尿病便秘，主张分气虚便秘、阴虚肠燥两证，分别采用黄芪汤、增液承气汤加减，腹中冷痛、小便清长者，加肉苁蓉、锁阳；面色少华、口唇色淡者，加当归、何首乌等。治疗糖尿病性腹泻，主张分肝脾失调、脾胃气虚两证，分别采用痛泻要方、参苓白术散加减。上腹部闷胀、恶心呕吐者，加厚朴、竹茹；泻下急迫、味臭、肛门灼热者，药用葛根芩连汤；下利完谷不化、四肢不温者，加附子、肉桂；腹痛者，加高良姜、乌药等。

赵焕香将本病分为脾虚食滞型、脾虚气滞型、脾虚湿困型和脾虚气弱型 4 型，以醒脾运脾为治则，采用自拟方（佩兰、苍术、木瓜、党参、白术、茯苓、甘草、陈皮、砂仁、焦三仙）为基本方，食滞者，加莱菔子、鸡内金、槟榔；气滞者，加木香、香附、佛手；湿重者，加藿香、厚朴花；气虚者，加人参、黄芪、山药。共治疗 79 例，并与普瑞博思治疗的 33 例进行对照，结果发现，治疗组显效 36 例，有效 36 例，有效率

89.9%；对照组显效15例，有效15例，有效率90.9%，组间疗效无显著差异。

徐涟等分为3型论治。湿热中阻型治以清热化湿，和胃降浊，方用黄芩滑石汤加味；脾胃气虚型治以健脾益气，行气升清，方用七味白术散加味；胃阴亏虚型治以滋阴养胃，醒脾和中，方用麦门冬汤加味。治疗93例，结果显效55例，有效28例，总有效率89.2%，不同证型间疗效无显著差异。

黄福斌等主张分5型论治。肝胃不和型治以疏肝和胃法，药用柴胡、枳壳、苏叶、白芍、焦三仙、砂仁等；痰湿中阻型治以化痰和中法，药用苍术、白术、厚朴、陈皮、半夏、砂仁等；胃中积热型治以清热通腑法，药用黄连、大黄、枳实、槟榔、石膏、玄参等；胃阴不足型治以养阴益胃法，药用沙参、麦冬、生地黄、石斛、鸡内金、山楂等；脾胃气虚型治以健脾和胃法，药用党参、茯苓、白术、陈皮、神曲、砂仁等。治疗组42例，对照组40例给予吗丁啉。结果显示，治疗组显效22例，有效18例，总有效率95.2%；对照组显效16例，有效16例，总有效率80.8%，组间比较疗效差异显著，而且在血糖控制方面也显示出显著差异。提示中医药辨证论治方案用之得宜，可以取得较西药胃肠动力药更好的疗效。

张敏以益气养阴、化瘀通络法治疗糖尿病便秘患者35例，与西沙比利对照。结果显示，中药组在增加便次、软化便质方面优于西药组（P < 0.05）。

陈国成将60例糖尿病腹泻患者分为治疗组和对照组。两组均予控制血糖、抗感染等西医治疗，治疗组加参苓白术散加减。结果显示，治疗组优于对照组，提示参苓白术散加减治疗糖尿病腹泻疗效显著。

针灸治疗糖尿病性胃轻瘫也有疗效。白雪歌等针刺天枢、足三里配合口服普瑞博思治疗35例，有效率高达88.6%，而单纯西药组的有效率仅为50%。肖跃红等采用滋养胃阴、健脾益气、和胃止呕之中药内服配合针刺中脘、胃俞、足三里、内关等，治疗糖尿病性胃轻瘫85例，有效率达97.7%。针药结合治疗糖尿病性胃轻瘫更有疗效优势。

（二）实验研究

湖北中医药大学肖万泽教授采用中药糖胃康对STZ加高脂饮食诱导大鼠糖尿病性胃轻瘫模型胃肠运动进行观察，结果显示，糖胃康能显著促进胃排空，且呈量效关系，提示中医药和中西医结合治疗以糖尿病性胃轻瘫为代表的糖尿病胃功能紊乱具有一定优势。

肖氏将调节胃肠运动有至关重要作用的胃肠肽能神经、在胃肠壁内神经丛分布广泛的降钙素基因相关肽（CGRP）和血管活性肠肽（VIP）为观察指标，探讨糖胃康对糖尿病胃轻瘫大鼠促胃动力的作用及机制。结果显示，模型组与空白对照组大鼠比较，VIP、CGRP 神经的面积和光密度均显著降低（P<0.01），表明糖尿病大鼠胃肽能神经有明显受损，这种损害与胃动力障碍相关。经糖胃康 4 周给药，糖胃康大、小剂量组与模型组比较，VIP、CGRP 神经面积和光密度均有所上升，而胃复安组的 VIP、CGRP 神经面积和光密度则无明显变化，表明中药糖胃康可改善糖尿病胃轻瘫大鼠的神经病变，其神经病变的改善可能与该药益气活血能够改善病变胃部微循环和神经营养障碍有关，这可能是促胃动力的主要作用机制之一。

广州中医药大学脾胃研究所连至诚等对糖尿病大鼠胃电异常、胃动力基本功能单位病理损害及健脾和胃、活血理气中药复方糖胃康（白术、苏梗、丹参、麦冬、巴戟天、柴胡等）作用进行研究。结果发现，糖尿病组大鼠的胃电明显异常，主要表现为胃电基本电节律频率、波幅及峰电发生率均低于对照组，其波幅尚随造模时间推移而下降。而糖尿病中药治疗组大鼠胃电波幅随造模时间推移的下降则较轻微，其峰电发生率亦高于糖尿病组。糖尿病组大鼠胃动力基本功能单位有明显的病例改变，平滑肌细胞（SMC）排列紊乱，内有较多胞质溶解性空泡，线粒体肿胀；肌间丛肠神经系统（ENS）神经元胞质部分溶解，线粒体肿胀，嵴溶解，神经轴突有较多空泡性变；cajal 间质细胞（ICC）分布不均，数量减少，线粒体肿胀，核周细胞质减少。糖尿病中药组大鼠胃 ENS、ICC 及 SMC 的病理改变明显轻于糖尿病组。研究结果可部分解释糖尿病胃动力障碍（DGMD）发生及中药防治 DGMD 的机制。

河北医科大学杜金福等通过制作糖尿病胃轻瘫动物模型，观察了加味柴平颗粒对模型大鼠胃动力的影响。结果显示，中药和莫沙必利均可明显减低模型组大鼠两周后甲基橙的残留率，提示中药有促胃动力作用。胃动素水平测定结果显示，中药较西药有更显著降低模型大鼠胃动素的作用，提示加味柴平颗粒有多靶点、多途径起作用的特点，既可促进胃动力，又有协调食管、胃、肠、功能的作用。提示中医和中西医结合治疗糖尿病胃肠病变确有较好疗效，其具体机制尚有待深入研究。

第八节 糖尿病神经源性膀胱辨证治疗与用药经验

糖尿病神经源性膀胱属中医学消渴病癃闭。吕仁和教授根据糖尿病病程及尿动力学检查结果，主张将本病分为早期（代偿阶段）、中期（失代偿阶段）和晚期（终末阶段）。临床上基于"六对论治"精神，强调分期辨证，分型辨证治疗。分期辨证：早期（肝肾阴虚、气机郁滞）治以疏利气机，滋补肝肾，用四逆散加味；中期（中气下陷、脾肾两虚）治以补中益气，健脾益肾，用补中益气汤加减；晚期（肾元受损、气化无权）治以温补肾元，助阳化气，用济生肾气丸加味。分型辨证论治：肾气不足治以补肾培元，通阳化气，方用济生肾气丸加减；脾气不足治以健脾益气，通阳助运，方用补中益气汤合春泽汤加减；肝气郁滞治以疏肝理气，通利下焦，方用四逆散加味；湿热壅结，治以清热利湿，通利膀胱，方用四妙丸合八正散加减。辨证选用中药汤剂的同时，配合针灸和中药外敷等。

糖尿病神经源性膀胱（diabetic neurogenic bladder，DNB）表现为膀胱平滑肌麻痹，排尿功能异常，以致尿潴留或尿失禁，属中医学消渴病继发的"癃闭"等。糖尿病神经源性膀胱是糖尿病常见的慢性并发症之一，发病率为 40%~80%，主要原因是糖尿病神经病变即交感和副交感神经受损。副交感神经受损，可引起膀胱收缩力减弱；交感神经受损可影响膀胱三角肌和膀胱内括约肌，增加排尿阻力，导致患者排尿功能异常。本病以膀胱感觉损伤、膀胱容量增加、逼尿肌收缩减退、残余尿量增加为特点，起病隐匿。早期无明显症状，偶尔生气或着急时出现排尿间隔延长，常见胸胁满闷，口苦咽干。中期会出现逼尿肌受累，尿流变弱，排尿费力，排尿时间延长，多次排尿后仍余沥不尽，残余尿为 20~1000mL 不等。晚期可出现尿潴留、反流性肾盂积液，以及因残余尿引流不畅导致的尿路感染，日久会引起肾衰竭。本病如果早期能够明确诊断并积极治疗，部分患者可呈可逆性变化。若进展到晚期出现肾功能损害时，病情则难以控制。

一、病因病机与发病机理

（一）西医对发病机理的认识

西医学认为，本病可能与微血管病变引起自主神经营养失调和脂肪、糖、蛋白质的代谢紊乱有关。高血糖和血糖波动可引起自主神经损害，使神经传导速度变慢，调节功能失常。当骶副交感神经、胸腰交感神经、骶躯体神经受到损害时，可出现泌尿生殖系统损害而发生性功能障碍和神经源性膀胱。

（二）中医病因病机

中医学认为，糖尿病神经源性膀胱乃消渴病日久耗气伤阴，损及阳气，命门火衰，不能蒸腾气化，膀胱气化无权，导致小便排出困难，即所谓"无阳则阴无以生，无阴则阳无以化"；亦认为是在肾气亏虚、命门火衰的基础上，因外感六淫、内伤七情、饮食不节、房劳过度等诱发肺、脾、肾、三焦功能失常而发生本病。

吕仁和教授认为，本病病名应为消渴病癃闭，是消渴病治不得法，肝肾亏虚、心脾受伤、经脉失养所致。正如《灵枢·五变》所说："五脏皆柔弱者，善病消瘅……血脉不行，转而为热。"疾病早期，内热伤阴耗气，肝肾亏虚，气机阻滞，表现为排尿间隔时间延长；中期肝肾亏虚，心脾俱伤，中气下陷，影响膀胱气化，表现为尿流变细，流速减慢，排尿费力，排尿时间延长，尿有余沥；晚期则在中期的基础上，肾元受损，久病致衰，膀胱气化无权，表现为尿频、点滴而下，继则闭而不通，成为癃闭，甚则酿生湿热，下注膀胱，灼伤血络，表现为尿痛、尿血，病情不解，久则转为关格。本病以肝、脾、心、肾诸脏气受损，膀胱气化不利，三焦功能失常为主要病机，气滞、湿热、血瘀等实邪亦参与其中，导致疾病不断进展。

二、临床表现

糖尿病患者出现的排尿异常，可有尿急、尿频、溢出性尿失禁，遗尿，排尿困难、膀胱排空不全、尿潴留和尿痛等。

三、诊断与鉴别诊断

（一）诊断

糖尿病神经源性膀胱表现为膀胱平滑肌麻痹，排尿功能异常，以致尿潴留或溢出性尿失禁。开始常因膀胱感觉损伤引起排尿习惯改变，排尿减少，夜尿次数减少，严重者每日排尿 1～2 次，晨尿量大，尿流变缓，有排尿不尽和淋沥现象，最终尿潴留及溢出性尿失禁，B 超检查膀胱残余尿有利于诊断。

（二）鉴别诊断

糖尿病神经源性膀胱应与前列腺增生相鉴别。直肠肛门指诊和 B 超检查有助于确诊。

四、西医治疗

（一）基础治疗

糖尿病神经源性膀胱的基础治疗包括饮食治疗、运动疗法、心理治疗等。

饮食方面，各种绿色蔬菜富含维生素和多种微量元素应适当多吃。水果在血糖控制较好的情况下，也应在饭间如午睡后、晚睡前吃一点，这样有利于保持营养全面而均衡。

运动方面，鼓励适当运动，但注意量力而行。可以练习气功、太极拳等。

心理调节方面，应保持乐观情绪。可通过定期排尿和耻骨上按摩辅助排尿。每 3～4 小时排尿 1 次，排尿时不宜过分绷紧腹肌和过度用力。排尿和排便后可进行提肛训练，连续提肛，古称收缩谷道，有补气之功。

（二）药物治疗

1. 控制血糖

本病的治疗首先应积极控制糖尿病。

2. 对症处理

膀胱逼尿肌收缩不良者，可用乌拉胆碱 5～10mg，每日 3 次，口服。

五、中医辨证论治

吕仁和教授重视气机郁滞病机在疾病进展中的作用，十分强调患者与医生互动，一方面认真听取患者在治疗过程中的体验和感受，注意将患者报告的有益经验积累起来；另一方面不仅指导患者规范治疗，而且教授患者如何调畅情志，舒解郁结，坚定治疗信心。"三自如意表"中的"三自"就是自查、自找、自调，教会患者自我监测糖尿病及其并发症，查找监测指标的异常因素，让患者自我调整，使指标达标，达到"如意"的目的。吕仁和教授吸取古代八段锦、太极拳和医学体育疗法，编制了"十八段锦"，通过全身各部分轻缓而有力度的活动，达到健身防病。其中第二段（两手托天理三焦）、第七段（拳打丹田益肾气）、第十三段（双手按腹补元气）、第十四段（双手攀足固肾腰）均对糖尿病神经源性膀胱有调护作用。在这样的治疗理念指导下，经过整体调治，患者血糖波动减少，并发症进展减慢，病情逐渐平稳，为进一步控制病情、促进疾病向好的方面转化奠定了基础。

"六对论治"是吕仁和教授在长期诊治疾病的实践中逐渐形成的常用的6种论治方法，包括对症治疗、对症辨证论治、对证辨病与辨证论治相结合、对病论治、对病辨证论治、对病分期辨证论治。临床可根据患者特点，灵活选择一种或几种方法进行治疗。

根据糖尿病病程和尿动力学检查结果，糖尿病神经源性膀胱可分为早期（代偿阶段）、中期（失代偿阶段）和晚期（终末阶段）。代偿期患者因缺乏自身感觉，没有尿路症状，故常不易发现；随着病情发展至失代偿阶段，患者易发生尿潴留、尿失禁和尿意消失，且有不同程度的尿路感染和肾功能损害。根据不同时期的临床表现，以及脏腑正气虚损的不同，可采用分期辨证方法进行治疗。

（一）分期辨证

1. 早期（肝肾阴虚，气机郁滞）

临床特点：腰腿沉重、酸软，疲乏无力，急躁易怒，胸胁满闷，口苦咽干，大便秘结，小便不畅。舌红，苔黄，脉弦。

治法：疏利气机，滋补肝肾。

方药：四逆散加味。

典型处方：生地黄 30g，川牛膝 15g，狗脊 15g，柴胡 10g，赤芍 20g，白芍 20g，枳壳 10g，枳实 10g，香附 6g，乌药 6g，荔枝核 10g，橘核 10g，生甘草 6g。

2. 中期（中气下陷，脾肾两虚）

临床特点：小腹坠胀，大便不畅，尿频不尽，常有余沥，神疲乏力，四肢沉重，腰腿酸软，少气懒言。舌体胖，舌质淡，苔薄白，脉细无力。

治法：补中益气，健脾益肾。

方药：补中益气汤加减。

典型处方：黄芪 30g，炒白术 10g，太子参 30g，当归 10g，陈皮 10g，沉香 5g，升麻 6g，柴胡 10g，川续断 10g，枸杞子 15g，全虫 10g，木瓜 15g，蜈蚣 5g。

3. 晚期（肾元受损，气化无权）

临床特点：腰腿沉重怕冷，神疲乏力，面色苍白或浮肿，小便不通或滴沥不尽，肢体麻木。舌体胖，舌淡暗，苔薄白腻，脉沉细弱。

治法：温补肾元，助阳化气。

方药：济生肾气丸加味。

典型处方：制附子 10g，肉桂 10g，熟地黄 15g，山药 30g，山茱萸 10g，泽泻 15g，猪苓 20g，茯苓 20g，川牛膝 15g，炒白术 15g，乌药 10g，香附 10g，车前子 15g，全虫 10g，蜈蚣 5g。

（二）分型辨证论治

因糖尿病神经源性膀胱以肝、脾、心、肾诸脏气受损，膀胱气化不利，三焦功能失常为主要病机，气滞、湿热、血瘀等实邪亦参与其中。吕仁和教授采用本虚（肾气不足、脾气不足）和标实（肝气郁滞、湿热壅结）分型进行辨证论治。

1. 肾气不足

临床特点：少腹胀满，小便排出无力，尿有余沥，甚至小便失禁，腰膝酸痛，手足不温，神疲懒言。舌淡，苔白，脉沉细、尺脉弱。

治法：补肾培元，通阳化气。

方药：济生肾气丸加减。

典型处方：车前子 15g，川牛膝 15g，熟地黄 30g，山茱萸 10g，山药 30g，茯苓 30g，泽泻 15g，桂枝 10g，淫羊藿 15g，枸杞子 15g，菟丝子 15g，猪苓 15g，白术 12g，黄柏 10g，荔枝核 15g，香附 6g，乌药 6g。

2. 脾气不足

临床特点：小腹坠胀，欲小便而不得出，气短乏力，食少纳差，大便不调。舌淡，苔薄白，脉细弱。

治法：健脾益气，通阳助运。

方药：补中益气汤合春泽汤加减。

典型处方：生黄芪 30g，太子参 30g，苍术 15g，白术 15g，茯苓 30g，猪苓 30g，桂枝 10g，升麻 6g，柴胡 10g，枳壳 10g，香附 10g，乌药 10g，当归 10g，桔梗 10g。

3. 肝气郁滞

临床特点：小便不通，通而不爽，小腹胀满，心烦口苦，情志抑郁，胸胁胀满。舌红，苔黄，脉弦滑数。

治法：疏肝理气，通利下焦。

方药：四逆散加味。

典型处方：柴胡 10g，赤芍 15g，白芍 15g，枳壳 10g，枳实 10g，生甘草 10g，荔枝核 15g，橘核 15g，香附 10g，乌药 10g，穿山甲 6g，泽兰 15g，车前子 15g。

4. 湿热壅结

临床特点：小便点滴而下，尿道滴沥刺痛，大便干结，小腹胀满。舌暗红，苔黄腻，脉弦滑数。

治法：清热利湿，通利膀胱。

方药：四妙丸合八正散加减。

典型处方：苍术 15g，白术 15g，黄柏 10g，生薏苡仁 20g，川牛膝 15g，狗脊 15g，金钱草 15g，土茯苓 30g，石韦 20g，猪苓 20g，茯苓 20g，香附 10g，乌药 10g，白茅根 15g，通草 6g。

（三）其他治疗

1. 中成药

中气不足者，补中益气丸合五苓片；肾气不足者，金匮肾气丸合五苓片；湿热下注者，八正颗粒合五苓片；肝郁气滞者，加味逍遥丸合五苓片等。

2. 针灸治疗

（1）真阴不足、肺肾气虚型：补益肺肾。取穴：气海（灸）、列缺、照海、水道、会阴、中膂俞、委阳。

（2）真阴亏损、肾阳虚衰型：温补肾阳。取穴同真阴不足、肺肾气虚型，再加灸命门、肾俞、关元。

手法：采用提插捻转补法。即进针先钱后深，反复重插轻提加强得气，然后再用捻转补法。留针 20 分钟。会阳穴于尾骨旁 5 分进针，针尖向耻骨联合方向斜刺 3~4 寸；中膂俞沿骶骨边缘直刺 3 寸左右，使针感直抵小腹及尿道为度，气海、命门、肾俞、关元穴均用艾条温灸，每穴熏灸 5 分钟。针灸隔日 1 次。

3. 中药外敷

吴茱萸 3 份，肉桂 6 份，黄连 3 份。研细面，过 120 目筛，取 10g，葱青茎 100g 捣烂如泥，加适量白酒敷脐，外加纱布固定，暖水袋压。

六、病案举例

黄某，女，72 岁。初诊时间：2009 年 11 月 13 日。

患者 2009 年 6 月体检发现左肾积水，无明显不适。9 月 24 日于外院查腹部 B 超示：左肾积水（大量）伴左侧输尿管扩张。9 月 28 日泌尿系 MRI 提示：神经源性膀胱。同时发现血糖升高，外院诊断为 2 型糖尿病；神经源性膀胱。2009 年底查膀胱残余尿 B 超显示：排尿后残余尿约 841mL，左肾盂轻度积水。建议膀胱造瘘留置导尿，减轻肾脏负担。患者拒绝造瘘，寻求中医治疗，求治于吕仁和教授门诊。症见小腹胀满，饭后尤甚，排尿困难，白天小便量少，夜尿频多，无腰酸、腰痛，情绪急躁，咽痒，汗出，纳可，眠差，大便每日一行，双下肢轻度水肿。舌红，苔薄黄腻，脉细数。既往有风湿性心脏病史 10 余年，高血压病史 8 年，甲状腺功能减退病史两年，房颤病史两年。辅助检查：血肌酐（Scr）90μmol/L，尿素氮（BUN）7.1mmol/L，尿酸（UA）475μmol/L。MRI 示：①左肾输尿管积水，梗阻位于输尿管膀胱入口。②神经源性膀胱。CT 示：①左肾输尿管积水。②神经源性膀胱。③双肾囊肿。

西医诊断：神经源性膀胱；2 型糖尿病；双肾囊肿；风湿性心脏病，心房纤颤；高血压病；甲状腺功能减退。

中医诊断：消渴病癃闭（早期）。

中医辨证：湿热下注，气机郁滞，肝脾肾虚。

治法：清利湿热，兼补脾肾。

方药：八正散加减。

处方：石韦 30g，瞿麦 10g，萹蓄 10g，川牛膝 30g，木瓜 30g，荔枝核 10g，橘核 10g，狗脊 10g，川续断 10g，连翘 30g，郁金 10g，木蝴蝶 10g，生甘草 10g。14 剂，水煎服。

因患者情绪急躁，焦虑不安，吕仁和教授为其讲解"二五八方案"如何应用，介绍古代道家养生思想，并亲笔赠言"智慧的沐浴，思辨的快乐"，嘱患者放松精神，避免劳累，定期监测血糖、尿量、B超和肾功能。

2009年11月24日二诊：白天小便量少，夜尿频多，残余尿为823mL。考虑脾肾气虚兼血瘀，调整处方。

处方：川牛膝30g，狗脊10g，川续断10g，柴胡10g，荔枝核10g，橘核10g，刺猬皮10g，穿山甲10g，木蝴蝶10g，甘草10g，石韦30g，太子参30g，白芍30g。14剂，水煎服。

2009年12月8日三诊：尿量少，小便不畅，残余尿为585mL。上方加冬葵子20g，夏枯草10g，瞿麦10g，鬼箭羽20g，萹蓄10g。7剂，水煎服。

2009年12月14日四诊：小便不利较前改善，情绪紧张时加重，12月8日方加生黄芪30g，柴胡10g，白术10g。14剂，水煎服。

2010年2月1日五诊：小便量少，排尿不畅，每天800～1000mL，乏力，口干口苦，无腹胀及双下肢水肿，纳可，眠差，大便三四日一行。舌暗红，苔黄，脉沉细。考虑为消渴病癃闭（中期），中气下陷、脾肾两虚。处以补中益气汤加减。

处方：生黄芪30g，白术15g，陈皮10g，升麻10g，柴胡10g，太子参30g，当归10g，香附10g，乌药10g，荔枝核10g，橘核10g，石韦30g，知母10g，黄柏10g，牡丹皮30g，刺猬皮10g，赤芍30g，蜈蚣5g。14剂，水煎服。

2010年2月25日六诊：复查膀胱残余尿，B超显示209mL，2月1日方去荔枝核、橘核、刺猬皮、蜈蚣。7剂，水煎服。

后以补中益气汤加减治疗多年，残余尿波动在100～300mL之间。至2016年3月24日，膀胱残余尿B超显示386mL。Scr 73.1μmol/L，BUN 6.17mmol/L，UA 344μmol/L。病情平稳。

按：吕仁和教授认为，消渴病癃闭除与膀胱湿热阻滞、气机不利有关外，尚与肝、脾、肾、三焦功能相关。随着病情进展，逐渐由邪气盛转为正气虚损，表现为脾虚气陷、肾阴亏损，最终可出现脾肾阳虚、肾元受损、气化无权，导致肾衰。邪气盛、标实证为主时，应先祛邪治标，但应注意固护根本，养护脾肾；病程日久，年迈体虚，易导致正气不足，故应健脾补肾，兼以理气清热，利湿祛邪；气虚不运，阴虚血滞，湿热阻滞，日久则累及络脉，导致血瘀，故还应活血通络。一诊时清利湿热，兼补脾肾，方以八正散加减。二诊加刺猬皮温肾解郁，加穿山甲通经活络。穿山甲为通经要药。《本草纲目》云："穿山甲入厥阴、阳明经……盖此物穴山而居，寓水而食，出阴入阳，能窜经络，达于病所故也。"三诊更加鬼箭羽破血通经，加夏枯草清热散结，加冬葵子利尿通淋。四诊因年老体虚加黄芪、白术以助补气之力。五诊时考虑患者已有中晚期表现（实为中期），遂改用补中益气汤加减。补中益气汤为李东垣治疗中气不足、阴火内生之方，吕仁和教授师其法而不泥其方，认为癃闭除补肾外，尚需重视补益中气，以助"脾气散精"，使水道得通，水液下输膀胱，气化而出，并用香附、乌药理气除胀，用荔枝核、橘核行气散结，用知母、黄柏以清余热，用牡丹皮、赤芍凉血活血，兼防化燥伤阴，用蜈蚣通经达络。诸药并用，虚实兼治，标本同调，方使病情平稳。

七、研究进展

中医药在治疗糖尿病神经源性膀胱方面，近年研究报告较多。李显筑教授主张分肝郁气滞、膀胱湿热、下焦瘀热、肾阳不足四型，分别采用沉香散、《辨证奇闻》导水散合八正散、抵当汤合五苓散、肾气丸加减。也有学者主张分中气不足、肾气不足、下焦湿热、肝郁气滞四证，分别采用补中益气、化气行水；补肾化气利尿；清利湿热、通利小便；疏利气机治法。

彭宁等主张分型辨证治疗，临床采用中医辨证分3型（气虚型、肾虚型、下焦湿热）治疗本病24例，观察治疗前后临床症状、24小时尿频数、每次尿量、排尿间隔时间、膀胱残余尿量、尿流率，尿流动力学指标的变化。结果显示，临床症状改善总有效率83.3%，治疗前后残余尿量、尿频次及平均尿量均有明显改善，尿流动力学指标也有明显改善（P < 0.05）。提示在基础治疗的基础上辨证论治糖尿病神经源性膀胱可取得良好的效果。

针灸治疗糖尿病神经源性膀胱也有很多研究。有人将70例糖尿病神经源性膀胱随机分为两组，对照组采用弥可保250μg，隔日1次，肌肉注射；治疗组采用弥可保250μg，隔日1次，肌内注射加针刺关元、中极、肾俞、次髎、会阳穴，每日1次。比较两组治疗前后残余尿量和症状改善情况。结果显示，治疗组尿急、尿频、小便淋沥不尽、尿失禁及排尿困难的改善率明显优于对照组，但排尿时间延长方面，两组差异无显著性意义。两组膀胱残余尿量治疗后改善明显，差异有显著性意义；且治疗组较对照组改善明显，差异亦有显著性意义。

此外，电针治疗糖尿病神经源性膀胱也有较好疗效。有研究者将96例DNB患者随机分为试验组和对照组，对照组采用常规方法治疗糖尿病，进行膀胱训练或留置尿管；实验组在对照组的基础上加用电脉冲刺激膀胱治疗，观察两组膀胱残余尿的变化。结果显示，治疗后两组膀胱残余尿差异有统计学意义，提示体外膀胱电脉冲刺激膀胱可有效减少或消除糖尿病神经源性膀胱的膀胱残余尿，甚至恢复重度糖尿病神经源性膀胱的尿意。

第九节　糖尿病勃起功能障碍辨证治疗与用药经验

糖尿病勃起功能障碍，即中医学消渴病阳痿。吕仁和教授治疗本病重视分型辨证。肾阳不足者，治以温补肾阳，常用右归丸加减；心脾两虚者，治以补益心脾，常用归脾汤加减；湿热下注者，治以清热利湿，常用龙胆泻肝汤加减；肝郁气滞者，治以疏肝理气，兼以活血，常用四逆散加减。临床擅用九香虫、刺猬皮、蜈蚣等兴阳通络药物。其他还有中药外治法、药膳疗法、针灸治疗以及穴位注射、按摩推拿等，治疗糖尿病阳痿也有疗效。

糖尿病勃起功能障碍是因代谢异常，导致男性阴茎不能勃起，或阴茎勃起不满意，不能进行性生活为特征的疾病，亦称为勃起功能不全。国内有报告显示，308例勃起功能障碍患者中，糖尿病为病因者36例，占11.7%。勃起功能障碍是糖尿病常见而多发的并发症。勃起功能障碍属中医学"阳痿""阴痿""筋痿""阴器不用""宗筋弛纵"等范畴，糖尿病勃起功能障碍即消渴病继发的"阳痿"，多因消渴病日久肾虚，络脉血瘀，宗筋失养所致。

一、病因病机与发病机理

（一）西医对发病机理的认识

引起勃起功能障碍的病因繁多，其病理机制亦非常复杂。30%~50%的勃起功能障碍是由于器质性病变引起，其中许多患者由精神原因与器质性病变混合而成。常见的器质性原因有血管异常、血流灌注不足、自主神经功能紊乱和体神经功能障碍。

（二）中医病因病机

中医学认为，肝主筋，足厥阴肝经绕阴器而行；肾藏精，主生殖，开窍于二阴；脾之经筋皆聚于阴器。宗筋作强有赖于肝、肾、脾精血之濡养。心乃君主之官，情欲萌动，阳事之举，必赖心火先动。肾虚精亏，真阳衰微，则宗筋无以作强。肝失疏泄，气机阻滞，血不达宗筋，则宗筋不聚。脾失运化，气血生化乏源，则宗筋失养。忧虑伤心，心血暗耗，则心难行君主之令，导致阴茎痿软不举。故勃起功能障碍之病位在宗筋，病变脏腑主要在肝、脾、肾、心。基本病机为肝、肾、心、脾受损，经脉空虚，或经络阻滞，导致宗筋失养而发病。

二、临床表现

糖尿病勃起功能障碍患者除具有糖尿病的相关临床症状外，可见性欲减退或消失，阴茎勃起无力或完全不能勃起，有的患者有明显的早泄现象。男女均可致不育。有的可伴头晕、乏力、纳减等症。临床上医者应有意识地问诊。国际上有勃起功能国际问卷（ⅡEF-5）评分，可供参考（见表9-6）。

表9-6 勃起功能国际问卷（ⅡEF-5）

得分	0	1	2	3	4	5
对勃起和维持勃起信心多大		很低	低	中等	高	很高
受到刺激勃起时，有多少次足以插入阴道	无	几乎没有或完全没有	少数几次	大约半数	多于半数	总能或几乎总能
插入阴道后，有多少次能维持勃起	无尝试性交	几乎没有或完全没有	少数几次	大约半数	多于半数	总能或几乎总能
性交时，维持勃起至性交完毕有多大困难	无尝试性交	非常困难	很困难	困难	有些困难	不困难
性交时，有多少次感到满足	尝试性交	几乎没有或完全没有	少数几次	大约半数	多于半数	总能或几乎总能

三、诊断与鉴别诊断

（一）诊断

本病的诊断并不困难，约有80%的勃起功能障碍患者就诊前有明显的糖尿病诊断，20%的患者特别是年轻患者往往以性功能减弱或勃起功能不全就诊时才被诊断为糖尿病。有确切的糖尿病诊断，患者就诊时主诉阴茎不能满意勃起或勃起不满意以至于不能进行正常性交，即可诊断为糖尿病性勃起功能障碍。

（二）鉴别诊断

诊断的难点在于判断除其他原因所致的勃起功能障碍的可能。应详细询问有无夜间勃起存在，夜间勃起存在与否基本上可以对功能性或器质性原因做出鉴别。

一般来说，精神性勃起功能障碍往往与某一次精神神经创伤有关，常以突然发病为特点，问诊时应注意外科手术、创伤或服用某些药物引起的勃起功能障碍，也可以突然发病。器质性勃起功能障碍多起病缓慢，勃起功能障碍程度逐渐加重直至功能完全丧失。

精神性勃起功能障碍患者主诉中往往存在某些情况下可勃起，而另一种情况下又不能勃起，如手淫或色情联想时会勃起，而性交时却不能勃起。器质性原因所致的勃起功能障碍表现为无论任何情况下都不能勃起。

精神性勃起功能障碍在睡眠中或初醒时常有勃起存在，器质性勃起功能障碍则没有此现象。

四、西医治疗

（一）基础治疗

1. 性教育疗法

对于青年非器质性勃起功能障碍者，除进行正确的糖尿病知识宣教外，可采用性教育治疗法，对患者及其配偶进行必要的性知识教育，使男女双方都能了解性生理反应的全过程，以免产生不必要的恐惧和顾虑。近年来，国外盛行性教育治疗法，先是停止男女间的性接触，然后通过性教育，循序渐进地使其学习正确的性行为方式，相互配合，消除性焦虑。

2. 心理治疗

对功能性勃起功能障碍的治疗主要是心理治疗和性教育，消除社会、心理因素的影响，克服勃起功能障碍的精神障碍，嘱其不要产生恐惧感，树立性交成功的信心。

3. 饮食治疗

做到"饮食有节"，不可"以酒为浆"过食肥甘，以免湿热内生，酿成此患。平素多食新鲜果蔬、高蛋白饮食等。

4. 运动疗法

做到"起居有常"，增加户外活动，保持精神愉悦，情绪开朗，清心寡欲，加强体育锻炼，增强体质，提高抗病能力，以助康复。

（二）药物治疗

糖尿病勃起功能障碍的治疗首要的是治疗糖尿病，通过药物和饮食控制，将血糖调节至正常水平，这是治疗本病的前提和基础。因为高血糖可直接作用于海绵体平滑肌，导致舒张反应受损。糖尿病治疗需找内分泌专家，男科医生治疗糖尿病勃起功能障碍时，所用药物要避免与糖尿病治疗发生冲突。

1. 万艾可

此为通过氧化氮起作用的药物，对糖尿病勃起功能障碍有良好的疗效，可以与降糖药、降血压药同时使用。心血管高危人群，建议心血管情况稳定后再恢复性生活，低危人群可及早恢复性生活。一般推荐剂量为50mg，根据疗效和耐受性，剂量可增加至100mg或降低至25mg。每次性生活前半小时口服，服后39分钟起效，4小时内有效，只有接受性刺激时才有效。空腹服疗效更佳，每日最多服1次。

2. 育亨宾碱

本药是柯南育亨宾树皮中的一种靛基质碱，系α2肾上腺素能受体阻滞剂，能选择性地阻滞突触前α2受体，但不能干扰突触后血管的α2受体，因而能从神经末梢增强阴茎海绵体的去甲肾上腺素释放，使阴茎血管扩张，静脉回流减少。育亨宾碱通常被认为是一种性欲催化剂，常用剂量为每次6mg，1天3次。使用时若发现消化道及神经系统的不良反应，可减量至每次3mg，1天3次，并逐渐增加用量，每周加倍，直至达到每日总量为18mg，用药至少维持10周以上。本药有心悸、失眠、眩晕等不良反应。

3. 罂粟碱

本药是一种血管扩张剂，能解除动脉平滑肌的痉挛。近年来发现，直接向海绵体窦内注射本药可引起阴茎勃起，药效不受大脑或外界刺激的影响，但全身用药对阴茎勃起无效。

4. 内分泌治疗

主要用于老年糖尿病患者伴雄性激素缺乏者。如继发于低促性腺激素性功能低下的勃起功能障碍，用绒毛膜促性腺激素释放激素。若患者不要求生育应首选睾酮治疗。睾酮有几种剂型：①丙酸睾酮：1~3天肌注25~50mg。②庚酸睾酮：为长效制剂，每2~4周肌注250mg。③甲睾酮：每日10~30mg口服（生物活性低，效果差，临床已很少使用）。④氟羟甲基睾酮：每日5~10mg口服。不良反应有高钙血症、水钠潴留、不育、过敏反应、男性乳房发育症。由于均在肝脏代谢，剂量稍大或疗程稍长，会引起转氨酶升高等，临床已被辛酸睾酮取代。辛酸睾酮由乳糜管吸收，经胸导管首先进入肺循环，不影响肝脏，其他不良反应也少见。⑤绒毛膜促性腺激素（HCG）：若患者希望生育，可用绒毛膜促性腺激素（HCG）或人绝经期促性腺激素（HMG）治疗，以刺激睾丸内源性地增加睾酮的分泌。HCG的剂量为每次1000~2000U肌肉注射，每周1次，连续用8周。HMG的剂量为每周1次，每次1500U肌内注射。若为了生育，两药应有计划地联合应用，即先用HCG使间质细胞完全成熟，4~6周后加用HMG，3~12个月内精子生成完全时再用HCG维持治疗。

五、中医辨证论治

（一）分型辨证

吕仁和教授治疗糖尿病性阳痿，重视分型辨证。

1. 肾阳不足

临床特点：阳痿阴冷，精薄精冷，头晕耳鸣，面色㿠白，精神萎靡，腰膝酸软，畏寒肢冷，短气乏力，舌淡胖润或有齿痕，脉沉细尺弱。

治法：温补肾阳。

方药：右归丸加减。

典型处方：鹿角胶10g，附子6g，肉桂6g，熟地黄12g，菟丝子10g，当归12g，杜仲10g，山药15g，山茱萸10g，枸杞子10g。

2. 心脾两虚

临床特点：阳痿不举，精神不振，心悸气短，乏力自汗，形瘦神疲，夜寐不安，胃纳不佳，面色不华，舌质淡，脉沉细。

治法：补益心脾。

方药：归脾汤加减。

典型处方：黄芪15g，白术10g，茯神12g，龙眼肉12g，人参10g，木香10g，当归12g，远志12g，甘草6g，酸枣仁10g。

3. 湿热下注

临床特点：阳痿茎软，阴囊潮湿、臊臭或痒痛，下肢酸困，小便短赤，舌苔黄腻，脉濡数。

治法：清热利湿。

方药：龙胆泻肝汤加减。

典型处方：龙胆草 6g，黄芩 10g，栀子 10g，泽泻 10g，车前子 10g，当归 10g，柴胡 10g，生地黄 15g，薏苡仁 30g，甘草 6g。

4. 肝郁气滞

临床特点：阳痿失用，情志抑郁或易激动，失眠多梦，腰膝酸软，舌暗苔白，脉沉弦细。

治法：疏肝理气，兼以活血。

方药：四逆散加减。

典型处方：柴胡 10g，枳实 10g，枳壳 10g，当归 10g，白芍 12g，蜈蚣 2 条，甘草 6g，佛手 12g，刺猬皮 9g。

临床上针对糖尿病并发症普遍存在血瘀等病机，吕仁和教授常随方加九香虫、刺猬皮、蜈蚣等兴阳通络药物。

（二）其他治疗

1. 中药外治法

（1）温药蜜

药物组成：小茴香、炮姜各 5g，加食盐少许，蜂蜜调和。

用法：将药蜜敷于肚脐，外用纱布盖贴。

（2）振阳丸

药物组成：阳起石 3g，蛇床子 3g，香附子 3g，韭菜子 3g，土狗 7 个，大枫子 3g（去壳），麝香 3g，硫黄 3g。

用法：共研细末，炼蜜丸如指顶大，以油纸盖护贴脐上，用绢带子缚住。适用于命门火衰者。

（3）温肾药带

药物组成：巴戟天 10g，淫羊藿 10g，阳起石 12g，金樱子 10g，胡芦巴 10g，柴胡 6g。

用法：上药共研细末，装入细长如带的布带中，制成药带系于少腹，5~7 日换 1 次，3~5 次为 1 个疗程，一般 1 个疗程见效，第 2 个疗程可痊愈。适用于虚寒证，命门火衰者更佳。

（4）壮阳道方

药物组成：蛇床子末90g，菟丝子30g（水煎取汁）150mL。

用法：二药混合，外涂于阴茎上，每日5次。适用于肾阳不足证。

（5）大葱炒热敷关元、中极

药物组成：大葱带须3~5根。

用法：大葱洗净捣烂，炒热后用薄白棉布包好，热敷于关元、中极穴处（以不损伤皮肤为宜），每日1次，连用2~4周。

2. 针灸治疗

（1）常用穴：关元、中极、曲骨、命门、会阴、三阴交等。

（2）辨证选穴

肾阳虚：选肾俞、京门、太溪、复溜、命门等穴。

肝郁气滞：选肝俞、太冲、期门、曲泉等穴。

（3）取穴：神阙、气海、关元、肾俞、命门、百会、太溪、足三里。

前三穴用灸法，余用针刺施以补法，使腹部穴热感传至阴部，留针20~30分钟。每日1次，5~10次为1个疗程。

（4）主穴：中极、归来、大赫；配穴：风池、内关。

针刺中极、归来、大赫时，需使针感传至尿道；针刺风池时，应使针感传至整个头部。留针20分钟，每日1次，10次为1个疗程，疗程间隔5~7天。适用于各型患者。

命门火衰者，加腰阳关、命门、关元；心脾受损者，加脾俞、足三里、神门；肝气郁结者，加肝俞、太溪、阳陵泉；惊恐伤肾者，加心俞、志室、神门；湿热下注者，加足三里、膀胱俞、丰隆。

（5）主穴：大赫、命门；配穴：足三里、气海、关元。

采用"探刺感传法"，随意轻微捻针，使针感传向阴茎；取"烧山火"补法，完毕，左手拇指、食指用力夹住针柄上端，不使针向回，以右手拇指指甲从上向下刮动针柄。退针时微使针柄徐徐上提，当针尖将要拔出之时，用左手拇指、食指向下轻压，右手徐捻出针，急速揉按针孔。留针30~40分钟，每日1次。适用于肾虚精亏者。

（6）主穴：肾俞、命门、三阴交、关元。

偏肾阳虚者，加太溪、气海；偏肾阴虚者，加太溪、太冲；肝郁者，加肝俞、太冲；脾虚者，加脾俞、足三里。

操作：虚证用补法，或加灸法；虚实夹杂者平补平泻。亦可用电针，即低频脉冲电，通电3~5分钟，每日1次，10次为1个疗程。

（7）耳针：取穴精宫、外生殖器、睾丸、屏间、脑、神门、内分泌。

每次选2~3穴，用0.5寸毫针，中等刺激，留针15分钟，每日或隔日1次。适用于各型患者。

（8）艾灸：取气海、关元、三阴交。

每穴用艾条温和灸10分钟，每日1次，10次为1个疗程。或艾炷灸关元，每次100~200壮，每日1次，3次为1个疗程，疗程间隔1周。适用于肾阳虚者。

（9）穴位注射：可选关元、中极、肾俞。

取维生素 B_1 注射液50mg或丙酸睾酮5mg，轮流注入上穴，2~3日1次，4次为1个疗程。

3. 推拿疗法

（1）腹部掌按法：施于中脘、关元，每穴5分钟；再取督脉、膀胱经近督脉侧线，从长强至大杼方向，捏脊各1遍；继按揉肾俞、三阴交各1分钟，掌擦八髎3~5分钟。

命门火衰者，加按揉腰阳关、命门、太溪各1分钟；心脾受损者，加点按膻中、肝俞各1分钟；惊恐伤肾者，加点按内关、大陵、神门各1分钟；湿热下注者，加点按肝俞、大肠俞、曲泉各1分钟，用掌运法施于天枢、中极3~5分钟。

（2）取穴：关元、神阙、命门、肾俞、三阴交、气海、太溪、复溜、神门等。

手法：推、揉、按、擦等。

操作：患者取仰卧位，术者蘸少许润滑剂，先在腹部施以揉法、按法数分钟，然后点按中极、关元、气海，掌揉神阙穴1分钟，两侧腹部擦法数分钟。

患者仰卧位，术者指压神门穴1分钟，揉按足三里、三阴交、复溜、太溪各1分钟，两腿外侧逆推数次。

患者取俯卧位，术者先在肩背部施以推、按、擦法数分钟，然后依次点按肾俞、命门、腰阳关、次髎、上髎、关元俞各1分钟，接着在腰骶部施以横推法数分钟，拿提肩井，按压大椎1分钟，结束操作。

4. 药膳疗法

（1）麻雀炖肉：麻雀（去头、足、毛杂，洗净）10只，瘦猪肉500g，加入适量酒、姜、葱、盐等调料一起隔水炖煮后食用。适用于肾阳虚损证。

（2）虫草麻雀：麻雀（去头、足、毛杂，洗净）10 只，冬虫夏草10g。加入适量酒、姜、葱、盐等调料一起炖煮后食用。适用于肾精不足证。

（3）韭菜粥：新鲜韭菜 30 ~ 60g（或韭菜子 6 ~ 10g），粳米 100g，细盐少许，先煮粳米，待粥将熟时，将韭菜切碎放入粥内，另加盐少许，至熟食用。适用于肾阳不足证。

（4）羊肾末：羊肾 1 对，瓦上焙干，研成细末，每次 0.5 ~ 1g，每日 1次，黄酒送服。用于肾阳虚证。

（5）对虾酒：鲜大虾 1 对，60 度白酒 250mL。将虾洗净后置瓷罐中加酒浸泡 10 天后饮用，酒尽后，将虾烹食。适用于肾阳虚性功能减退者。

六、病案举例

杨某，男，40 岁。初诊时间：2017 年 11 月 28 日。

主诉：阳痿 3 年余。既往有糖尿病史。3 年前出现性功能障碍。近期因工作劳累，性功能下降明显，前来就诊。刻下症：阴茎勃而不坚，怕热，活动后汗出，易疲劳，时而心烦，眠可，纳可，大便调，易腹泻，小便伴泡沫。舌暗红，苔腻，脉滑数。

西医诊断：阳痿。

中医诊断：糖尿病性阳痿。

中医辨证：肾虚，络脉瘀结。

治疗：补肾填精，活血通络。

处方：狗脊 10g，川续断 10g，川牛膝 20g，生薏仁 30g，龟板 20g，巴戟天 10g，鹿角片 10g，刺猬皮 10g，蜈蚣 2 条，太子参 20g。14 剂，水煎服。

2017 年 12 月 12 日二诊：服上方后，性功能改善明显，现怕热，汗出多，腰易酸困，纳眠可，二便调。舌红，苔白腻，脉滑数。

仍予原方，加减治疗两月余，性功能较前改善，但汗出明显，平素怕热，后脊受凉后时而疼痛，时而神疲乏力，大便稀，调整处方，配合四妙散加减。

处方：狗脊 10g，川续断 10g，川牛膝 30g，猪苓 30g，茯苓 30g，黄柏

10g，炒苍术 10g，炒白术 10g，巴戟天 10g，仙灵脾 30g，生薏仁 30g。14 剂，水煎服。

坚持用药月余，其后体力改善，性功能明显好转，病情长期稳定。

按：糖尿病性阳痿与普通阳痿相比，除了均常见肾虚外，因继发于疑难病，久病入络，常有脉络瘀结的病机。所以治疗上除补肾外，尤其要重视活血通络。吕仁和教授临床常用刺猬皮、蜈蚣等就是通络之意。兼肝郁者，常用四逆散加减；兼湿热者，常用四妙丸加减。该例患者复诊表现为怕热，汗出多，腰酸困，汗出明显，平素怕热，后脊背受凉后时而疼痛，时而神疲乏力，且大便稀溏，结合之前的舌红、苔白腻、脉滑数，提示存在脾肾两虚兼湿热下注，故配合四妙散，补肾两补，湿热两除，缓慢取效。

七、研究进展

糖尿病性勃起功能障碍属中医学消渴病继发的"阳痿"范畴，病因病机主要为肾虚、肝郁、血瘀等。肾之精气盛满是宗筋振奋的物质基础。消渴病日久伤肾，肾精亏虚，气阴两虚。阴损及阳，阴阳失调则成阳痿。消渴病患者长期精神压抑，或对身体健康状况悲观失望，或迫于经济压力，肝脉不畅，或消渴病日久肝肾亏虚，导致宗筋失养，阳事不举则成阳痿。另外，肾主先天，脾主后天，肝藏血，肾藏精，肝肾精血同源，所以阳痿也常常表现为肝脾肾同病。糖尿病病程较长，久病入络，久病多瘀，瘀阻血脉也是糖尿病性阳痿发生的重要病机。治疗上当代学者多重视补肾、疏肝、活血、化瘀之法。

（一）补肾活血法

糖尿病性阳痿的中医治法，当代医家十分重视补肾，或滋阴补肾，或益气养阴补肾，或滋阴助阳补肾。糖尿病久病多瘀，故补肾法又常与活血法同用。有学者对益肾通络法治疗 2 型糖尿病性勃起功能障碍的效果进行了研究，结果显示，治疗组治愈 13 例，显效 18 例，有效 12 例，总有效率为 89.6%，优于对照组（P＜0.01）。表明益肾通络法治疗 2 型糖尿病性勃起功能障碍有效。

梁开发用益气活血方（枸杞子、蛇床子、何首乌、熟地黄、五味子、淫羊藿、牛膝、丹参等）为主治疗糖尿病性阳痿 31 例，有效率 93.0%，对照组则为 57%，二组间差异显著。

王延彬等采用六味地黄汤加味（生地黄、山药、黄芪、山茱萸、太子参、苍术、玄参、鸡内金、牡丹皮、茯苓、丹参、知母、桑螵蛸等）治疗糖尿病性勃起功能障碍 13 例，结果有效率 69.23%。

赵越等认为，消渴的病机不外乎阴虚火旺，消渴日久则肾精亏虚，阴不济阳，阳失所依，同时火邪灼络则脉络不畅，两者均可使宗筋失养，终致阳痿。采用补阴丸加味（知母、黄柏各 10g，龟板、熟地黄、枸杞子、牛膝各 15g，当归 6g，露蜂房 12g，蜈蚣 2 条）治疗消渴性阳痿患者 12 例，结果治愈 6 例（性功能恢复正常），有效 4 例（性功能改善，但性交时举而不坚，时间较短），无效 2 例（症状无改善），有效率 83.3%。隋强等则自拟温肾活血汤剂（淫羊藿、肉桂、杜仲、当归、白芍、地龙、五灵脂等）治疗 63 例糖尿病性勃起功能障碍患者，并与肾气丸对照，3 个月为 1 个疗程后，结果治疗组总有效率为 66%，对照组总有效率 35%，治疗组明显优于对照组。总的说，补肾治法，阴阳两补法常用，而且医家在重视补肾的同时，实际上往往还配合了益气健脾、活血通络等治法。

（二）疏肝化瘀法

疏肝化瘀法乃从肝论治之法，尤其适用于糖尿病性阳痿情志抑郁者，或糖尿病日久肝肾两虚者。杨建军等针对 32 例糖尿病阳痿患者口服疏肝解郁、化瘀通窍之汤药（柴胡、川牛膝、炒枳壳、赤芍、白芍、红花等），7~21 天后有效率为 51.2%。

郑十荣等认为，消渴日久，阴虚燥热，瘀热内结，肝失所养，进而宗筋弛纵，导致阳痿，治以生地黄、山茱萸、玄参、牡丹皮、知母、黄芪、太子参、山药、苍术、桑螵蛸、丹参等，结果显示，有效率为 69.23%。

中医在辨证的基础上，采用补肾活血、疏肝化瘀等法治疗，可以调整糖脂代谢紊乱，改善糖尿病血管病变和微循环障碍，营养神经细胞，调节自主神经功能紊乱，所以临床上取得了良好疗效。应当指出的是，临床上有因虚致痿和因实致痿之别。因实致痿常见的有湿热、气滞和血瘀，临床要审证求因，施以祛湿、理气、活血等不同治法。因虚致痿可用补肾壮阳药，但要注意补阳药过用有伤阴助火之弊，所以壮阳要与益气滋阴甚至滋阴降火药同用，补肾法也需与调肝、健脾药并施。

第十节　糖尿病皮肤瘙痒症辨证治疗与用药经验

　　糖尿病皮肤瘙痒症临床常见，吕仁和教授治疗该症主张综合治疗。强调在控制好血糖等指标的基础上，养成健康的生活习惯，重视皮肤保养，采用中医治疗。吕仁和教授认为，本病常呈虚实夹杂、多证相兼的复杂特征，但血瘀常常是糖尿病皮肤病变的基础证型。此外，糖尿病皮肤瘙痒症的产生与湿、热、毒有关，所以临床上可采用内服法与外洗法相结合进行治疗。针对全身皮肤瘙痒与外阴瘙痒采用不同的方法，常用白蒺藜、白鲜皮药对。中药外治方面，常用苦参、黄柏、白鲜皮、地肤子等。同时也重视针灸、穴位注射疗法等。

　　糖尿病皮肤病变非常多见，几乎在糖尿病的各个时期都可出现皮肤病变，发生率高达 25% ~ 35%。糖尿病皮肤病变多由微血管病变、神经病变、代谢障碍及感染等因素单独或相互作用而引起。其中，糖尿病皮肤瘙痒症较为常见，多呈反复发作。患者因瘙痒难忍，搔抓后会皮破血流，导致皮肤上常见抓痕、血痂，并可继发为皮炎。日久皮肤变硬、色素沉着，有的患者还伴有皮肤干燥脱屑等。糖尿病皮肤瘙痒症发病部位不定，发病程度不一。全身广泛皮肤瘙痒者多见于老年患者，部位不定，时间不一。局限性瘙痒多见于外阴及肛门周围，女性多见。

　　糖尿病合并皮肤瘙痒属中医学消渴病相关皮肤病。全身性皮肤瘙痒中医称"风瘙痒""痒风"，患者因瘙痒搔抓，抓破皮肤，表现为血痕累累者称为"血风疮"，局限性皮肤瘙痒、外阴瘙痒称"阴痒"，肛门周围瘙痒称"肛门作痒"。

一、病因病机与发病机理

（一）西医对发病机理的认识

　　西医学认为，引起皮肤瘙痒的因素很多，有内因也有外因。糖尿病患者因皮肤内葡萄糖含量增高，刺激皮肤发痒，或因皮肤长期处于慢性脱水状态，出汗减少，皮肤过度干燥而瘙痒。此外，神经性反射、尿毒症等亦可引起瘙痒。局部瘙痒多因尿糖刺激、真菌感染所致。皮肤瘙痒者对外界刺激极为敏感，如冷热变化、衣服摩擦、接触化纤皮毛织物、饮酒食辣等均可诱发皮肤瘙痒。有学者认为，其与神经损伤有关，糖尿病可引起神经纤维不同程度的萎缩、变性及髓鞘的肿胀、板层分离及脱髓鞘改变等，从而引起神经功能异常，使神经纤维对神经递质的释放发生紊乱，如反应迟钝、释放异常递质、递质释放失控及递质释放阻滞等，从而引起皮肤的异常反应，如皮肤干燥、瘙痒、斑疹等。

（二）中医病因病机

中医文献中关于痒的论述很多，《黄帝内经》中即有"诸痛痒疮，皆属于心""诸痛为实，诸痒为虚"的记载。《诸病源候论》认为，瘙痒多与风邪相关，"风瘙痒者，是体虚受风，风入腠理，与血气相搏，而俱往来于皮肤之间。邪气微，不能冲击为痛，故但瘙痒也。"清《外科证治全书》指出："痒风，遍身瘙痒，并无疮疥，搔之不止。"并提出了病机及治疗禁忌为"肝家血虚，燥热生风，不可忘投风药"。该书还有阴痒、肛门作痒等局限性瘙痒症的记载，认为"阴痒，三虫在肠胃，因脏虚蚀阴，微则痒，甚则痛"。临床所见，更有肝脾亏损、湿热下注而痒者。总之，中医学认为，全身性瘙痒多因肝旺血虚所致，肝旺则风从内生，血虚则肌肤失养，风胜血燥，风动作痒。外阴、肛门瘙痒多因肝脾亏损，湿热下注，蕴阻肌肤，不得疏泄而作痒。吕仁和教授认为，糖尿病罹患日久，治不得法，气阴两虚，久而成瘀，瘀久化热，或阴虚血燥，肌肤失养，或阴虚生热，蕴生热毒，或湿热邪毒，皆可导致皮肤瘙痒发生。

二、临床表现

糖尿病患者出现的皮肤瘙痒症，初始无原发性皮损，以瘙痒为主和/或伴抓痕、结痂、色素沉着等的皮肤疾病，严重者可见继发湿疹、皮肤感染、睡眠障碍及其他严重的心理和神经精神障碍等。

三、诊断与鉴别诊断

（一）诊断要点

1. 糖尿病合并皮肤瘙痒常有明确的糖尿病病史，化验可见血糖升高。

2. 临床表现：可见阵发性皮肤瘙痒，昼轻夜重，初起仅限于身体某处，搔抓后扩展至全身，常抓至皮破血流、感觉疼痛方休。饮酒之后，情绪变化，被褥温暖，衣物摩擦及热水烫洗等均可使瘙痒发作。由于反复搔抓，皮肤常见条状抓痕、血痂，可继发湿疹、皮炎，日久皮肤肥厚、色素沉着。糖尿病皮肤瘙痒者还可见皮肤干燥脱屑。女性阴痒主要发生在大小阴唇，因不断搔抓，阴唇部皮肤肥厚及浸润，阴蒂及阴道黏膜可见红肿、糜烂。肛门瘙痒因经常搔抓，肛门皱襞肥厚，可有放射状皲裂、浸渍、湿疹化或苔藓样改变。

3. 需排除其他可引起皮肤瘙痒的皮肤病。

（二）鉴别诊断

应与糖尿病合并银屑病、神经性皮炎、湿疹等瘙痒性皮肤病进行鉴别。

四、西医治疗

（一）基础治疗

1. 清淡饮食，忌酒，忌食辛辣刺激食物。

2. 切忌搔抓，搔抓可使瘙痒蔓延。若身体局部瘙痒发作，可在瘙痒处涂搽止痒药，或轻轻拍打瘙痒处，不可过分搔抓，图一时之快。

3. 避免热水烫洗和肥皂水刺激，适当控制洗澡次数，洗澡避免用碱性太强的肥皂，或摩擦过多，浴水温度保持在 37～40℃。洗澡后可以涂搽润肤之品。注意贴身内衣穿纯棉制品，避免化纤、皮毛刺激。

4. 注意保持外阴、肛门部的清洁干燥。

5. 定时作息，保持心情舒畅，丰富业余生活，积极参加文体娱乐活动，分散注意力。

（二）药物治疗

1. 积极控制血糖

积极应用口服降糖药或胰岛素注射疗法，将血糖控制在正常范围。

2. 对症治疗

瘙痒局部可外用止痒剂，如复方薄荷酊、薄荷酚甘油剂、樟脑酊、止痒霜等；全身性瘙痒可内服扑尔敏、苯海拉明等抗组胺药物；合并有念珠菌感染引起的外阴瘙痒，可用2%～4%的碳酸氢钠液冲洗外阴，局部使用制霉菌素软膏、达克宁霜等。

3. 改善微循环和神经营养剂

合并较严重的神经病变和微血管病变的皮肤瘙痒多难治，应适当使用改善微循环障碍和营养神经的药物。

五、中医治疗

吕仁和教授治疗糖尿病皮肤瘙痒症强调综合治疗，认为首先应控制好血糖、血脂、血压、体重等指标。其次要求患者注意生活调护，养成健康、卫生的生活习惯，保养皮肤。如使用滋润液，滋润皮肤，以免皮肤过于干燥；避免搔抓、摩擦皮肤而引起皮肤破损；勤用温水洗浴，勤换衣物；贴身衣服要选棉质的，有条件的最好选择精织品，以减少对皮肤的摩擦；新的内衣要洗后再穿。

对于糖尿病皮肤病变的中医药治疗，吕仁和教授观察发现，该症辨证常呈现虚实夹杂、多证相兼的复杂特征，血瘀常常是糖尿病皮肤病变的基础证型。此外，糖尿病皮肤瘙痒症的产生与湿、热、毒有关，所以临床上可采用内服法与外洗法相结合进行治疗。

（一）中药内服

1. 全身皮肤瘙痒方

当归10g，白芍10g，赤芍15g，牡丹皮10g，防风10g，威灵仙10g，白鲜皮30g，苦参10g，黄柏10g，土鳖虫10g，水蛭3g。

2. 外阴瘙痒方

苦参10g，黄柏10g，白鲜皮30g，地肤子20g，竹叶15g，车前草30g。白带多，加椿根白皮30g。加水适量，煎取150mL，分早晚2次温服。

吕仁和教授使用白蒺藜、白鲜皮两药配对治疗糖尿病皮肤瘙痒症往往能取得良好疗效。其中，白蒺藜一味，功擅祛风止痒，为祝谌予教授常用。一般剂量10～15g；白鲜皮功擅祛湿止痒，为金起凤老中医常用，剂量可以掌握在10～30g。

（二）中药外治

外用药方面，可以将苦参30g，黄柏30g，白鲜皮30g，地肤子20g，装入纱布袋后煎煮，全身皮肤瘙痒者取汁500mL，用棉纱布涂患处，每天2～3次，1天1剂。或采用泡澡的方式，将煎好的药汁倒入浴池，加入适量温水，注意水的温度不要太热，以免烫伤，水量不要太多，要保持药物的浓度，每天泡20分钟左右。外阴瘙痒者，煎汁适量，局部先熏再洗。

（三）针灸治疗

针灸疗法包括毫针疗法、耳针疗法和穴位注射疗法等。

毫针：取穴曲池、合谷、血海、足三里，平补平泻，针刺隔日1次，10次为1个疗程。

耳针：取穴肺、肾上腺、皮质下、神门、三阴交。

穴位注射疗法：取双血海、曲池，用盐酸苯海拉明50mg/mL、维生素 B_1 50mg/2mL、注射用水5mL，每穴注药2mL。隔日1次，5次为1个疗程。外阴、肛门瘙痒取长强穴注射。血虚者，可用当归注射液足三里穴位注射；血瘀者，可选用丹参注射液足三里穴位注射。

六、病案举例

病案1

李某，女，54岁。初诊时间：1998年8月17日。

患2型糖尿病病史十余年，自服拜唐苹控制血糖，血糖基本正常。近日来无明显诱因出现阵发性全身皮肤瘙痒，经多方诊治仍不见好转。症见肤痒、呈阵发性，头晕，心烦，纳呆，寐差，二便调，舌红，苔微黄腻，脉滑数。

中医诊断：糖尿病皮肤瘙痒症。

中医辨证：气阴两虚，热毒内蕴。

治法：益气养阴、清热解毒止痒为主，行气活血为辅。

处方：生黄芪15g，细生地10g，炒山药15g，白鲜皮15g，白蒺藜10g，地肤子10g，黄连10g，卫矛10g，夏枯草15g，莪术10g，丹参20g，木香10g。水煎服，每日1剂。

外洗药治法：祛风止痒。

方药：白蒺藜30g，荆芥30g，地肤子30g。水煎，外洗，每日1次。

服14剂及外洗后，症状大减。

原方继服14剂及原外洗方外洗后，症状完全消失。随诊半年，未复发。

按：糖尿病最常见的反应性皮肤病莫过于瘙痒症，吕仁和教授认为，本患者属久病气阴两虚。气虚者行血乏力，致瘀化热，兼之阴虚虚热内蒸，终致内蕴热毒而不解；阴虚则阴津不足，肌肤失养，兼之气虚腠理开合失司，汗不得外泄，内蕴热毒不能随汗而出，阻于肌肤腠理之间而致瘙痒，余症头晕、心烦、纳呆、寐差皆因瘙痒一症而来。舌质红、苔微黄腻、脉滑数皆气阴两虚、热毒内蕴之征，故治当益气养阴、清热解毒止痒为主，行气活血为辅。方中生黄芪、细生地、炒山药益气养阴；黄连、白鲜皮、白蒺藜、地肤子、夏枯草、卫矛清热解毒止痒；莪术、丹参、木香行气活血。诸药主辅得当而共奏奇功。外洗方药中白蒺藜、荆芥、地肤子三药合用，味少而专，主以祛风止痒为用。本病虚实相兼，治疗"谨守病机"，理、法、方、药丝丝入扣，故取卓效。

病案 2

王某，男，59 岁。初诊时间：1992 年 9 月 2 日。

患者于 1978 年夏季出现多饮，多食，多尿，身体渐进性消瘦而到医院就诊。查空腹血糖 11.1mmol/L，尿糖定性（++++），服 D-860、优降糖、降糖灵等药物，血糖基本控制在 10mmol/L 左右。近两年来全身皮肤疱疹、瘙痒，夜间尤甚，搔抓溃破则流黄色分泌物，先后在多家医院就诊，应用多种中西药物治疗改善不明显。症见全身皮肤满布点片状色素沉着，皮肤增厚、脱屑、瘙痒难忍，入夜更甚，全身可见多处抓痕，伴精神倦怠，肢体乏力，心烦急躁，舌暗红，苔白，脉沉细。空腹血糖 10mmol/L，尿糖定性（+++），尿蛋白（++），尿潜血（+++），血压 16/10kPa。

中医诊断：糖尿病合并皮肤瘙痒；肾脏病变。

中医辨证：气阴两虚，血瘀受风。

治疗：益气养阴，活血祛风。

处方：黄芪 15g，当归 10g，玄参 30g，桑白皮 30g，丹参 30g，赤芍 30g，牡丹皮 15g，山药 10g，地骨皮 30g，芡实 15g，防风 3g，荆芥 3g，白鲜皮 10g，地肤子 10g。7 剂，水煎服。

服中药期间仍服原降糖药格列奇特，剂量 80mg，日 2 次。

复诊：瘙痒减轻，夜间可入眠。

此后守上方加白花舌蛇草 30g，共服 28 剂，瘙痒悉除，原皮肤色素沉着、增厚消失，皮肤渐见润泽、柔软。精神好，身体有力，饮食、饮水正常，尿 8 项检查，尿糖定性（+），余正常。

按：糖尿病出现的皮肤瘙痒，一般而言是血糖升高，导致全身微小血管改变所致。该患者肤痒难忍，影响睡眠，甚时坐卧不宁，4 年久治不愈。吕仁和教授认为，本证系气阴两虚、血瘀受风所致，治疗以益气养阴、活血祛风为大法。方中黄芪、玄参益气养阴；丹参、牡丹皮、赤芍凉血活血；荆芥、防风、桑白皮、白鲜皮、地肤子散肌肤之风，润肌肤之燥；山药、芡实滋补脾肾，固涩精微，濡养肌肤。血脉活，肌肤润，风邪祛而瘙痒自除。

病案 3

李某，女，52 岁。

有糖尿病史 16 年，素觉外阴瘙痒，口苦而干，寐少梦多，急躁易怒，胸闷脘痞，尿频尿急，大便干结，舌体胖，舌质黯红，舌苔薄黄，脉弦数。

中医诊断：消渴病阴痒。

中医辨证：气机阻滞，湿热内阻。

处方：柴胡 6g，赤芍 15g，白芍 15g，枳壳 6g，枳实 6g，甘草 5g，黄柏 10g，薏苡仁 20g，牛膝 10g，香附 10g，乌药 12g，葛根 20g，泽泻 10g。每日 1 剂，水煎服。

外洗方：苦参 30g，蛇床子 15g，白鲜皮 15g，地肤子 20g，芒硝 30g，黄柏 15g。煎汤外洗，每日 2~3 次。用上药 1 周后，症状消失而愈。

按：糖尿病患者，尤其是老年女性患者临床常见阴痒不适，同时伴见口苦而干、寐少梦多、急躁易怒、胸闷脘痞等肝经郁热等症状。女子以肝为先天，老年女性肝肾不足，阴血亏虚。消渴病本质是阴虚，肝肾阴津更易亏损。阴虚之体易感受外来湿热之邪，并流注于下焦而成本症。治疗以疏肝理气兼清湿热为主。本例患者以四逆散加减而取效。与口服药的辨证思路不同，外用药重在燥湿清热，润肤止痒，治疗标实为主。二者相合，联合取效。

七、研究进展

糖尿病皮肤瘙痒西医尚无特效疗法，中医药治疗有一定优势。南京市中医院李鸣报告用中药治疗 30 例，取得了较好疗效。入选患者在口服降糖药或注射胰岛素的同时，每日早晚分服中药 1 剂（300mL），5 天后停用中药，继续使用降糖药物治疗。中药为玄参 10g，升麻 10g，麦冬 10g，当归 10g，川芎 10g，白芍 10g，生地黄 12g，白蒺藜 20g，牡丹皮 10g，皂角刺 10g，钩藤 10g，甘草 3g。共观察 4 周。结果痊愈 10 例，显效 15 例，无效 5 例，总有效率 83.3%，治疗期间均未发现明显的毒副反应。其中，5 例无效者糖尿病病史 >10 年，且皮肤存在大量色素沉着（为全身散在）和较严重的末梢神经病变，5 天内血糖控制不佳。后采用中药外洗而获效，提示中药外治法可提高疗效。

彭州市中医医院苟文伊等治疗糖尿病皮肤瘙痒症，重视滋阴活血，严格控制血糖，使用胰岛素或服降糖药，使空腹血糖控制在 7mmol/L 以内，餐后血糖控制在 9mmol/L 以内。配合服用 B 族维生素等神经营养药，皮肤瘙痒甚者配合抗组胺药。同时服用自拟滋阴活血方（生地黄 18g，熟地黄 18g，天门冬 18g，麦冬 18g，石斛 18g，玉竹 12g，黄芪 30g，当归 15g，丹参 30g，莪术 15g，川芎 15g，白蒺藜 18g）。共治疗 20 例，总有效率 85%。提示滋阴活血方为主治疗糖尿病瘙痒症有较好疗效。

第十一节　糖尿病合并呼吸道感染辨证治疗与用药经验

糖尿病合并呼吸道感染临床常见，吕仁和教授诊治此病主张定目标、定指标、分阶段、辨虚实，辨证施治，重视调理气机，固护正气，发作期祛邪的同时兼顾扶正，缓解期提倡重视调息，积极锻炼，强身健体。对此病治疗吕仁和教授重视发挥中医药优势，以驱邪利肺为法。强调肺部感染的发病基础是消渴病耗气伤阴，导致气阴两虚，甚至阴阳俱虚。合并肺部感染即可见外感邪气以及痰湿、痰热、水饮、气滞、瘀血、食积等实邪。所以基于"虚则补益、实则清利"的精神，主张以本虚定证型，实邪定证候，分期辨证治疗。对于本虚，阴虚燥热证治以滋阴润燥，方用验方滋阴润燥汤；气阴两虚证治以益气养阴，方用验方益气养阴汤；脾肾阳虚证治以健脾补肾，方用验方健脾益肾汤送服金匮肾气丸；阴阳两虚证治以阴阳双补，方用验方调补阴阳汤送服金匮肾气丸。分期辨证方面，早期常兼表证，当分风寒、风热、暑湿及温燥、凉燥，辨证用药。中期多为邪盛里实证，当分痰热证、肺热化毒证、热入营血、热盛动风、痰湿、肝火证、胃肠热结、湿热证等，针对性选方用药。后期多为正虚邪恋，表现为气虚兼表证用参苏饮益气解表，阴虚兼表证用葳蕤汤加减滋阴发汗，血虚兼表证用葱白七味饮化裁养血散寒，肺阴耗伤用沙参、麦冬、桑白皮、地骨皮等。同时，随证用穴位贴敷、针灸、按摩等法。平素习练内养功、十八段锦等，以减少呼吸道感染的发生。

糖尿病合并呼吸道感染临床十分常见。原因是糖尿病患者，尤其是老年糖尿病患者，因免疫力相对不足，人体防御疾病能力下降，故感染性疾病包括呼吸道感染发病率较非糖尿病的老年人和年轻糖尿病患者都高。其中肺部感染非常多见，且容易反复发作，较为难治，有可能成为老年糖尿病患者的致死诱因，所以应给予充分重视。

一、病因病机与发病机理

（一）西医对发病机理的认识

1. 高血糖状态

高血糖状态是加重肺部感染的重要基础，由于血糖长期处于高浓度水平，血浆渗透压升高，延缓淋巴细胞分裂，抑制中性粒细胞和单核－巨噬细胞系统的功能，使肺部清除病原微生物能力下降，尤其在酮症酸中毒时更容易并发肺部感染。

2. 机体免疫功能降低

高血糖引发的一系列代谢改变是免疫功能下降的主要原因，如 NK 细胞活性和 CD_4^+/CD_8^+ 下降。免疫失调后，可导致局限性呼吸道的免疫缺陷。由于免疫功能失衡，脂肪酸缺乏，肺泡巨噬细胞中合成溶菌酶减少，使之对细菌杀灭能力降低，从而易反复引起呼吸道的感染。糖尿病患者的免疫功能下降是高血糖的继发改变，血糖水平越高，肺部感染的发生率也相应增加。

3. 肺部微血管病变

糖尿病可以引起肺部中、小血管功能和形态异常，使组织血流减少，导致肺组织缺氧及氧的弥散障碍，慢性缺氧引起肺组织结构改变又反过来加重缺氧。而低氧血症使肺毛细血管床减少，肺表面活性物质降低导致通气/血流比例失调，更易导致肺部感染。

4. 病原体

引起糖尿病患者肺部感染的病原体包括细菌、真菌、衣原体、支原体、立克次体、病毒微生物等。细菌是肺部感染最常见的病原体，细菌性感染中常见有的肺炎球菌、金黄色葡萄球菌、大肠杆菌、肺炎克雷伯菌、绿脓杆菌。除细菌外，其他病原体引起的肺部感染也令人瞩目。

（二）中医病因病机

糖尿病合并上呼吸道感染相当于"消渴病"继发感冒，合并肺部感染相当于中医学消渴病合并的"风温肺热"。消渴病合并肺部感染的发生多因消渴病热耗伤阴津。阴虚燥热之体，感受风寒之邪从阳化热，邪热蕴肺或直接外感风热之邪从口鼻而入，侵犯肺脏而发病。病位主要在肺，病性属本虚标实。

一般来说，外感风热或风寒病邪先犯肺卫，卫气郁闭，肺失清肃，故早期可表现为发热、恶寒、咳嗽、气急等肺卫表证。外邪传里，热壅肺气，蒸液成痰，痰热郁阻，则见咳吐黄痰；邪热侵入营血，肺络损伤则见痰中带血。重者可从肺卫逆传心包。观察发现，邪热可在气分即解，使病情转向恢复阶段。但仍有邪退正虚、气阴耗伤的症状。所以疾病恢复期多以气阴两虚为主，常兼痰热壅肺。如邪热不能在气分解除，疾病进一步传变，邪热逆传心包，或热甚动风，则可表现为神昏谵语、抽搐等症。严重者因邪热内陷，正虚不能祛邪，导致正虚欲脱的变证，表现四肢厥冷、冷汗淋漓、呼吸短促、脉微细而数等危象。

消渴病患者多内热伤阴耗气，可见阴虚热盛，或气阴两虚，一旦感受外邪，特别容易入里化热成毒，形成热毒病邪。热邪灼津伤气，既可加重气阴两虚，又可炼津为痰或与宿痰相结化为痰热。热毒的存在进一步侵害脏腑，产生腑实、阴伤、气虚、血瘀等一系列病理后果。总之，糖尿病合并肺部感染之病理常为痰、热、毒胶着为患，耗伤气阴；热病迁延，伤阴耗气，正气更虚，则抗邪无力，痰、热、毒壅滞肺中，无力排出，更伤气阴。如此恶性循环，疾病难于向愈。故邪实（痰热、热毒）正虚（气阴两虚）贯穿整个病程，并常相互兼夹，是其不同于非糖尿病患者肺部感染的证候特点。

二、临床表现

1. 早期

发病急，有寒战、高热，体温迅速上升，呈稽留热，伴头痛、全身肌肉疼痛、呼吸急促，常伴发绀，炎症常波及胸膜，引起胸痛，随呼吸和咳嗽加剧。开始痰为黏液性，后呈脓性或铁锈色。部分患者伴消化道症状，如恶心、呕吐、腹胀、腹泻，或口唇或鼻周疱疹；严重者可伴神经系统症状，如烦躁、嗜睡、谵妄、昏迷等。体征不明显，肺部轻度叩诊浊音，呼吸音减低，胸膜摩擦音。

2. 中期（实变期）

糖尿病并发肺炎以革兰阴性杆菌感染者多见，并可迅速导致肺炎实变或支气管肺炎的融合性实变引起组织坏死或多发空洞。症状不典型时，肺部叩诊浊音，语颤音增强，可闻及支气管呼吸音。X 线可见大片均匀致密阴影。白细胞可升高或不升高。

3. 晚期（消散期）

可闻及湿啰音，X 线可见肺部阴影密度逐渐减低，透亮度逐渐增加，亦可见散在不规则的片状阴影，体征随病情逐渐恢复而减轻。

三、诊断与鉴别诊断

（一）诊断标准

糖尿病患者满足以下条件即可诊断：①新近出现咳嗽、咳痰或原有呼吸道疾病症状加重，并出现脓痰，伴或不伴胸痛。②发热。③肺实变体征和（或）湿啰音。④WBC $> 10 \times 10^9/L$ 或 $< 4 \times 10^9/L$，伴或不伴核左移。⑤胸部 X 线检查为片状、斑片状浸润性阴影或间质性改变，伴或不伴胸腔积液。

符合以上①~④项中的任何 1 项加上第⑤项，并除外肺水肿等糖尿病合并肺部感染即可确立诊断。

（二）鉴别诊断

1. 与肺结核鉴别

浸润性肺结核与糖尿病合并肺炎轻型易混淆，但前者发病缓慢，无明显的毒血症，病灶常位于肺尖、锁骨上、下或肺中下野。痰培养结合菌阳性，一般抗生素治疗无效，而抗结核治疗有效也有助于鉴别。

2. 与肺癌鉴别

约 1/4 的支气管肺癌以肺炎的形式出现，常经抗菌药物治疗后久不消散，阴影逐渐明显。如果痰脱落细胞检查找到癌细胞，则诊断明确。若检查连续阴性，需做 X 线断层摄片和 CT 检查，纤维支气管镜刷取分泌物做细菌学检查，或做活组织病理检查。不少患者甚至需剖胸探查方可确诊。X 线、痰脱落细胞、纤维支气管镜检查可协助诊断。

四、西医治疗

（一）基础治疗

1. 饮食治疗

糖尿病合并上呼吸道感染与肺部感染患者，应进食易消化或半流质食物，根据身高和标准体重计算总热量。但应考虑到肺部感染者大多体温升高、咳嗽。研究证实，每1次咳嗽会消耗2卡热量，因此计算所需热量时，可遵循总热量比单纯糖尿病稍高的原则进行配餐，并按时按量进餐。嘱痰多黏稠时少食鱼肉，尽量多食新鲜蔬菜。感染控制后，如果存在低蛋白血症，则应改善机体营养状况，注意膳食平衡。因糖尿病患者存在糖、蛋白质、脂肪三大营养物质的代谢紊乱，而低蛋白血症是糖尿病易患和加重感染的危险因素之一。

2. 运动治疗

急性期应卧床休息，恢复期应轻体力劳动或休息，避免中、重度活动。

3. 调摄与护理

糖尿病并发肺部感染大多为老年人，因呼吸道黏膜纤毛运动减弱，肺功能低下，咳嗽、咳痰无力，引起痰液黏稠，阻塞气道，使肺部感染迁延不愈。为有效清除痰液，嘱多饮水，每日总量不少于1500mL；定期做深呼吸，并协助翻身、拍背，必要时给予雾化吸入。

（二）药物治疗

1. 降糖

糖尿病患者在肺部感染期间，原用降糖药不能控制血糖者，应改用胰岛素治疗；待感染控制后，方可继续应用原口服降糖药控制血糖。

2. 抗感染

糖尿病合并呼吸道感染尤其是肺部感染的治疗，应选用足量、有效的抗生素积极控制感染，以免延误病情。应重视药敏实验，用药前应连续3次做痰涂片染色检查，以便确定病原与敏感抗生素。痰培养出结果前，需根据临床经验选择药物。但需注意抗生素不宜频繁、盲目更换，以免引起病原菌耐药。一般应用抗生素3~5天才能见效。待痰培养有结果后，须针对病原菌进行治疗。

3. 抗病毒

对病毒引起的肺部感染，治疗可选用中药针剂，如清开灵注射液、双黄连注射液、穿琥宁注射液、鱼腥草注射液、醒脑静注射液等。

五、中医辨证治疗

治疗糖尿病合并呼吸道感染，吕仁和教授主张定目标、定指标、分阶段、辨虚实辨证施治，重视调理气机，固护正气，发作期祛邪的同时兼顾扶正，缓解期重视调息，积极锻炼，强身健体。

（一）辨证治疗

吕仁和教授重视发挥中医药优势，驱邪利肺，减轻症状，认为糖尿病（消渴病）易耗气伤阴，导致气阴两虚，常可进一步发展为阳气不足和阴阳两虚，老年患者更易出现正气虚损。合并肺部感染出现的外感邪气以及痰湿、痰热、水饮、气滞、瘀血、食积等均为实邪，基于"虚则补益、实则清利"的精神，吕仁和教授主张以本虚定证型，实邪定证候，分期辨证治疗。临床治疗善用对药，处方精当，药专力猛，直达病所。

1. 阴虚燥热证

临床表现：烦渴多饮，多食易饥，多尿，怕热喜凉，鼻干少涕，咳嗽少痰，舌红有裂纹，苔黄粗燥，脉细数。

治法：滋阴润燥。

方药：滋阴润燥汤（验方）。

典型处方：沙参 15g，生地黄 30g，元参 20g，玉竹 15g，枸杞子 10g，石斛 20g，生石膏 30g，知母 10g，生大黄 10g（后下）。

2. 气阴两虚证

临床表现；疲乏无力，不耐劳作，怕热，自汗或盗汗，时而烦热，便干尿黄，舌胖暗红，苔薄黄燥，脉细无力。

治法：益气养阴。

方药：益气养阴汤（经验方）。

典型处方：沙参 15g，黄精 20g，生地黄 20g，旱莲草 20g，女贞子 10g，赤芍 15g，地骨皮 30g，夜交藤 20g，黄连 8g。

3. 脾肾阳虚证

临床表现：腰背肢体酸懒沉重，消瘦乏力，食后腹胀，畏寒肢冷，大便溏薄，舌胖嫩，苔白，脉沉细。

治法：健脾补肾。

方药：健脾益肾汤送服金匮肾气丸。

经典处方：生黄芪 30g，苍术 10g，猪苓 20g，木香 10g，黄连 10g，陈皮 10g，半夏 10g，砂仁 6g，厚朴 3g，金樱子 10g。

4. 阴阳两虚证

临床表现：腰腿酸疼，神疲乏力，畏寒怕热，手足心热而手足背冷，舌胖有裂纹，苔或黄或白，脉沉细数。

治法：阴阳双补。

方药：调补阴阳汤送服金匮肾气丸。

典型处方：党参15g，当归10g，生地黄15g，金樱子10g，芡实10g，旱莲草20g，女贞子10g，黄连6g。

（二）分期治疗

注意针对糖尿病合并呼吸道感染尤其是肺部感染的不同临床分期，明辨不同病邪与具体证候，给予相应的方药。

1. 早期

常兼夹表证。风寒证，加麻黄、杏仁、荆芥散寒解表；风热证，加金银花、连翘、桑叶、菊花等辛凉透邪；温燥证，加桑叶、杏仁、浙贝母、沙参清热润燥；凉燥证，加苏叶、紫菀、款冬花温散凉燥；暑湿证，加藿香、佩兰、香橼、佛手解暑化湿。

2. 中期

多为邪盛里实证。痰热证，加麻黄、石膏、黄芩、川贝母清热化痰；肺热化毒证，加桑白皮、黄芩、连翘、鱼腥草泻热解毒；热入营血证，加水牛角、生地黄、玄参、板蓝根清热凉营；热盛动风证，加羚羊角、钩藤、紫雪丹清热息风；痰湿证，加陈皮、半夏、苍术、白术、猪苓、茯苓化痰除湿；肝火证，加黄芩、栀子、黄连、柴胡清泻肝火；胃肠热结证，加大黄、厚朴、元明粉清热通腑；湿热证，加苍术、黄柏、牛膝、生苡仁化湿清热。

3. 后期

多为正虚邪恋。肺阴耗伤，可用沙参、麦冬滋养肺阴，用桑白皮、地骨皮清肺泻火。

但需要指出的是，早期也常表现为正虚，夹有邪实表证。如气虚兼表证，可用参苏饮益气解表；阴虚兼表证，可用葳蕤汤加减滋阴发汗；血虚兼表证，可用葱白七味饮化裁养血散寒。吕仁和教授临证时常用穴位贴敷法治疗咳嗽等肺系疾患。如寻找背部肩胛骨内侧的压痛点——经外奇穴——"一斗米"穴，以六神丸局部按压贴敷，治疗咳嗽、咳痰、咽喉不利等症。此法简便有效，尤其适用于儿童或不能接受口服汤药治疗的患者，配合内服药物治疗，常能相得益彰，每获良效。

吕仁和教授还擅长采用推拿法治疗内科病证。治疗风寒表证，症见恶寒、头痛、身痛、头晕、鼻塞流涕等时，常选大椎、合谷、列缺、手三里、曲池等穴，采用推、拿、点按等手法疏通气机，行气活血，振奋阳气，驱邪外出。受术者往往感到气血涌动，上达颠顶，周行四末，肌肤溅溅汗出，邪从表解，全身舒泰，诸症悉除。

针对老年糖尿病患者，吕仁和教授主张自我查找导致病情变化的诱因，自我调整，维护机体健康，提倡患者积极锻炼身体。练习气功，动静自如不失为一种好方法。气功是一门独特的自我锻炼的科学，通过自身意念、呼吸和姿势的锻炼，发挥人的主观能动性，调动人体潜力，调整身体内部的功能，增强体质，提高抵抗疾病的能力，从而起到防病、治病、强身的目的。气功兼有体育疗法与身心疗法的双重作用，有动功和静功之分。其中动功是多以肢体运动为主的锻炼方法，静功则多数练习单纯的姿势，有意念和呼吸的锻炼。

十八段锦是气功中的动功，是吸取了古代"八段锦""太极拳"及近代一些健身运动方法而形成的，要求意、气、动三者结合进行。其中第五、九、十六段调整心肺功能，增强肌体防御呼吸道疾病的能力。具体包括掌推左右理肺气、左右叩背益心肺、捶打膻中益宗气等。

吕仁和教授诊治老年糖尿病合并上呼吸道感染包括肺部感染，重视整体治疗，强调本虚与标实兼顾，中药与西药并用，发作期与缓解期全程干预，药物治疗与导引、锻炼互相辅助。这些治疗理念与思路对糖尿病其他感染的治疗也有重要的指导意义。

（三）其他治疗

1. 针刺疗法

（1）体针疗法：临床选穴多以手太阴、阳明经为主，根据病情之虚实分别用补泻之法，常取肺俞、太渊、尺泽、鱼际、曲池、大椎、膏肓、太溪、脾俞、经渠等穴，酌情选取 3～4 穴，每日 1 次。若邪陷心包，选百会、人中、十宣、曲泽、委中、阳陵泉，用泻法；若邪陷正脱，急取神阙、关元艾灸，以回阳救逆，酌取人中、十宣以开窍苏厥。

（2）耳针疗法：酌选肺、神门、气管、肝、皮质下、心、肾上腺等，用中等刺激，留针 10～20 分钟，隔日 1 次，10 次为 1 个疗程，并可用王不留行压贴耳穴。

（3）穴位注射疗法：选肺俞、大椎、曲池、风门、定喘或颈 7 至胸 6 夹脊穴。采用注射用水或维生素 B6 注射液，每次取穴 2～3 个，注射药物

第九章　糖尿病并发症辨证治疗及其用药经验

2~3mL（大椎穴及夹脊穴1mL），每日2次，连续7天，待体温正常，一般情况改善后，改为1日1次，直到症状体征消失、血象恢复正常、X线复查肺部炎症阴影消散为止。如果治疗时间较长，中途也不能间断，直至注射到彻底痊愈。

2. 贴敷外治

若炎症病灶吸收较慢，或伴胸痛，可在胸背部相当病灶部位采取药物贴敷或拔火罐等法，以促进炎症吸收。药用红藤、血竭、乳香、没药、白芥子等份为末，根据透视确定的部位，取适量药末，酌加饴糖调成糊状，敷于纱布上（4~5层），敷于啰音密集处，每日1次，连贴1周左右。或用大黄、芒硝等份研末，醋调外敷。或于病灶部位拔火罐，背部肺俞等处拔火罐等有一定作用。

六、病案举例

刘某，女，70岁。初诊时间：2003年12月5日。

患糖尿病病史10年，高血压病史5年，有冠状动脉粥样硬化性心脏病病史，吸烟多年，现已戒烟。近3日受凉后出现咳嗽、咳痰，痰黏、量不多、色黄白。无发热、胸痛。刻下症：咳嗽，痰少，质黏难出，胸闷气短，时而心悸，腹胀时作，大便偏稀。感冒后恶心，乳房胀痛，小便涩痛。舌淡胖，苔白腻，脉弦滑。

西医诊断：2型糖尿病；高血压病；冠状动脉粥样硬化性心脏病；上呼吸道感染。

中医诊断：消渴病；咳嗽。

中医辨证：心肺气虚，痰热内蕴，肝胃气滞。

治法：化痰理气，解郁通经，兼补气阴。

处方：苏子10g，苏梗10g，香橼10g，佛手10g，牡丹皮15g，丹参15g，桑白皮30g，黄芩10g，麦冬10g，太子参30g，五味子15g，青皮10g，陈皮10g，半夏10g，枳壳10g，枳实10g，香附10g，王不留行10g，路路通10g，乌药10g，玄明粉10g（分冲）。14剂，水煎服。

2003年12月26日二诊：咳嗽、咳痰愈，胸闷、心悸缓解，乳房胀痛消失。时烦闷，欲呕，头晕，胸前紧感，大便干，眠可，舌淡胖，苔薄白，脉弦略滑。

处方：全瓜蒌30g，薤白10g，柴胡10g，赤芍30g，白芍30g，枳实

10g，枳壳10g，牡丹皮20g，丹参20g，栀子10g，生甘草6g，太子参30g，陈皮10g，半夏10g，香附10g，乌药10g，瓦楞子30g，玄明粉10g（分冲），葛根10g，熟大黄10g。14剂，水煎服。

其后长期坚持中医药治疗，病情稳定。

按：本患者为老年糖尿病患者，糖尿病病程较长，同时合并高血压病、冠心病等多种内科疾病。脏腑亏虚在先，尤以心肺气虚为甚，卫外不固，易感外邪；心气不足，感邪后则见心悸、胸闷等症状加重；肺气不宣，气机阻滞，故见咳嗽；津聚为痰，痰阻气机，肝胃不舒，故见胸闷、气短、恶心、腹胀等症。"急则治标"，治疗此类患者必先通络解郁，宽胸化痰，通腑行气，使气机畅通，升降得宜，自然痰消咳止。兼顾本虚之证，稍与太子参、五味子益气养心、护心。本例患者症见烦闷、欲呕、乳房胀痛或乳头瘙痒，为肝经蕴热、肝气不舒之证，因此外感症状缓解后，以四逆散为主方加减，疏肝理气，化痰泄热，辨证论治，继续调补，终致病情缓解。

七、研究进展

呼吸道感染包括肺部感染，常存在糖尿病等基础病。病因虽是外感，却存在明确的内伤因素。杨效华等提出风温肺热病，因内伤基础不同，病机、病证、治疗及预后均不同。用药上重视风温肺热病与内伤的关系。治疗69例，其中36例因内伤基础不同，痰湿瘀血等病理产物的迥异，临床表现各有不同。辨证为痰湿内盛型15例，治疗上早期和中期除按一般治则外注意化湿，适当用藿香、佩兰、香薷、砂仁、扁豆、厚朴、山药。后期注意加强健脾益气，多用茯苓、白术、陈皮、清半夏、党参之类。肝阳偏亢型2例，治疗上注意息风平肝潜阳，酌加天麻、钩藤、菊花、羚羊角、石决明、栀子、龙胆草等。痰瘀内阻型7例，治疗上在卫气营血辨证的基础上，加用活血化瘀之品，如丹参、川芎、益母草、红花、桃仁、三七粉等。阳气不足2例，治疗上注意扶正，加用益气养血之药，如党参、黄芪、白术、茯苓、生甘草、当归、黄精、仙鹤草、功劳叶、白芍、生地黄，甚至冬虫夏草、紫河车等血肉有情之品。肝肾阴虚型10例，治疗时注意滋阴补肾，多选用沙参、麦冬、五味子、生地黄、青蒿、知母、地骨皮、龟板、鳖甲等。专方专药治疗方面，针对风温肺热的治疗，中药制剂如清开灵注射液、穿心莲注射液、双黄连粉针、鱼腥草注射液等，临床常用。

更有医家针对不同阶段的病机特点，建立专方，随症加减，也显示出较好的疗效。如张存钧等在抗感染治疗的基础上加用中药透表清肺煎剂（豆豉9g，栀子9g，青蒿9g，黄芩9g，桑白皮9g，桔梗6g，贯众9g等）。1周为1个疗程，观察两个疗程。疗效评定标准参考《中药新药临床研究指导原则》中关于风温热证的有关标准。结果治疗组在退热、止咳及肺部炎症病灶吸收等方面均明显优于单纯的西药对照组（P<0.05）。

马智教授认为，热在肺卫证是表热轻浅，里热较甚的表里同病，治宜表里同治，宣肺解表，清肺解毒，止咳化痰。自拟清肺消炎饮（麻黄、石膏、苦杏仁、黄芩、金银花、鱼腥草等）治疗风温肺热病热在肺卫证30例，并以双黄连粉针作对照。疗效判定参照《临床疾病诊断依据治愈好转标准》。结果显示，清肺消炎饮对风温肺热病热在肺卫证有较好的疗效，有效率和治愈率分别为96.7%和60%，对急性气管-支气管炎的治愈率、临床症状、体征的改善均优于对照组（P<0.05）。

第十二节　糖尿病合并尿路感染辨证治疗与用药经验

糖尿病合并尿路感染临床多发，属消渴病继发的"淋证""肾热病"等。对于糖尿病合并慢性尿路感染，吕仁和教授主张综合治疗，重视发挥中医药特色优势。吕仁和教授认为，本病反复发作，常导致患者心情抑郁，血脉不活，直接影响冲、任、督、带和脾、肾、肝、胆与膀胱经络的通畅，故临床多见腰背酸痛、胸胁腹痛、全身不适、心烦急躁、面色少华、目眶发暗、头痛、失眠等经络阻滞、气滞血瘀之症。治疗需重视通经活络、行气活血。临床常用狗脊、川续断、牛膝、杜仲等疏通冲、任、督、带、肾与膀胱等经脉；柴胡、赤芍、白芍、枳壳、枳实、炙甘草、香附、乌药、栀子、牡丹皮、丹参疏肝利胆，行气活血。同时，根据兼夹症状，如尿痛、尿频、小腹冷凉等酌情加减用药。带下黏稠、阴部瘙痒者，配五倍子、蛇床子、地肤子、苦参等中药外洗。另外，采用针灸、穴位贴敷等特色疗法，也有佳效。

糖尿病并发慢性尿路感染是糖尿病患者常见的伴发疾病，多缠绵难愈，反复发作，严重影响糖尿病患者的生活质量。糖尿病患者的尿路感染特点是"易染不易清"，即发病率高，治愈率低，易形成慢性。女性患者更为常见。主要致病因素有：高血糖状态有利于细菌生长；糖尿病并发大中血管病变后，血流缓慢，血液供应减少，加上营养不良，机体免疫功能下降；糖尿病合并自主神经病变后，易导致膀胱逼尿肌无力、尿潴留，利于泌尿道的细菌繁殖；邻近或相关器官常有感染，如阴道炎、皮肤感染、糖尿病足等；心情不好，精神紧张，思想压力加大，影响健康。

一、病因病机与发病机理

（一）西医对发病机理的认识

糖尿病可导致自主神经病变，累及膀胱神经病变时，可发生感觉减退，膀胱充盈过度而排尿发生障碍，引起残余尿量增多、尿潴留或尿失禁。加之尿含糖高，有利于细菌生长繁殖。如逆行感染可引起肾盂肾炎。糖尿病还可引起中小血管功能和形态异常，使周围组织血流减少，从而影响局部对感染的反应，包括细胞的体液因素，使组织氧浓度降低，从而有利于厌氧菌的生长，改变了白细胞依赖氧的杀菌作用。糖尿病患者因为糖脂代谢紊乱，导致体内免疫功能减弱，导致感染的发生。

（二）中医病因病机

中医学认为，糖尿病合并泌尿系感染属"淋证"范畴。隋代巢元方在《诸病源候论》中作了精辟的概括，提出"肾虚而膀胱热"的观点，为后世医家奠定了理论基础。湿热蕴结膀胱，膀胱气化失司，肾失开阖，水道不利，从而出现尿频、尿急、尿痛、腰酸等一系列症状。疾病初起，邪实为主，正邪相搏，表现为一派湿热之象，属本病的急性阶段；湿热久稽，耗伤津液，损伤正气，使临床表现出肾阴不足、气阴两虚、脾肾两虚的证候。此时，正虚邪恋，属本病的慢性阶段。因此，本病的病因病机为湿热之邪蕴于下焦。病位在肾与膀胱，病理乃肾虚膀胱热，病性特点为正虚邪实，反复发作。

二、临床表现

（一）糖尿病合并下尿路感染

下尿路感染包括尿道炎和膀胱炎，后者又可分为急性膀胱炎和复发性膀胱炎，肾盂肾炎常合并下尿路感染。单纯下尿路感染无明显全身症状，常表现为尿频、尿急、尿痛、排尿不畅、夜尿、下腹部不适等膀胱刺激症状。有的女性会出现周期性膀胱炎症状，称为复发性膀胱炎。下尿路感染患者尿常规检查常有脓尿、血尿，50%~70%下尿路感染者可有菌尿，仅有膀胱刺激症状而无脓尿及菌尿者，称之为尿道综合征或无菌性膀胱炎。

（二）糖尿病合并上尿路感染

糖尿病合并上尿路感染主要指急性和慢性肾盂肾炎。

1. 急性肾盂肾炎

起病急骤，可发生于各年龄段，以女性多见。临床表现可分为三个方面。

（1）全身表现：起病急骤，常有寒战或畏寒、高热（体温可达39℃以上）、全身不适、头痛、乏力、食欲减退，有时恶心、呕吐。如兼上呼吸道炎症，症状颇似感冒。轻症患者的全身症状可不明显，甚至缺如。

（2）泌尿系感染症状：出现全身症状的同时或稍后大部分患者有腰痛或向阴部下传的腹痛。体格检查常有一侧或两侧肾区叩击痛，叩击时可见患者突然躲闪，痛苦表情。在肋脊点（脊柱与第12肋交角处）、季肋点（第10肋骨前端，右侧位置稍低）、上输尿管点（腹直肌外缘平脐处）、中输尿管点（髂前上棘水平腹直肌外缘）或肋腰点（腰大肌外缘与第十二肋骨交叉处）有压痛，以肋脊点和上输尿管点压痛较有意义。患者常有尿频、尿急、尿痛、膀胱区压痛等膀胱刺激征。

2. 慢性肾盂肾炎

临床表现与急性肾盂肾炎相似，同样有全身表现和泌尿系统症状。慢性肾盂肾炎急性发作时，全身症状可与急性一样剧烈，但通常慢性期的全身表现要轻得多，甚至无全身症状，泌尿系统症状也不典型。当炎症广泛损害肾实质时，可因肾缺血而出现高血压，也可发生轻度水肿。若肾实质被严重破坏，会引起尿毒症。

有些患者，特别是老年女性，糖尿病合并尿路感染时临床表现不典型，仅表现为乏力，甚至无任何症状，发热和尿路刺激征不明显，但尿培养会发现细菌阳性，称无症状细菌尿。发病率随年龄增长而增加，超过60岁的女性可达10%。主要原因为老年糖尿病合并周围神经病变、自主神经病变局部敏感性、应激性差。长期无症状细菌尿亦会损害肾功能，因此，临床上应予高度重视，及时治疗。

三、诊断与鉴别诊断

（一）诊断

糖尿病合并尿路感染的诊断与非糖尿病合并的尿路感染本质上没有区别，不同的是，糖尿病合并尿路感染既成，病情难以控制，且感染容易反复。

（二）鉴别诊断

糖尿病合并尿路感染应与肾结核、尿道综合征相鉴别。

1. 与肾结核鉴别

肾结核起病缓慢，发生肉眼血尿的机会较多。膀胱刺激症状明显，易误诊为尿路感染。但普通尿培养阴性，一般抗菌药物治疗无效。结核杆菌培养、尿沉渣找结核杆菌和筋脉肾盂造影有助于诊断。部分患者可找到肾外结核病灶，如前列腺、附睾或盆腔结核等。

2. 与尿道综合征鉴别

患者虽有尿频、尿急和（或）尿痛症状，但多次中段尿细菌定量培养均为阴性可资鉴别。尿道综合征分为：①感染性尿道综合征：由衣原体和支原体等微生物引起的感染。②非感染性尿道综合征：多见于中年女性，尿频表现更为突出，均有长期使用抗生素而无效的病史。其原因不明，可能与长期的紧张、焦虑有关。

四、西医治疗

（一）基础治疗

1. 饮食治疗

进食宜清淡，忌油腻、辛辣刺激之品，忌烟、酒，以免加重症状，根据体形和标准体重计算每日进食总热量。

2. 运动治疗

急性期需卧床休息。慢性期可适当活动，避免剧烈运动，以免加重肾脏负担。

3. 调摄与护理

多饮水，及时排尿；畅情志，勿烦恼；保持外阴部清洁，尽可能用淋浴，避免用碱性肥皂、热水或高锰酸钾外洗；勤换内衣、内裤，并常日晒。

（二）药物治疗

1. 降糖

降血糖药物：在感染期，血、尿糖增高，原用降糖药不能控制血糖，可考虑胰岛素治疗，待病情稳定、感染消除后可停用。如血糖升高不明显，可暂不增加降糖口服西药，而以抗感染治疗为主，以防应激消除后出现低血糖的现象。

2. 抗感染

（1）抗菌药物治疗的原则：尿路感染尤其是上尿路感染者应先做尿培养和药敏试验，根据试验结果选择合适的抗生素。在药敏试验尚未出结果前，可根据经验用药，因尿路感染多系大肠杆菌等革兰阴性菌引起，可选用对该菌敏感的药物，如喹诺酮类和磺胺类，大多可治愈，如治疗3天症状无改善，需根据药敏试验结果更换药物。尽可能选用肾毒性小、细菌不易产生耐药性的抗生素；尽可能单一用药，必要时联合用药。

（2）抗菌药物的选择

①膀胱炎：选用对革兰阴性杆菌有效的抗菌药，常用的有复方磺胺甲噁唑，用量为2片，1日2次。喹诺酮类，如氧氟沙星0.2g，1日2次。服药3天后如效果不好，可根据尿细菌定量培养及药敏结果选择药物，可给予14天抗菌药的常规疗程。停药1周后做尿培养，以了解有无复发。复发性感染者的治疗同慢性肾盂肾炎。如细菌尿仍未转阴，在选用强有力的抗菌药的同时，应做静脉肾盂造影，以了解尿路是否有解剖学上的异常。如果有要设法治疗，否则感染极难治愈。

②急性肾盂肾炎：初发者可选口服有效抗生素治疗两周，常用药有复方新诺明、喹诺酮、头孢菌素类抗生素。如全身及泌尿系统症状较重，可根据尿细菌培养结果采用静脉给药。48～72小时内如症状无改善，可考虑换药或联合用药，一般选第三代头孢菌素、半合成的广谱青霉素和氟喹诺酮类，可联合用氨基糖苷类抗生素。如头孢噻肟2g，每8小时静滴1次；或头孢曲松2g，每日静滴1次；或哌拉西林3g，每6小时静滴1次；或环丙沙星0.2g，每日2次。联合妥布霉素或庆大霉素，剂量均为1mg/kg，每8小时静滴1次。近来耐β-内酰胺酶的抗生素如舒他西林常用于耐药菌感染，常用剂量6～8g/d，每6～8小时1次。2周1个疗程结束后，通常症状可消失，尿检正常。停药后每周查尿常规，进行尿培养，共2～3周。

若有复发，应给予1个疗程。

③慢性肾盂肾炎：急性发作者按急性肾盂肾炎治疗。反复发作者先做静脉肾盂造影，寻找不利因素（如尿路结石、畸形、尿道颈梗阻等）并设法纠正，否则感染极难治愈。此外，通过尿细菌培养，确定菌型，明确系复发或再感染。如为复发需根据细菌药敏试验结果，选择合适的药物，常需两类药物联合应用，必要时可中西医结合治疗，疗程应适当延长，通常2~4周。若无效或复发，可选敏感药物分2~4组，轮换应用，每组药用1个疗程，疗程结束停药3~5天，共2~4个月。

五、中医治疗

（一）中医辨证论治

对于糖尿病合并慢性尿路感染的治疗，吕仁和教授主张综合治疗，并突出中医药优势。综合治疗措施包括：①积极治疗糖尿病及其并发症，解除患者的思想压力，改善健康状况，提高机体免疫力。②适当活动，合理饮食，调整心态，以提高机体免疫力。③寻找合适的抗生素配合用药。④若存在水、电解质或酸碱平衡紊乱及血浆蛋白低者，应予积极纠正和补充。⑤积极采取中医药治疗措施。

糖尿病合并慢性尿路感染的中医药治疗，吕仁和教授认为，从中医辨证角度看，本病反复发作，常导致患者心情抑郁，血脉不活，可直接影响冲、任、督、带和脾、肾、肝、胆与膀胱经络的通畅，故多见腰背酸痛、胸胁腹痛、全身不适、心烦急躁、面色少华、目眩发暗、头痛、失眠等经络阻滞、气滞血瘀症状。因此，通经活络、行气活血为吕仁和教授治疗该病常用之法，临床上常选用狗脊、川续断、牛膝、杜仲等药疏通冲、任、督、带、肾与膀胱等经脉；柴胡、赤芍、白芍、枳壳、枳实、炙甘草、香附、乌药、栀子、牡丹皮、丹参疏肝利胆，行气活血。

同时，根据兼夹症状，针对性地选方用药。症见尿痛、尿热者，加用鱼腥草、连翘、白头翁、石韦、瞿麦、萹蓄；症见尿频不畅者，加用荔枝核、橘核、木蝴蝶等；症见大便干结者，可加用生大黄；症见大便溏薄者，可加用木香、黄连、炒车前子、炒山药；症见小腹、下肢冷痛者，加用川牛膝、鹿角霜；症见口舌生疮、目赤、尿黄者，加用酒大黄、升麻、黄连；五心烦热者，加用地骨皮；心烦失眠者，加用酸枣仁、珍珠母、生石决明；食欲不振、胸闷、腹胀者，加用香橼、佛手、苏梗、陈皮、半夏；嗳气、泛酸、胁胀、善太息者，加用青皮、香附、乌药、瓦楞子、海螵蛸、吴茱萸、黄连；面色晦滞、目眶发黯、舌质紫黯或有瘀斑者，加用桃仁、红花、水红花子；舌苔黄腻者，加用藿香、佩兰、白豆蔻、生薏苡仁；纳谷不香者，加用砂仁、焦三仙；气血已虚者，加用生黄芪、当归；经期腹胀、乳房胀痛者，加用王不留行、路路通、穿山甲珠；白带清稀者，加用车前子、芡实、金樱子；带下黄稠者，加用盐知母、盐黄柏、金银花、紫花地丁；月经量多、腹痛者，加用五灵脂、炒蒲黄；带下黏稠、阴部瘙痒者，加用五倍子 30g，蛇床子 30g，地肤子 30g，白鲜皮 30g，刺蒺藜 20g，苦参 30g（装布袋内，煮开，放温热后先洗后敷）。

（二）其他治疗

1. 针灸治疗

取穴：以三阴经穴与俞募为主。针用泻法，或补泻兼施，虚证酌用灸法。常用穴：膀胱俞、中极、阴陵泉、行间、太溪。发热，加合谷、外关、大椎；尿血，加血海、三阴交；气虚排尿乏力，加灸气海、水道；小便混浊如膏，加灸气海俞、百会。

2. 耳针

穴位：膀胱、肾、交感、枕、肾上腺。给予强刺激。每次取 2 ~ 4 穴，留针 20 ~ 30 分钟，10 次为 1 个疗程。

3. 电针

取穴：肾俞、三阴交。用高频脉冲电，通电 5 ~ 10 分钟。

4. 穴位贴敷

①虎杖根 100g，乳香 15g，琥珀 10g，麝香 1g。方法：以鲜虎杖根和诸药混合，捣烂如膏（如无鲜虎杖根，可取干品粉碎为末，过筛，用葱白和诸药捣烂如膏）。取药膏如枣大，放于胶布中间，贴敷在神阙、膀胱俞、肾俞穴上，每次 1 张，每日换药 1 次。适用于血淋。

②莴苣菜 1 握，黄柏 100g。方法：将莴苣菜拭去泥土，不用水洗，与黄柏混合，捣烂如膏，取药膏如枣大，放于胶布中间，贴敷在神阙、小肠俞、膀胱俞穴上，每穴 1 张，每日换药 1 次。适用于血淋。

③金丝草 1 握，韭菜根头 1 撮。将上药洗净后捣烂，放入锅内加水适量煮汤，趁热洗熨小腹，每天 2 ~ 3 次，每次 10 ~ 20 分钟，3 ~ 5 天为 1 个疗程。适用于小便不通。

④葱白连根 1000g。将葱白连根洗净，捣烂炒热以布包裹，分成两包，

趁热熨脐孔，两包交替使用。每天 2～3 次，每次 10～15 分钟，连熨 2～3 天。适用于小便不通。

⑤小蓟 60g，益母草 30g，牛膝 15g，车前子 10g，头发炭少许。将上药加水煎汤，趁热以布蘸汤熨敷小腹部。适用于血淋刺痛。

六、病案举例

刘某，女，48 岁。初诊时间：2003 年 7 月 14 日。

有糖尿病病史 10 余年，尿路感染反复发作史 8 年。刻下症：腰腿酸痛，心烦失眠，口干喜冷，尿频、尿急、尿痛，阴部瘙痒难忍，大便黏腻不爽，腹胀。情绪抑郁，悲观失望。舌黯红，苔黄厚腻，脉弦滑数。应用抗生素治疗，尿液检查正常。服用降压药和降糖药，血压、血糖控制尚好。

西医诊断：糖尿病并发尿路感染；高血压病。

中医诊断：糖尿病合并慢性尿路感染。

中医辨证：气滞血瘀，经络阻滞，湿热不解。

治法：通经活络，行气活血，清热化湿。

处方：狗脊 10g，川续断 10g，川牛膝 10g，杜仲 10g，柴胡 10g，赤芍 10g，白芍 10g，香附 6g，乌药 6g，鱼腥草 30g，连翘 30g，大腹皮 10g，生甘草 6g。7 剂，每日 1 剂，水煎，分早晚温服。

因伴阴痒，用外洗方：五倍子 30g，蛇床子 30g，地肤子 30g，白鲜皮 30g，刺蒺藜 20g，苦参 30g。7 剂，每日 1 剂，装布袋内，煮沸，放温时洗敷，每次 15～20 分钟，每日 3 次。

2003 年 7 月 22 日二诊：内服加外洗治疗后，自觉尿频、尿急、尿痛减轻，阴部瘙痒除，腰腿酸痛好转，已能入睡，仍觉尿路不适，五心烦热，颈腰时痛，腹胀不解，大便黏滞，舌红，苔黄，脉数。

上方去杜仲、大腹皮，加盐知母 10g，盐黄柏 10g，地骨皮 30g，猪苓 30g，白花蛇舌草 30g，栀子 10g，黄芩 10g。14 剂，每日 1 剂，水煎，分 2 次服。

2003 年 8 月 17 日三诊：诸症减轻，排尿欠畅，尿色较深，大便转干，脘腹胀满，手足心热。二诊方加枳壳 10g，生大黄 10g（后下）。7 剂，每日 1 剂，水煎，分 2 次服。

2003 年 8 月 24 日四诊：脘腹胀满，全身略觉酸痛，睡眠不实，值经期，月经量多有块，舌黯红，苔黄厚腻，脉弦滑数。一诊方加炒蒲黄、五灵脂各10g。7剂，每日1剂，水煎，分2次服。

2003年9月3日五诊：腹胀，泛酸，睡眠仍差，尿路不适，嗳气频作，尿液检查阴性。一诊方加瓦楞子30g，吴茱萸3g，黄连6g。14剂，每日1剂，水煎，分2次服。

2003年9月14日六诊：劳累时腰酸腿痛，已两个月未用抗生素，尿频、尿急、尿痛等症未发，尿液检查阴性，其他症状消失，心情转好，已能正常工作、生活。仍用一诊方14剂，水煎分4份，分2日早晚服，以巩固疗效。

按：该患者系典型的糖尿病并发慢性尿路感染，患者心情抑郁，血脉不活，出现一系列经络阻滞、气滞血瘀的症状。因此，先用通经活络、行气活血之法，根据其他兼症，随症加减，取得较好疗效。

七、研究进展

（一）临床研究

现代医家有重视清热解毒、利尿通淋者；有重视活血化瘀、清热利尿通淋者；亦有重视滋阴补肾、清利湿热者。如郭俊杰等采用自拟方糖淋清胶囊（苦参、黄连、白头翁、土茯苓、秦皮、黄柏）治疗糖尿病并发尿路感染湿热下注者，以三金胶囊为对照。结果显示，糖淋清胶囊治疗组（103例）总有效率为91.26%，三金胶囊对照组（52例）总有效率为84.62%，治疗组优于对照组（$P < 0.05$）。周静等用林青片作对照，观察了通淋汤（忍冬藤20g，淡竹叶10g，木通12g，滑石20g，牛膝15g，车前草15g，泽泻12g，萹蓄15g，瞿麦15g，熟大黄8g）治疗糖尿病合并尿路感染的疗效。1周为1个疗程，共观察了两个疗程。尿道痛重用淡竹叶15g，木通10g，加甘草梢15g，蒲黄18g；腰酸痛加桑寄生15g，杜仲炭20g；尿血甚加仙鹤草25g，侧柏炭20g；少腹胀痛加川楝子12g，郁金15g；大便秘结去熟大黄，加生大黄10g，木香12g。结果表明，治疗组显效38例（63.33%），有效18例（30%），无效4例（6.67%），总有效率93.33%；对照组显效8例（26.67%），有效12例（40%），无效10例（33.33%），总有效率66.67%；治疗组较对照组差异显著（$P < 0.01$）。

童家罗认为，糖尿病久而不愈，气血失于流畅，脉络瘀阻，导致膀胱气化功能失司。加之外邪入侵，致使瘀、热聚于下焦，从而出现尿频、尿急、尿痛的临床表现。据此采用具有活血化瘀、清热利尿通淋作用的药物组方，自拟化瘀通淋汤（丹参15g，川芎12g，当归12g，益母草15g，川牛膝10g，半枝莲20g，石韦10g，牡丹皮9g，黄柏9g，生地黄10g，山药15g，天花粉15g），并随症加减：尿频、尿痛明显，加瞿麦、忍冬藤、白茅根；少腹坠胀，加川楝子、乌药、木香；发热，加柴胡、知母、玄参；女性伴外阴瘙痒，加地肤子、苦参。共治疗46例，治愈37例，有效5例，无效4例，总有效率87.5%。

张锁庆等强调，泌尿系感染以女性多见，且多发生于月经期、产乳期、更年期。期间肾之阴、精、血皆不足，易致湿热之邪侵入，故常用二至丸合六一散加味（女贞子、旱莲草、白芍、生甘草、滑石粉、黄柏、知母、乌药、土茯苓）治疗淋证，重视滋阴补肾，兼以清利湿热。此治疗思路对糖尿病合并尿路感染具有重要的指导价值。

（二）药理研究

糖尿病合并尿路感染的治疗，许多中药具有较好的效果。现代药理研究证实，黄芩煎剂在试管内对金黄色葡萄球菌、大肠杆菌、变形杆菌等均有不同的抑制作用。大青叶、金银花、鱼腥草、蒲公英均有较强的抑制细菌作用，鱼腥草还可能参与调整中性粒细胞的趋化过程，增强中性粒细胞的杀菌作用。槐米中含有的芸香苷和槲皮素有增强毛细血管抵抗力、降低血管通透性、抑制炎性渗出等作用。

附 录

附录一　糖尿病肾脏病诊断、分期辨证与疗效评价标准

　　糖尿病肾脏病（Diabetic Kidney Disease，DKD）是指由糖尿病引起的慢性肾病，主要包括肾小球滤过率（GFR）低于 $60mL \cdot min^{-1} \cdot 1.73m^{-2}$，或尿白蛋白/肌酐比值（UACR）高于 $30mg/g$ 持续超过 3 个月。在中医学文献中，该病属于"消渴病"继发的"水肿""肾劳""关格"等，与古代文献中的"肾消"密切相关，可统称为"消渴病肾病"。国家"九五""十五""十一五"科技攻关与支撑项目都将糖尿病肾脏病的中医药防治作为重点研究方向，研究结果初步显示出中医药分期辨证、综合防治具有显著优势，相关研究成果获得中国高校科技二等奖 1 项，中华中医药学会科技二等奖 3 项，北京市科技三等奖 1 项。研究形成的糖尿病肾脏病中医药全程综合干预方案，2011 年经国家中医药管理局医政司发布，作为临床路径在全国推广应用。"十二五"期间，科技部"国家科技重大专项"《创新药物研究开发技术平台建设》子项目——中药新药治疗糖尿病肾病疾病临床试验示范性研究课题，通过多轮专家问卷与论证，形成了糖尿病肾脏病分期辨证规范与疗效评价方案（草案）。2016 年 10 月云南昆明会议期间，通过世界中医药学会联合会糖尿病专业委员会组织的专家论证。

一、糖尿病肾脏病诊断标准

　　基于 2007 年美国肾脏病基金会（NKF）制定的肾脏病生存质量指导指南（简称 NKF/KDOQI），重点参照中华医学会糖尿病学分会微血管并发症

学组工作建议：凡 1 型糖尿病或 2 型糖尿病患者，符合任何一项者，即可考虑为糖尿病肾脏病变：①大量白蛋白尿。②糖尿病视网膜病变伴任何一期慢性肾脏病。③在 10 年以上糖尿病病程的 1 型糖尿病中出现微量白蛋白尿。但应该指出的是，如出现以下情况之一，则应考虑其慢性肾脏病是由其他原因引起的：①无糖尿病视网膜病变。②GFR 较低或迅速下降。③蛋白尿急剧增多或有肾病综合征。④顽固性高血压。⑤尿沉渣活动表现。⑥其他系统性疾病的症状或体征。⑦血管紧张素转换酶抑制剂（ACEI）或血管紧张素 Ⅱ 受体拮抗剂（ARB）类药物开始治疗后 2 ~ 3 个月内，肾小球滤过率下降超过 30%。该诊断标准重视白蛋白尿的诊断价值，同时也重视 GFR。

二、糖尿病肾脏病分期标准

（一）Mogensen 分期

1987 年 Mogensen 建议，根据糖尿病肾病的病理生理特点和演变过程，将 1 型糖尿病患者的糖尿病肾病分为 5 期。Ⅰ 期：急性肾小球高滤过期，肾小球入球小动脉扩张，肾小球内压增加，GFR 升高，伴或不伴肾体积增大。Ⅱ 期：正常白蛋白尿期，UAE 正常（ $<20\mu g/min$ 或 $<30mg/24h$ ）（如休息时），或呈间歇性微量白蛋白尿（如运动后、应激状态），病理检查可发现肾小球基底膜轻度增厚。Ⅲ 期：早期糖尿病肾病期（UAE $20 ~ 200\mu g/min$ 或 $30 ~ 300mg/24h$ ），以持续性微量白蛋白尿为标志，病理检查肾小球基底膜（GBM）增厚及系膜进一步增宽。Ⅳ 期：临床（显性）糖尿病肾病期，进展性显性白蛋白尿，部分可进展为肾病综合征，病理检查肾小球病变更重，如肾小球硬化，灶性肾小管萎缩及间质纤维化。Ⅴ 期：肾衰竭期。目前认为 2 型糖尿病患者的糖尿病肾脏病也可参考以上标准分期。

（二）病理分期

2010 年，肾脏病理学会研究委员会首次提出了 1 型和 2 型糖尿病患者均适用的糖尿病肾病病理分级标准。根据肾脏组织光镜、电镜及免疫荧光染色的改变对肾小球损害和肾小管/肾血管损伤分别进行分级、分度。肾小球损伤分为 4 级：Ⅰ 级：GBM 增厚；Ⅱa 级：轻度系膜增生；Ⅱb 级：重度系膜增生；Ⅲ 级：1 个以上结节性硬化（K – W 结节）；Ⅳ 级：晚期糖尿病肾小球硬化。肾小管间质用间质纤维化和肾小管萎缩、间质炎症的程度评分，肾血管损伤按血管透明变性和大血管硬化的程度评分。

（三）肾功能分期

参照 2006 年我国预估肾小球滤过率（eGFR）协作组制定的适用于中国人的改良 MDRD 公式：eGFR（mL·min^{-1}·1.73 m^{-2}）= 175 × 血清肌酐（SCr）– 1.234 × 年龄 – 0.179（如果是女性 × 0.79）。

附表 1　慢性肾脏病的肾功能分期

分期		特点描述	GFR（mL·min^{-1}·1.73 m^{-2}）
1 期		GFR 增加或正常伴肾脏损伤	≥90
2 期		GFR 轻度降低伴肾脏损伤	60 ~ 89
3 期	3a	GFR 轻中度降低	45 ~ 59
	3b	GFR 中重度降低	30 ~ 44
4 期		GFR 重度降低	15 ~ 29
5 期		肾衰竭	<15 或透析

三、糖尿病肾脏病中医分期辨证标准

因糖尿病肾脏病不同阶段，证候表现与病机特点不同，所以糖尿病肾脏病中医辨证应该在明确临床分期基础上进行。早期糖尿病肾脏病即 Mogensen 分期Ⅲ期，主要表现为 UACR 异常升高；中期糖尿病肾脏病，即 Mogensen 分期Ⅳ期，慢性肾脏病肾功能分期 1 期、2 期患者；晚期糖尿病肾脏病即 Mogensen 分期Ⅳ期，慢性肾脏病肾功能分期 3 期、4 期与 Mogensen 分期Ⅴ期患者。

（一）早期糖尿病肾脏病中医辨证标准

①气阴虚血瘀证（气虚证、阴虚证、血瘀证同见）。②阳虚血瘀证（气虚证、阳虚证、血瘀证同见）。③阴阳俱虚血瘀证（气虚证、阴虚证、阳虚证、血瘀证同见）。兼夹证，包括气滞证、痰湿证、痰热证、热结证、郁热证、湿热证等。

（二）中期糖尿病肾脏病中医辨证标准

①气阴虚血瘀证（气虚证、阴虚证、血瘀证同见）。②阳虚血瘀证（气虚证、阳虚证、血瘀证同见）。③阴阳俱虚血瘀证（气虚证、阴虚证、阳虚证、血瘀证同见）。兼夹证，包括气滞证、痰湿证、痰热证、热结证、

郁热证、湿热证、水湿证、饮停证等。

（三）晚期糖尿病肾脏病中医辨证标准

①气阴虚血瘀湿浊证（气虚证、阴虚证、血瘀证、湿浊证同见）。②阳虚血瘀湿浊证（气虚证、阳虚证、血瘀证、湿浊证同见）。③气血阴阳俱虚血瘀湿浊证（气虚证、血虚证、阴虚证、阳虚证、血瘀证、湿浊证同见）。兼夹证，包括气滞证、痰湿证、痰热证、热结证、郁热证、湿热证、水湿证、饮停证等。

注：以上中医辨证所涉及的证候要素（气虚证、阴虚证、阳虚证、血瘀证、湿浊证、气滞证、痰湿证、痰热证、热结证、郁热证、湿热证、水湿证、饮停证）的判定，参考附件"糖尿病及其并发症中医证候诊断标准"进行。

四、糖尿病肾脏病分期疗效评价标准

参照《糖尿病及其并发症中西医诊治学（第二版）》与国家中医药管理局医政司 2011 年发布的 22 个专业 95 个病种中医临床路径提出的《消渴病肾病早中期中医临床路径》和《消渴病肾病晚期中医临床路径》相关方案制定]。

（一）早期糖尿病肾脏病疗效判定标准

1. 早期糖尿病肾脏病疾病判定标准

（1）显效：临床主要症状积分减少≥50%，UACR 减少≥50%，或恢复正常。

（2）有效：临床主要症状积分减少≥30%，但 <50%，UACR≥30%，但 <50%。

（3）无效：未达到上述有效标准者。

2. 早期糖尿病肾脏病证候判定标准

（1）显效：临床主要症状积分减少≥50%。

（2）有效：临床主要症状积分减少≥30%，但 <50%。

（3）无效：未达到上述有效标准者。

3. 早期糖尿病肾病相关指标判定标准

（1）显效：UACR 减少≥50%，或恢复正常。

（2）有效：UACR≥30%，但 <50%。

（3）无效：未达到上述有效标准者。

（二）中期糖尿病肾脏病疗效判定标准

1. 中期糖尿病肾脏病疾病疗效判定标准

（1）显效：临床主要症状积分减少≥50%，尿蛋白定量减少≥50%，或恢复正常。

（2）有效：临床主要症状积分减少≥30%，但<50%，尿蛋白定量减少≥30%，但<50%。

（3）无效：未达到上述有效标准者。

2. 中期糖尿病肾脏病证候疗效判定标准

（1）显效：临床主要症状积分减少≥50%。

（2）有效：临床主要症状积分减少≥30%，但<50%。

（3）无效：未达到上述有效标准者。

3. 中期糖尿病肾病相关指标判定标准

（1）显效：尿蛋白定量减少≥50%。

（2）有效：尿蛋白定量≥30%，但<50%。

（3）无效：未达到上述有效标准者。

（三）晚期糖尿病肾脏病疗效判定标准

1. 晚期糖尿病肾脏病疾病疗效判定标准

（1）显效：临床症状积分减少≥30%，3个月内 eGFR 升高≥10%，或血肌酐降低≥10%。

（2）有效：临床症状积分减少≥15%，但<30%；3个月内 eGFR 稳定，或升高<10%，或血肌酐稳定，或降低<10%。

（3）无效：未达到上述有效标准者。

2. 晚期糖尿病肾脏病证候疗效判定标准

（1）显效：临床症状积分减少≥30%。

（2）有效：临床症状积分减少≥15%，但<30%。

（3）无效：未达到上述有效标准者。

3. 晚期糖尿病肾脏病相关指标评定标准

（1）显效：3个月内 eGFR 升高≥10%，或血肌酐降低≥10%。

（2）有效：3个月内 eGFR 稳定，或升高<10%，或血肌酐稳定，或降低<10%。

（3）无效：未达到上述有效标准者。

注：糖尿病肾脏病的疗效评价，应该在明确分期的基础上，采用证候疗效评价与实验室相关指标相结合的方法。其中证候积分根据症状有无与轻重，分别可赋分值 0 分（无）、1 分（轻）、2 分（重）。对于某些特殊症状如肢体疼痛，可采用标尺法。但因为糖尿病肾脏病是一种病情不断进展、肾功能不断进退的疾病，因此有必要引入终点事件评价和生存质量评价相结合的方法，建立糖尿病肾病疗效分期综合评价方案。临床试验过程中，可以采用早期糖尿病肾脏病进展到临床期，临床期糖尿病肾脏病血肌酐翻倍，或进展到透析作为终点事件进行疗效评定。

附录二 糖尿病及其并发症中医证候诊断标准

参照"1992年山东明水中华中医药学会糖尿病分会第三次大会"通过的《消渴病中医分期辨证与疗效评定标准——消渴病辨证诊断参考标准》与《糖尿病及其并发症中西医诊治学（第2版）》，依托科技部"国家科技重大专项"：《创新药物研究开发技术平台建设》子项目——中药新药治疗糖尿病肾病疾病临床试验示范性研究课题，通过多轮专家问卷与咨询论证制定，并于2016年9月云南昆明会议，并经世界中医药学会联合会糖尿病专业委员会专家讨论通过。

气虚证：①乏力；②气短，动则尤甚；③自汗易感；④食少纳呆，腹胀，或大便稀溏；⑤舌体胖；⑥脉弱。具备①②③④任1项，加⑤⑥任1项即可判定。

血虚证：①面色无华，或唇甲色淡，或经少色淡；②头晕目眩，或心悸，或失眠健忘；③舌质淡；④脉细。具备①或②③④任2项即可判定。

阴虚证：①咽干，或双目干涩；②手足心热，或五心烦热，或腰膝酸软；③盗汗，或怕热汗出；④大便干；⑤舌体瘦，舌质红，舌苔少；⑥脉细，或细数。具备①②③④任2项，或任1项加④⑤任1项即可判定。

阳虚证：①畏寒肢冷，或腰膝酸冷，或腰膝冷痛；②小便清长，或夜尿频多，或大便稀；③男子阳痿，女子性欲淡漠；④舌体胖，舌苔白；⑤脉沉细。具备①②③任2项，或任1项加④⑤任1项即可判定。

结热证：①大便干结，甚至数日一行；②多食易饥，或口干，或口臭，或牙龈红肿、疼痛；③畏热喜凉饮；④舌质红，舌苔黄，或黄干；⑤脉滑，或脉滑数。具备①②③任2项，或任1项加④⑤1项即可判定。

湿热证：①头晕沉重，或腰腿酸困，或肢体沉重，或脘腹痞闷，或胀满，或恶心食少；②口中黏腻，或口甜；③大便黏滞不爽，或小便黄赤、涩痛，或妇女白带多、味重；④舌质红，舌苔黄腻；⑤脉濡滑，或滑数。具备①②③任2项，或任1项加④⑤1项即可判定。

郁热证：①头晕目眩，或耳鸣、耳聋，或胸胁、脘腹满闷，或少腹胀满，或乳房胀痛，或善太息，或嗳气，或恶心，或妇女月经不调；②心情忧郁、心烦，或多梦、睡眠差；③口苦，或伴咽干；④舌质红，舌苔黄，边多浊沫；⑤脉弦，或弦数。具备①②③任2项，或任1项加④⑤1项即可判定。

肝阳证：①头晕目眩，或头痛头胀，或耳鸣、耳聋，面红目赤；②性急易怒；③舌质红，舌苔黄；④脉弦，或弦大而长。具备①②2项，加③④1项即可判定。

气滞证：①善太息，或胸胁、脘腹满闷，或少腹胀满，或乳房胀痛，或善太息，或嗳气，或恶心食少，或咽中窒闷不舒，或妇女月经不调；②心情忧郁；③舌苔薄白，边多浊沫；④脉弦，或弦细。具备①②2项，或任1项加③④任1项即可判定。

痰湿证：①胸闷，或伴脘腹痞闷，或咽中窒闷，或咳痰不利，或呕恶痰多；②形体肥胖；③头晕头沉，或肢体困重；④舌苔白腻；⑤脉滑，或濡滑。具备①②2项，或任1项加③④⑤任1项即可判定。

血瘀证：①定位刺痛，夜间加重；②肢体麻痛，或偏瘫；③肌肤甲错，或口唇紫暗；④舌质紫暗，或有瘀斑，或舌下络脉色紫怒张。具备①②③④任1项即可判定。

痰热证：①胸闷，或伴脘腹痞闷，或咽中窒闷，或咳痰不利，或呕恶痰多，或形体肥胖，或头晕目眩，或头痛头沉，或肢体困重；②心烦失眠，或多梦，或如狂发狂；③舌尖红，舌苔黄腻；④脉滑数。具备①②③④任2项即可判定。

水湿证：①眼睑、足踝，颜面、肢体甚至全身浮肿，或伴胸水、腹水；②少尿无尿；③舌苔水滑；④脉沉。具备①项即可判定。

饮停证：①头晕目眩，伴心下痞满，呕吐痰涎，或胸胁满闷、疼痛，咳嗽引痛，或咳逆依息不得平卧，伴尿少、轻度浮肿；②舌苔水滑；③脉弦，或沉紧。具备①项即可判定。

湿浊证：①食少纳呆，或伴恶心呕吐，或伴脘腹痞满，或表情淡漠，或烦躁不安，或皮肤瘙痒；②口中黏腻，口有尿味；③大便不畅，甚或数日不行，伴夜尿频多，或尿少；④舌苔腻。具备①②③④任2项即可判定。

注：糖尿病的中心病位在脾胃肝肾，核心病机是热伤气阴，久病络脉瘀结，则继发多种并发症。证候特点是虚实夹杂，本虚标实。早期可以实证为主，久病必虚，多虚实并见。本虚证常见阴虚、气虚、气阴两虚、阴

阳两虚，甚至气血阴阳俱虚；标实证常见胃肠结热证、脾胃湿热证、肝经郁热证、肝阳上亢证以及气滞证、痰湿证、痰热证、血瘀证等，糖尿病肾脏病等并发症，还可表现为水湿证、饮停证、湿浊证等。

附录三　国医大师吕仁和教授糖尿病"二五八六三"诊疗技术教学体系教学大纲

1　教学目标

推广国医大师吕仁和教授糖尿病及其并发症"二五八六三"诊疗技术，培养能够熟练应用吕仁和教授"二五八六三"诊疗技术解决临床实际问题的中医糖尿病专科人才，提高中医和中西医结合治疗糖尿病及其并发症的临床水平。

1.1　初级目标
熟练掌握吕仁和教授分期辨证治疗糖尿病的方法、吕仁和教授糖尿病"二五八六三"诊疗技术，包括糖尿病"二五八"防治方案、"六对论治"辨证方法、"三自如意表"，熟悉糖尿病及其并发症中西医相关基础知识与技术，了解中医药防治糖尿病及其并发症现状。

1.2　中级目标
在完成初级目标基础上，熟练掌握吕仁和教授诊治糖尿病肾脏病、糖尿病视网膜病变、糖尿病周围神经病变的诊疗方案，熟悉糖尿病及其并发症中西医相关基础知识与诊疗技术，了解中医药防治糖尿病多种并发症与相关病症的诊疗技术。

1.3　高级目标
在完成中级目标基础上，熟练掌握吕仁和教授诊治糖尿病及其多种并发症的诊疗方案，要求能够应用吕仁和教授诊治糖尿病及其并发症的"二五八六三"技术，解决糖尿病及其多种并发症的临床实际问题，熟悉中西医相关基础知识与诊疗技术，了解中医药防治糖尿病多种并发症与相关病症的研究现状。

2　培养对象

从事中医临床工作 3 年以上的内科与全科住院医师以及主治医师与中医内科学内分泌代谢病专业硕士、博士研究生。

2.1　初级对象
从事中医临床工作 3 年以上的内科与全科住院医师以及主治医师与中医内科学专业硕士、博士研究生。

2.2　中级对象
通过初级考核的中医临床工作者与中医内科学内分泌代谢病专业硕士、博士研究生。

2.3 高级对象 通过中级考核的中医临床工作者与中医内科学副主任医师、主任医师。

3 教学方法

课堂授课与临床实践（包括门诊侍诊、病房见习、实习等）相结合，并结合网络教学与学术沙龙等方式。

3.1 初级 课堂授课16学时，临床实践32学时，共1周。

3.2 中级 课堂授课32学时（包括初级16学时），临床实践64学时（包括初级32学时），共2周。

3.3 高级 课堂授课48学时（包括初中级32学时），临床实践96学时（包括初中级64学时），共3周。

4 师资

吕仁和教授、吕仁和教授学术继承人以及吕仁和教授培养的硕士、博士研究生等。初级课程，授课教师职称要求主治医师以上，中级、高级授课教师职称要求副教授、副主任医师以上。

5 教材

《国医大师吕仁和诊疗糖尿病"二五八六三"经验》（中国中医药出版社，2018）。

6 教学内容

6.1 初级

《内经》有关脾瘅、消渴、消瘅论述及其指导糖尿病防治的临床意义。

糖尿病及其并发症防治的"二五八方案"。

糖尿病及其并发症"六对论治"辨证方法与分期辨证诊疗方案。

患者自我管理的"三自如意表"。

患者自我锻炼的"十八段锦"。

6.2 中级

糖尿病前期的辨证治疗与用药经验。

糖尿病临床期的辨证治疗与用药经验。

糖尿病视网膜病变的辨证治疗与用药经验。

糖尿病肾脏病"微型癥瘕"学说及化瘀散结全程干预方案。

糖尿病足的辨证治疗与用药经验。

糖尿病周围神经病变的辨证治疗与用药经验。

6.3　高级

糖尿病及糖尿病肾脏病辨证与疗效判定标准。

糖尿病性心脏病辨证治疗与用药经验。

糖尿病性脑血管病辨证治疗与用药经验。

糖尿病胃肠病变辨证治疗与用药经验。

糖尿病性阳痿与神经源膀胱辨证治疗与用药经验。

糖尿病合并感染辨证治疗与用药经验。

吕仁和教授治疗糖尿病及其并发症医案赏析。

7　考核方法

学员学习完相关课程，完成相应见习，须参加结业考核，成绩合格者，获得相应结业证书；高级班学员成绩优秀，获得吕仁和教授许可者，可授予"吕仁和教授诊疗糖尿病"二五八六三"诊疗技术体系项目传承人"证书。取得国医大师名医工作室与吕仁和教授本人同意，可在所在单位建立吕仁和教授诊治糖尿病"二五八六三"诊疗技术体系传承分站。